マウスガードだけじゃない！
成形器利用マニュアル

―マウスガードからインプラント治療用ガイド・
　ホワイトニング用トレー・顎関節症用スプリント・矯正用装置まで―

Clinical Manual of Thermoforming Technique

前田芳信／松田信介 著

マウスガードだけじゃない！
成形器利用マニュアル

―マウスガードからインプラント治療用ガイド・
ホワイトニング用トレー・顎関節症用スプリント・矯正用装置まで―

Clinical Manual of Thermoforming Technique

前田芳信 著
松田信介

クインテッセンス出版株式会社　2006

Tokyo, Berlin, Chicago, London, Paris, Barcelona, Istanbul, Milano, São Paulo, Moscow, Prague, Warsaw, New Delhi, Beijing, and Bukarest

はじめに

　本書は、「QDT」誌において2005年に「サーモフォーミングの基礎と臨床」と題して連載したものと、2001年に「マウスガード製作のすすめ」と題して連載したものに、さらに新たな内容を加えてまとめたものである。

　ここではまず「サーモフォーミング(Thermoforming)」とは何かを定義する必要があるだろう。簡単にいえば、「熱可塑性の材料を用いて加圧あるいは吸引の圧を用いて目的の形に成形すること」である。サーモフォーミングは、工業界ではプラスチック製品の製造をはじめ多くの分野で利用されてきている。歯科における代表的なものがマウスガードの製作である。しかし、サーモフォーミングにより、それ以外にも実に多くの分野における診療、あるいは技工に使用する装置やパーツを製作できる、ということを知っておられる方はまだ少ない。

　これまで全国各地でスポーツ歯学やマウスガード、さらにはスリープスプリントに関して講演会や講習会を開催させていただき、いろいろな方とお話しする機会を得た。しかし、その際にも「成形器を購入しても、ほとんど使う機会がない」「マウスガードやスリープスプリントのためだけに成形器を購入しても採算がとれない」という意見をよく耳にした。ふだんから、マウスガード製作以外にもさまざまな目的でサーモフォーミングを利用してきた筆者らからすれば、それは不思議なことであり、「いろいろな用途に使える」ことを何とか理解してもらいたいと考えてきた。

　また、サーモフォーミングゆえに、簡便であると同時に反面、温度変化による変形の可能性があることを、十分に理解して利用されている方も少ないのではないかと考える。言い換えれば、サーモフォーミングを無駄なく、無理なく、有効に使用しようとする場合には、他の技法とは異なったポイントをしっかり押さえなくてはならないことにも注意を払っていただく必要があり、そのためには本書で解説する基本的な知識が不可欠である。

　本書で示したサーモフォーミングの応用はあくまでも代表例であり、いくらでも応用範囲は広げられる。気をつけて学会誌や雑誌を読んでいただけば、そのことが理解できるだろう。本書の基本としている「適合・外形・咬合」の3要素を、簡便確実に実現する方法のひとつとして、サーモフォーミングはコストパフォーマンスにすぐれた方法であり、幅広く臨床応用されることを期待したい。

　「だれにもいずれか適応できるオーラルアプライアンス」なのである。それを臨床でどう生かしきるかは読者の考え方によるのだが、これからの厳しい選別の時代において、有効な道具となるのは間違いないと筆者らは信じている。

「成形」と「成型」

　これまで「成形」「成型」の二つのことばが混同して使用されてきたきらいがある。工業界で「成型」はいわゆる金型などの原型を作る場合を指し、「成形」はそれに合わせて製品を製作する場合に用いることが多い。その意味から、本書では「成形」を使用している。

目次

第1章　なぜ今サーモフォーミングなのか

1. **だれでもオーラルアプライアンスが必要**　2
   1）必要性をアピールする　2　　2）ライフサイクルとオーラルアプライアンス　2
2. **サーモフォーミングで製作が可能なもの**　4
   1）ドラッグデリバリートレー 3DS用トレー　4
   2）ブリーチング（ホワイトニング）用トレー　4　　3）歯ぎしり・ブラキシズム用ナイトガード　5
   4）クレンチング（噛み締め）防止装置　5　　5）顎関節症用スプリント（バイトプレーン）　5
   6）いびき・睡眠時無呼吸症候群用スリープスプリント　6　　7）マウスガード　6
   8）インプラント治療用ガイド　6　　9）矯正用各種装置　7　　10）その他　7

第2章　サーモフォーミングの基礎知識

1. **サーモフォーミングは簡単か**　10
   1）オーラルアプライアンス製作のために　10
2. **オーラルアプライアンス製作に必要な条件**　10
   1）材質・適合・外形・咬合　10
3. **適切なシート材料の選択**　11
   1）材質　11　　2）硬さ　11　　3）厚み　14
4. **成形のメカニズムと各操作の関係**　15
   1）成形法の種類　15
5. **印象と作業模型**　18
   1）印象　18　　2）作業模型　18
6. **加熱と成形**　21
   1）加熱・成形時の注意点　21
7. **冷却と離型法**　24
   1）シートの撤去　24
8. **シートの保管法**　25
   1）洗浄時に注意　25
9. **形態修正・咬合調整・研磨**　26
   1）形態修正　26　　2）咬合調整　27　　3）研磨　28

第3章　成形器の特徴と使用上の注意点

1. **成形器の特徴**　32
   1）良好な適合を得るために　32
2. **成形器の種類**　32
   1）吸引型成形器　32　　2）改良吸引型成形器　35
   3）加圧型成形器　39　　4）吸引加圧型成形器　41
3. **成形器の特徴と使用上の注意**
   1）吸引型成形器　43　　2）改良吸引型成形器　43
   3）加圧型成形器　46　　4）吸引加圧型成形器　56

第4章　サーモフォーミングテクニックの応用

1 オーラルアプライアンス製作の実際とQ&A　62
1）ドラッグデリバリートレー 3DS用トレー　62
2）ブリーチング（ホワイトニング）用トレー　67
3）歯ぎしり・ブラキシズム用ナイトガード　70
4）クレンチング（噛み締め）防止装置　74
5）顎関節症用スプリント（バイトプレーン）　77
6）いびき・睡眠時無呼吸症候群用スリープスプリント　82
7）マウスガード　87
8）プロビジョナルレストレーション用シェル　119
9）インプラント治療用装置　122
10）有床義歯への応用　128
11）矯正用各種装置　132
12）技工操作への応用　141

第5章　参考文献から

1 第1章に関して　146
2 第2章に関して　148
3 第3章に関して　149
4 第4章に関して　150
1）3DS用トレーに関連した文献　150
2）ホワイトニングに関連した文献　150
3）オクルーザルスプリント・ナイトガード・クレンチング防止装置に関連した文献　152
4）インプラント治療用ガイドに関連した文献　152
5）プロビジョナルレストレーションに関連した文献　153
6）暫間義歯・リテーナー義歯に関連した文献　153
7）マウスガードに関連した文献　154
8）スリープスプリントに関連した文献　155
9）矯正装置の製作に関連した文献　156
10）技工操作への応用に関連した文献　156

商品一覧　159

◇ コラム ◇

①ハイブリッド材料に衝撃吸収能の向上の可能性はあるか？　14
②半成形のマウスガードはシートの切れ端を用いてもよい　17
③成形の科学　25
④サーキュレーター　38
⑤コンプレッサーからの空気の水抜き　42
⑥吸引型成形器でラミネートマウスガードはできないのか？　59
⑦マウスガードの維持力と外形線の関係　112
⑧マウスガード装着義務のあるスポーツでの設計　115

年代別オーラルアプライアンス利用の流れ

	10歳代	20歳代	30歳代
マウスガード	————————————		
3DS用トレー	————————————		
矯正用装置	————————————		
ブリーチング用トレー		————————	
スリープスプリント		————————	
インプラント治療用ガイド		————————	
暫間義歯			
スプリント ナイトガード		————————	

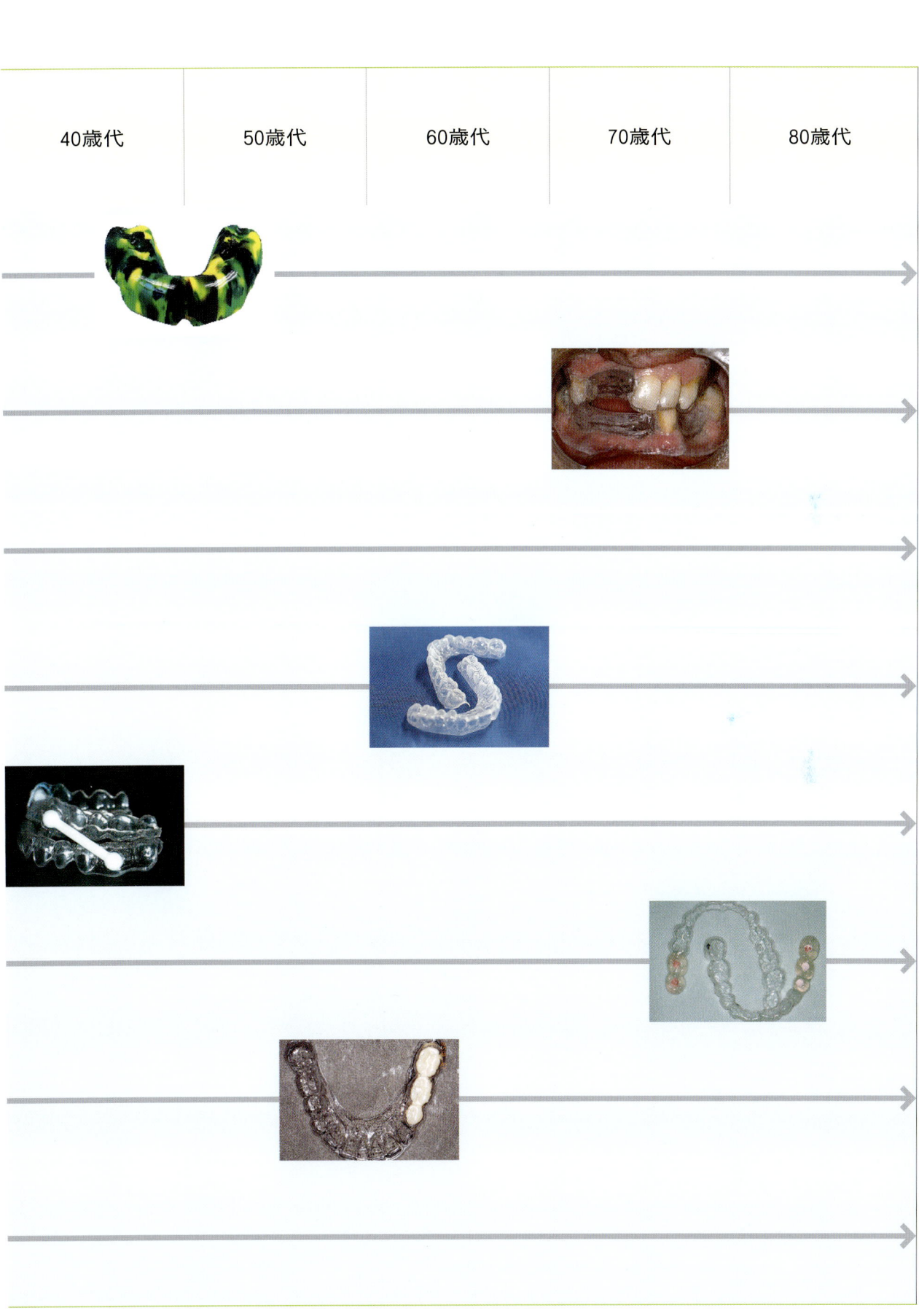

第1章
なぜ今サーモフォーミングなのか

1　だれでもオーラルアプライアンスが必要　2
　1）必要性をアピールする　2
　2）ライフサイクルとオーラルアプライアンス　2
　　（1）幼年期からの成長期　2　　（2）壮年前期(20代〜30代)　3
　　（3）壮年後期(40代〜50代)　3　　（4）熟年期(60代以降)　3

2　サーモフォーミングで製作が可能なもの　4
　1）ドラッグデリバリートレー 3DS用トレー　4
　2）ブリーチング(ホワイトニング)用トレー　4
　3）歯ぎしり・ブラキシズム用ナイトガード　5
　4）クレンチング(噛み締め)防止装置　5
　5）顎関節症用スプリント(バイトプレーン)　5
　6）いびき・睡眠時無呼吸症候群用スリープスプリント　6
　7）マウスガード　6
　8）インプラント治療用ガイド　6
　9）矯正用各種装置　7
　10）その他　7

1 だれでもオーラルアプライアンスが必要

1）必要性をアピールする

例えば「マウスガードの製作講習会を受講しても、マウスガードを作ってほしいという患者さんはほとんど来ない」と思われている歯科医師の方には、まず次の二つのことにこれまで気づいておられたか否かを自問してみていただきたい。

①ただ待っているだけでは、マウスガードを作る機会は増えない。
②マウスガード以外にもいろいろなオーラルアプライアンスが必要な人は多い。

①については、スポーツ用品店で入手できるものよりはるかにすぐれたマウスガードが歯科において提供できることを、すべての人に積極的にアピールすることがたいせつである。

アピールの方法としては、診療室にポスターやパンフレットを飾ることや、問診表の中で「スポーツをして口や歯をけがしたことはないか、また現在どんなスポーツをしているか」などと質問することなどから始めるべきである（表1-1、図1-1、2）。治療方法の説明時には、そのように質問した理由や、けがの予防方法について話をする。

学校医などの活動を通じて積極的に学校に働きかけることもひとつの方法である[1]。また、自分の子供や孫がスポーツ選手でけがをしたことがある、というような患者が来院していることもあるので、治療中の話題としてみるのもよいだろう。

②についても、アピールの必要性について同様なことがいえる。東京医科歯科大学の保存学教室の田上順次教授が「40歳過ぎたらだれでも一つはオーラルアプライアンスが必要である」というキャンペーンの必要性を提唱されたことがあるが、われわれのライフサイクルを口腔と関連づけてみると、まさにそのとおりなのである。

2）ライフサイクルとオーラルアプライアンス

現在の歯科医学の流れをみると、予防的処置の推進、ミニマルインターベンションが大きな部分を占めるようになってきている。特に、「8020」の達成ばかりでなくQOL向上のためにも、歯・咬合の維持・確保は重要な条件となってくる。その際、多様なオーラルアプライアンスが利用できることになる。

では、具体的にどのようなオーラルアプライアンスがサーモフォーミングテクニックで製作できるのであろうか。ライフサイクル別に考えてみよう。

（1）幼年期からの成長期

ライフサイクルから考えた場合、幼年期からの成長期においては、う蝕予防、外傷の予防が中心となる。とくに最近の傾向では、幼年期においては口腔清掃の状態は改善され、DMF指数が低い値を示しているものの、ティーンエイジャーでは逆に悪化しているともみられている。これは、コンビニエンスストアの普及にともない、糖質を含んだドリンクや

表1-1 マウスガード普及のためのストラテジー

1．患者がスポーツをするか、またどのようなスポーツかを聞く。

2．スポーツ時には口腔内外に外傷を起こす可能性があることを伝える。

3．マウスガードの使用をすすめる。

4．外傷を受けた場合には、スポーツを再開する際のコンサルタントとなる。

5．カスタムメイドのマウスガードをすすめる。

（KvittemのASD1999での提言から）

スナックが自由な時間に容易に入手できるのも一因であるとの考えもある。

この時期には、3DS用トレーによるフッ素塗布やマウスガードによる外傷の予防・軽減が期待できる。とくに最近増えている女子の運動選手においては、外傷予防の観点からもマウスガードの使用がすすめられる。

また、この時期は成長発育期であり、矯正治療がもっとも多く行われるため、矯正装置として多くのオーラルアプライアンスを使用することができる。

（2）壮年前期（20代～30代）

壮年期においても、まだう蝕に罹患するリスクは続いている。仕事面でも多忙になりがちな時期であり、不規則な生活から口腔清掃がないがしろにされている傾向があるからである。同時に、歯周疾患が次第に増加する時期でもあり、審美的な要求が高くなる時期でもある。

この時期には、う蝕・歯周疾患に対するメインテナンスの一環としての3DS用トレーの利用、歯の漂白を目的としたブリーチングトレーなどの応用も考えられる。さらに、顎関節症に対するスプリント、ブラキシズムに対するナイトガードの使用が考えられる。また、成人矯正の症例においてもオーラルアプライアンスを利用することができる。

（3）壮年後期（40代～50代）

この時期はう蝕・歯周疾患の結果、欠損補綴が必要となり始める時期である。予防としては3DSトレーが、欠損補綴としては暫間義歯・インプラント用ガイドが、そのメインテナンス時には3DSトレーやブラキシズム対策のスプリントが利用できる。

この時期は、顎関節症に加えて「いびき」や「睡眠時無呼吸症候群」が増加する年代であり、スリープスプリントが応用できる。さらに歯の着色が明確になる時期でもあるので、ブリーチングトレーを用いた漂白が有効な年代でもある。

（4）熟年期（60代以降）

基本的には壮年後期と同様な場面でオーラルアプライアンスが利用できるが、この時期には個人差が大きくなると思われる。

歯肉退縮にともなう根面う蝕が多く発するため、その予防に3DSが効果を発揮できる。また、寝たきりの状態で、意識がなく噛み締めが強い場合には、口腔清掃の補助に噛み締め防止装置が利用できる。

欠損補綴装置を利用している場合の顎関節症に対しても、オーラルアプライアンスが利用できる。

また、特に歯の着色・変色が著明になる時期であるので、この時期においてもブリーチングを行うことはQOLを向上させる効果があるといえる。

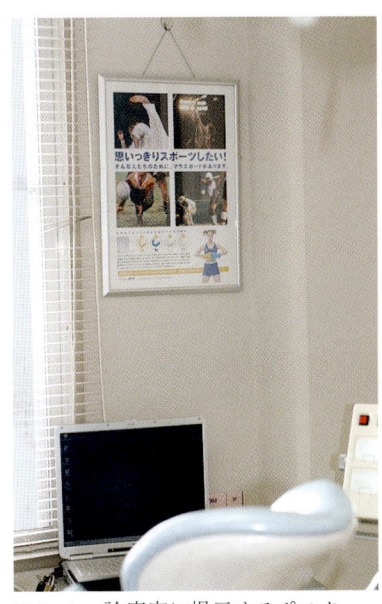

図1-1　診療室に掲示するポスター。

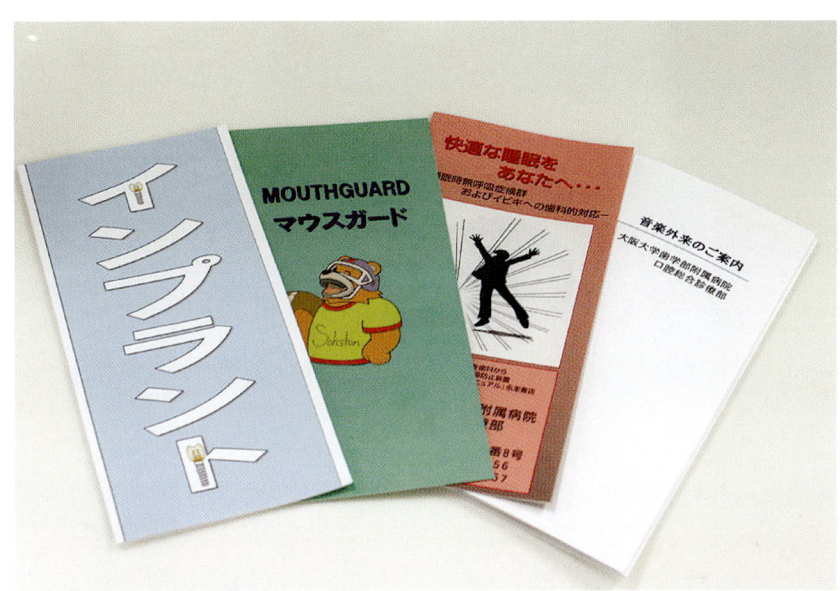

図1-2　配布用各種パンフレット。

2 サーモフォーミングで製作が可能なもの

表1-2 サーモフォーミングテクニックにより製作可能なオーラルアプライアンスの例

1. ドラッグデリバリートレー　3DS用トレー
2. ブリーチング（ホワイトニング）用トレー
3. オクルーザルスプリント
4. ナイトガード
5. クレンチング（噛み締め）防止装置
6. インプラント治療用ガイド
7. ダイナミックトゥースポジショナー
8. プロビジョナルレストレーション用シェル
9. スリープスプリント
10. マウスガード（シングル・ラミネート）
11. 暫間・移行義歯
12. リテーナー義歯

1）ドラッグデリバリートレー 3DS用トレー　（☞62〜66ページに詳述）

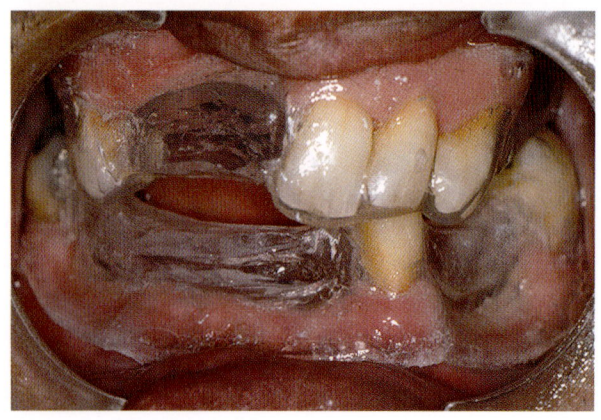

図1-3　部分欠損患者での3DS用トレーの応用例。

2）ブリーチング（ホワイトニング）用トレー　（☞67〜69ページに詳述）

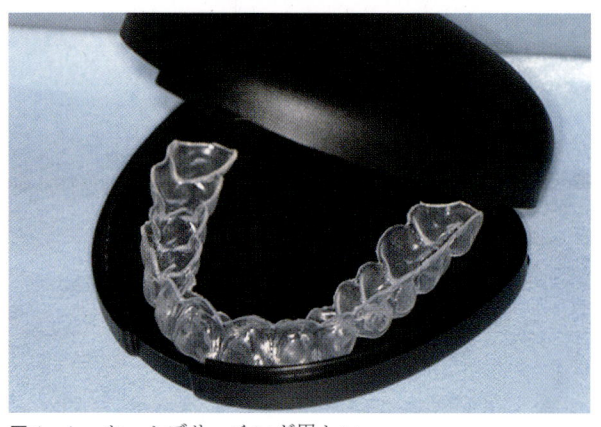

図1-4　ホームブリーチング用トレー。

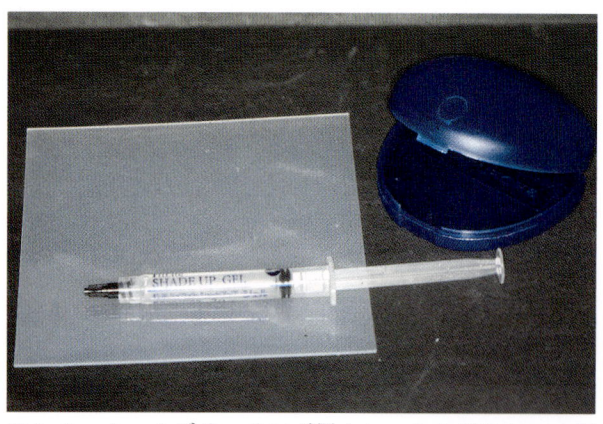

図1-5　ホームブリーチング用トレーならびにトレー用シートとブリーチングジェル。

3）歯ぎしり・ブラキシズム用ナイトガード　　（☞70～73ページに詳述）

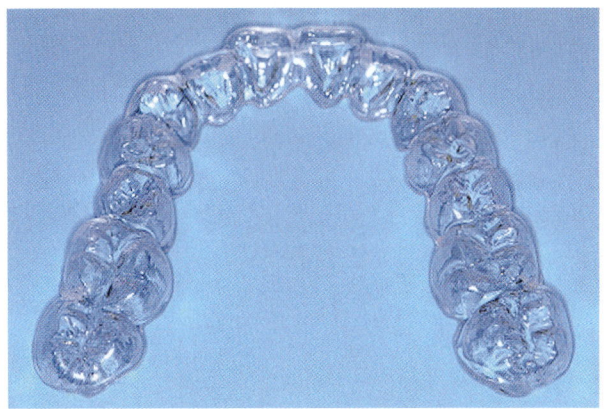

図1-6　ハードタイプシートを用いたナイトガード。

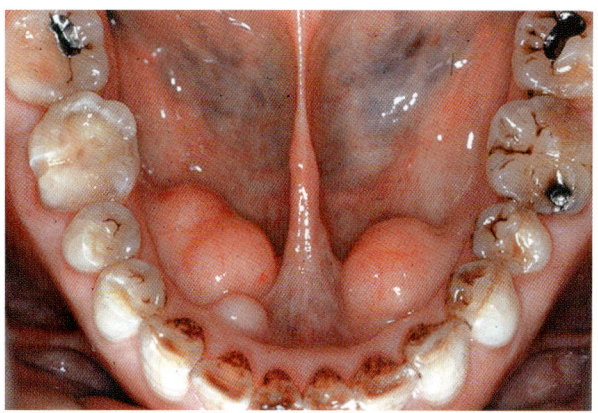

図1-7　下顎に骨隆起が認められる症例ではブラキシズムが疑われる。

4）クレンチング（噛み締め）防止装置　　（☞74～76ページに詳述）

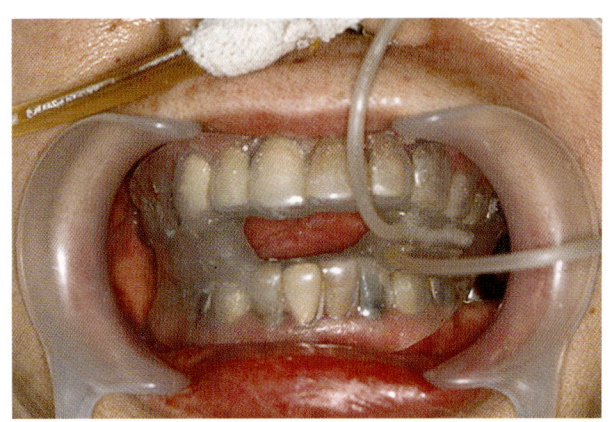

図1-8　クレンチング防止装置。

5）顎関節症用スプリント（バイトプレーン）　　（☞77～81ページに詳述）

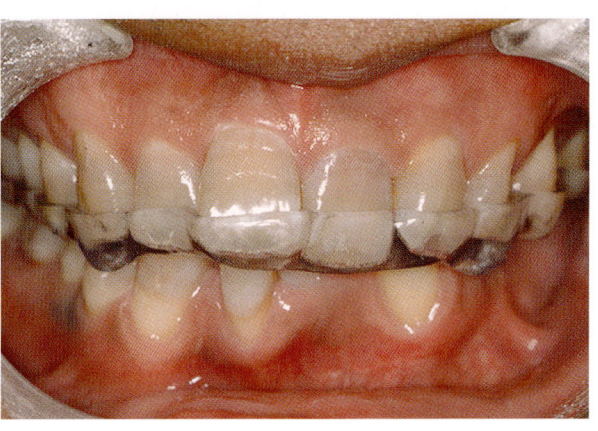

図1-9　ミシガンタイプのスプリント装着例。

6）いびき・睡眠時無呼吸症候群用スリープスプリント （☞82〜86ページに詳述）

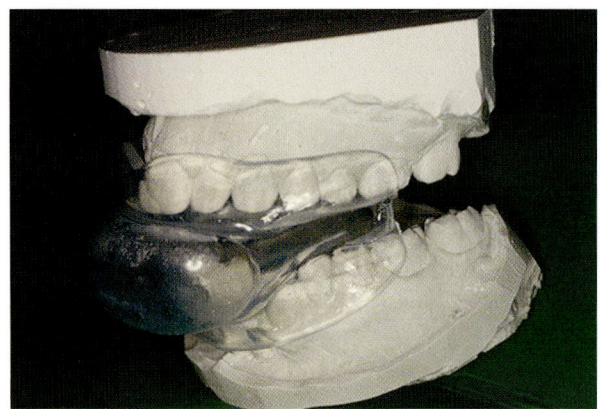

図1-10　舌位整位タイプのスリープスプリント。

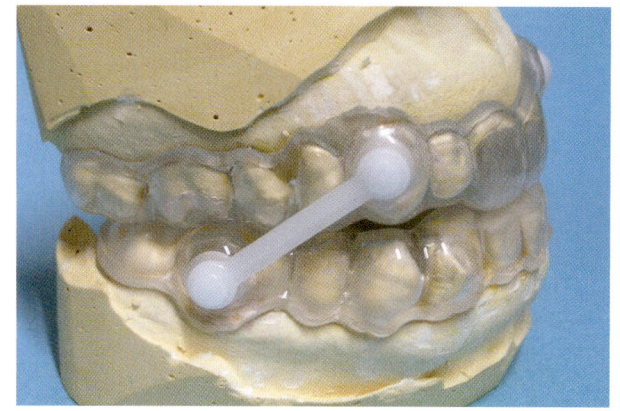

図1-11　開口許容タイプのスリープスプリント。

7）マウスガード （☞87〜118ページに詳述）

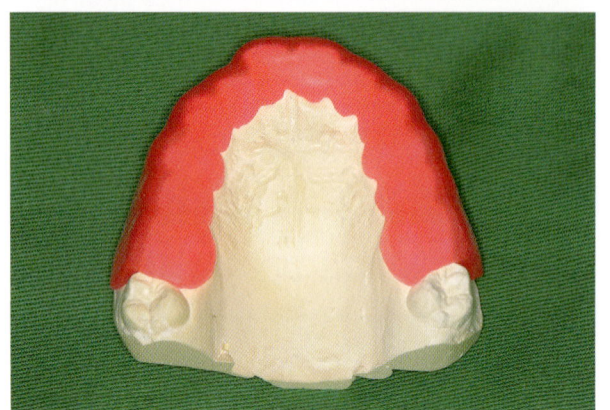

図1-12　シングルレイヤーマウスガード。

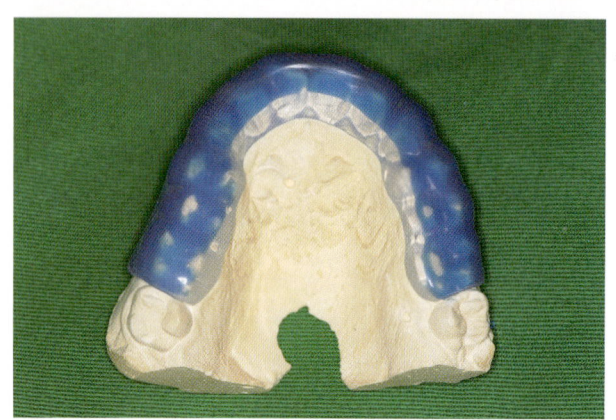

図1-13　ラミネートマウスガード。

8）インプラント治療用ガイド （☞122〜127ページに詳述）

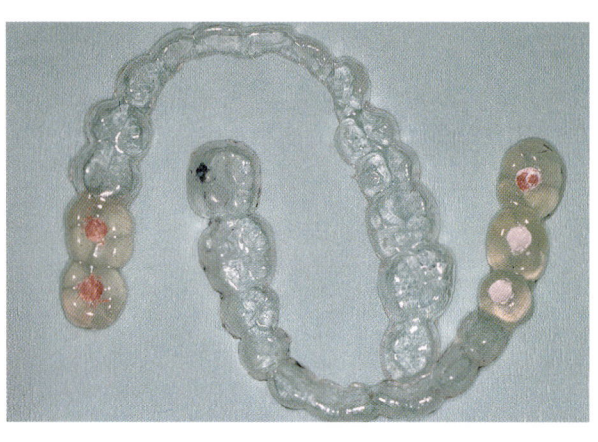

図1-14　インプラント治療用ガイド。アクセスホールに造影剤を填入している。

9）矯正用各種装置 　　　　　　　　　　　　　　（☞132〜140ページに詳述）

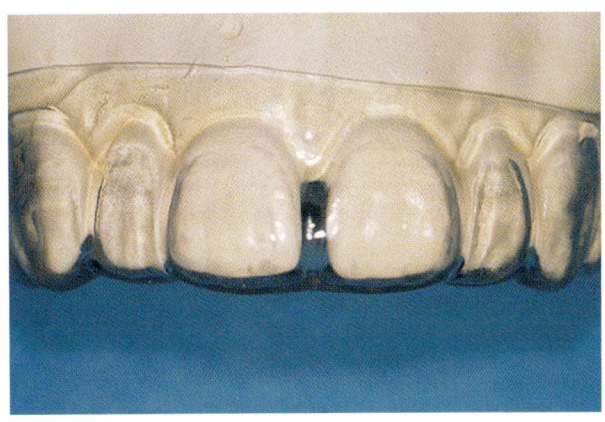

図1-15　ダイナミックトゥースポジショナー。

10）その他

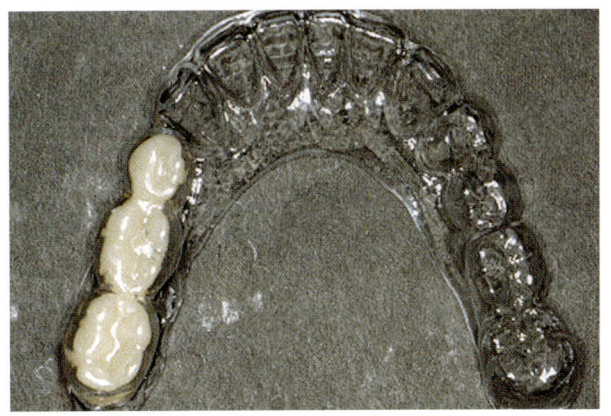
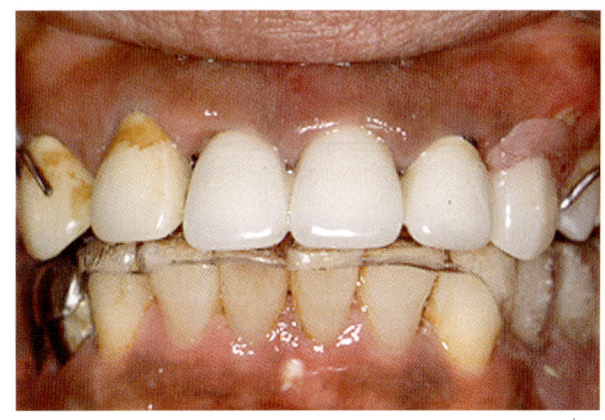

図1-16a、b　暫間義歯。

a｜b

参考文献
1．前田芳信，安井利一，米畑有理，編著．マウスガード製作マニュアル―スポーツ歯学への誘い―．東京：クインテッセンス出版，2001．

第2章
サーモフォーミングの基礎知識

1 **サーモフォーミングは簡単か** 10
 1）オーラルアプライアンス製作のために 10

2 **オーラルアプライアンス製作に必要な条件** 10
 1）材質・適合・外形・咬合 10

3 **適切なシート材料の選択** 11
 1）材質 11
 2）硬さ 11
  （1）形状の安定性 11   （2）衝撃吸収能 11   （3）変形・摩耗・着色への耐久性 13
 3）厚み 14

4 **成形のメカニズムと各操作の関係** 15
 1）成形法の種類 15
  （1）吸引成形法 15   （2）加圧成形法 16   （3）吸引加圧成形法 16

5 **印象と作業模型** 18
 1）印象 18
  （1）必要部位への精度の高い印象 18
  （2）印象撤去時の変形をきたす口腔内の環境の改善 18
 2）作業模型 18
  （1）石膏材の注入 18   （2）作業模型のトリミング 19
  （3）作業模型の十分な乾燥 20

6 **加熱と成形** 21
 1）加熱・成形時の注意点 21
  （1）成形可能な適正温度まで加熱する 21   （2）過熱しない 21
  （3）加熱条件を一定に保つ 21   （4）可能な限り早く成形する 21
  （5）厚みの変化を予測する 22

7 **冷却と離型法** 24
 1）シートの撤去 24
  （1）十分に放冷してから撤去する 24   （2）撤去時に変形させない 24

8 **シートの保管法** 25
 1）洗浄時に注意 25

9 **形態修正・咬合調整・研磨** 26
 1）形態修正 26
  （1）使用機材と使用法 26
 2）咬合調整 27
  （1）使用機材と使用法 27
 3）研磨 28
  （1）使用機材と使用法 28

1 サーモフォーミングは簡単か

1）オーラルアプライアンス製作のために

オーラルアプライアンスがさまざまな目的で、幅広い年齢層に対して利用でき、その製作にサーモフォーミングテクニックが非常に有効であることはすでに述べた。

サーモフォーミングの技法は一見単純そうだが、実際にやってみるとなかなか奥深いものがある。言い換えれば、その特徴を理解したうえで使用しないと、かならずしも良好な結果が得られるとは限らないのである。

ではどうすれば、サーモフォーミングテクニックにより、期待どおりのオーラルアプライアンスを製作することができるのか。その基本について考えていきたい。

2 オーラルアプライアンス製作に必要な条件

1）材質・適合・外形・咬合

サーモフォーミングによるオーラルアプライアンス製作に必要な条件は、表2-1に示した4点に集約できる。

オーラルアプライアンスを製作・使用する場合には、それぞれの使用目的に応じた「デザインと製作、調整、ならびに使用方法の指導」が重要なポイントになる。デザインと製作においては、

①材質
②適合
③外形
④咬合

について必要な条件を満たさなければならない。

中でも「適合」は、クラウン・ブリッジ・デンチャー・インプラント上部構造にも共通することであるが、すべてのオーラルアプライアンスにおいて基本的で、かつ必須の条件である。

表2-1　サーモフォーミングの要点

1．適切な材質を選ぶ。
2．良好な適合を確保する。
3．適切な外形を付与する。
4．適切な咬合を付与する。

表2-2　マウスガードの材料に求められる性質

1．最小限度の厚みで高い衝撃吸収性をもつ。
2．耐久性・耐摩耗性にすぐれる。
3．吸水性が少ない。
4．操作性が良い。

3 適切なシート材料の選択

成形に使用する材料のシート（図2-1、2）は、製作するオーラルアプライアンスの使用目的に応じて選択する必要がある。シートの選択基準には、

①材質
②硬さ
③厚み

が挙げられる。

たとえば、マウスガードの材料に求められる性質は表2-2のようになる[1]。

1）材質

現在市販されている主なシートは表2-3のとおりである（Dreve、ERKODENT、Scheu-Dental、松風、クラレ、ジーシー、シージーケー）。

材質からみると、エチレンビニル共重合体（いわゆるEVA）、セルロースアセトブチレート（酢酪酸セルロース）、ポレオレフィン、ハイブラーなどが代表的なものである。

では、それらの素材の違いは結果にどのような影響をもたらすのだろうか。具体的な影響は、使用時の変形、耐摩耗性を含めた耐久性、薬剤による変質などがある。

2）硬さ

シートの硬さに関してはショア硬さで示されることが多い。その値が大きいほど硬くなり、負荷を与えた際の変形量は少なくなる（図2-3）。

では、シートの硬さは結果に対してどのように影響するのだろうか。

主に、形状の安定性（維持力にならびに咬合支持の安定性）、衝撃吸収能、耐久性（変形・耐摩耗性）に差が生じることになる。

(1) 形状の安定性

形状の安定性とは、成形により与えた形態が、負荷を加えた状態でもつねに保たれることである。

硬いシートほどその形は保たれやすく、維持力や咬合位も安定して確保できる。反面、弾性限界を超えた場合には、後述するような変形を生じる可能性がある。

(2) 衝撃吸収能

図2-4に示したように、硬いということは、局所に与えられた負荷でも材料全体で受けもつことになり、分散効果があるということである。

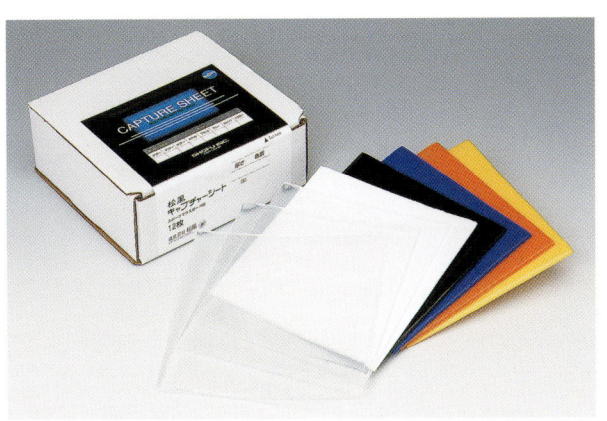

図2-1　角型シート。EVA（キャプチャーシート，松風）。

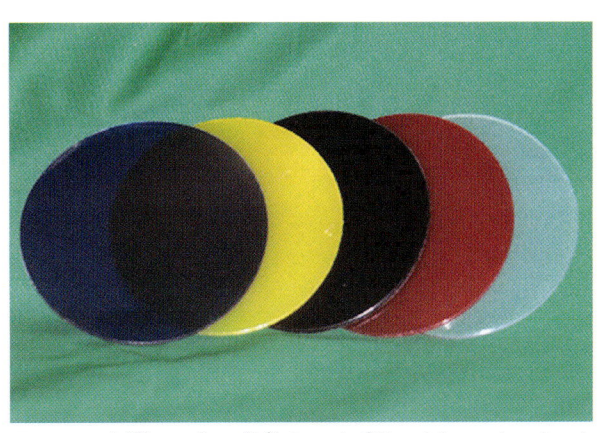

図2-2　丸型シート。各色のハイブラー（ジャスタッチ，クラレ）。

表2-3 シート材料（問い合わせ先は157ページ参照）

メーカー	用途	名称	厚み(mm)	色	材質	ショア硬度
Dreve	マウスガード	ドゥルフォソフト	1.0、1.5、2.0、3.0、4.0、5.0	各種（蛍光色、複数色もあり）	EVA	82
		ドゥルフォソフト（ビカラー／トリカラー）	3.0	2色または3色	EVA	82
		ドゥルフォソフトプロ	3.0	透明	EVA	95
	マウスガード用シェル	ドゥルフォソフトシェル	—	各種（7色）	EVA	
	コーピング	ドゥルフォレン	0.45、0.6、0.8、1.0	透明	Polypropylene	
	ブリーチング	バイオブリーチ（ハード）	0.5	透明	ポリエチレン	
		バイオブリーチ（ソフト）	0.5	透明	EVA	95
	スプリント	バイオレン	0.5、0.75、1.0、1.5、2.0、3.0	透明	polyethlyne-terephtalate	
ERKODENT	マウスガード	エルコフレックス	1.0、1.5、2.0、3.0、4.0、5.0	各種	EVA	82
		エルコフレックス95	1.5、2.5、4.0	乳白色	EVA	95
	スプリント	エルコデュール	0.5、0.6、0.8、1.0、1.5、2.0、3.0、4.0、5.0	透明	セルロースアセトブチレート	
		エルコロックプロ	2.0、3.0、4.0、5.0	透明	ウレタン＋ポリエチレンテレフタレート	
	ブリーチング用トレー	エルコフレックスブリーチ	1.0	透明	EVA	
	コーピング	エルコレン	0.5、0.6、0.7	透明	ポリエチレン	
	ブラケットトランスファー	エルコフレックス	2.0	透明	EVA	
	矯正用リテイナー	エルコデュール	0.6、0.8	透明	セルロースアセトブチレート	
Scheu-Dental	マウスガード	バイオプラストカラー	1.0、1.5、2.0、3.0、4.0、5.0	各種	EVA	82
		バイオプラストマルチカラー	3.0	各種	EVA	82
	スプリント	デュラソフト	1.8、2.5	透明	TPU＋PC	
		デュラン	0.5、0.75、1.0、1.5、3.0	透明	PET－G	
	ブリーチング用トレー	バイオプラスト／コピープラスト	1.0、1.5、2.0、3.0、4.0、5.0	透明	EVA	
	コーピング	ハードキャスト	0.4、0.6、0.8	透明	ポリプロピレン	
	ブラケットトランスファー	コピープラスト	0.5、0.6、1.0、2.0	透明	EVA	
	矯正用リテイナー	バイクリル	1.5、2.0、3.0	各種	アクリル	
		バイクリルM	2.0	各種	アクリル	
松風	マウスガード	キャプチャーシート	3.0、4.0	各種	EVA	
	ブリーチング用トレー	ハイライトシェードアップエバシート	1.0	乳白色	EVA	
クラレ	マウスガード	ジャスタッチ	2.0、3.0	各種	ハイブラー	
ジーシー	マウスガード	インパクトガード	4.0	各種	ポリオレフィン	
シージーケー	マウスガード	MG-21	2.0、3.0	各種	ポリオレフィン	

一方、軟らかい素材では、局所に対する負荷はその部分のみで負担するが、その際に大きな変形が生じてエネルギーが消費される。

そのため、マウスガードのように衝撃を吸収させる(Energy reduction)ことを目的に使用するオーラルアプライアンスでは、衝撃のエネルギーを他のエネルギーに変換(Transformation)することが必要になる。変換のしかたにはいろいろあるが、主なものは変形である(図2-5)。

現在、マウスガードの素材としてもっともよく使用されるEVAは、衝撃吸収能の面から3mm以上の厚みが必要とされている(図2-6)。

(3)変形・摩耗・着色への耐久性

製作したオーラルアプライアンスを口腔内で実際に使用した場合の最大の問題は、変形である。変形には、着脱・咬合接触・クレンチングなどの力によるもの、あるいは温度変化によるものがある。硬い材質は変形しにくいが、逆に弾性限界は低く、塑性変形・破折しやすい。摩耗性も硬質材料のほうがすぐれているといえる。軟質材料は表面の光沢のある部分が失われると摩耗が進みやすい。

着色については、長期的にみるといずれの材料にも生じるが、特にクリアな素材ではそれが目立ちやすい。

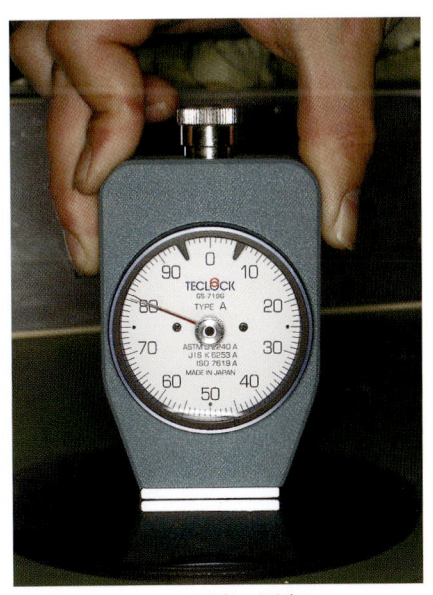

図2-3 シートの硬度の測定。

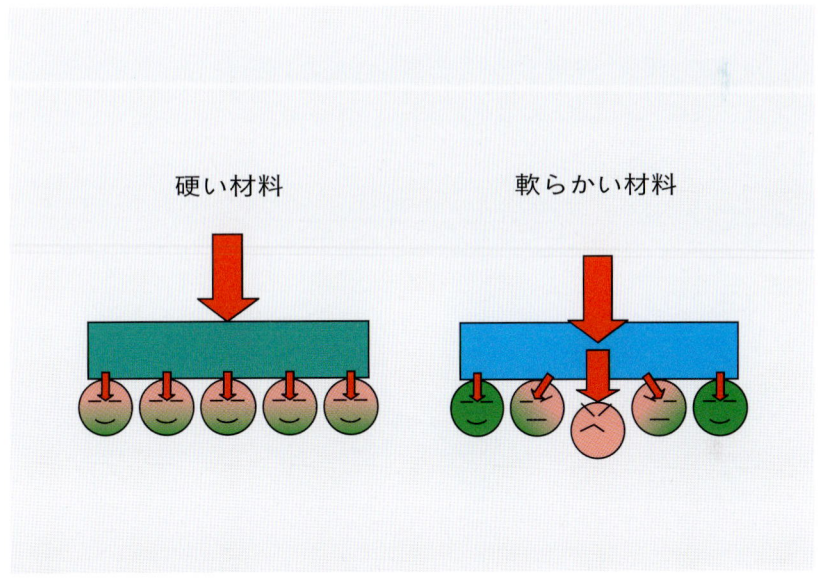

図2-4 硬さと衝撃吸収。

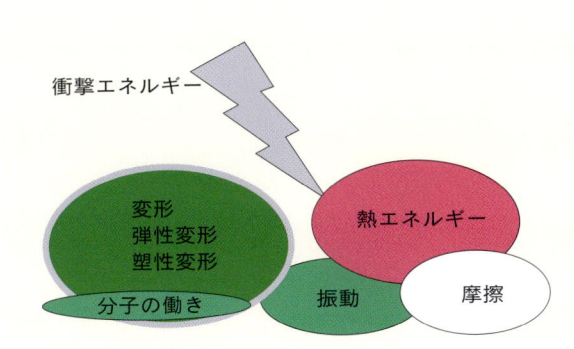

図2-5 衝撃吸収のメカニズム。

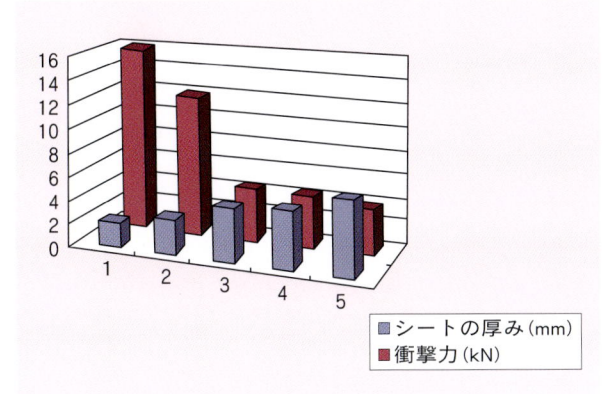

図2-6 マウスガードシートの厚みの効果。シートの厚みが3mm以上になっても衝撃力はあまり変化しない。(参考文献2より引用・改変)

3）厚み

厚みは材料の硬さの特質を発揮するうえで重要な条件であるため、装置の目的に応じた厚みのシートを使用しなければならない。

サーモフォーミングで忘れてならないことは、成形後にシートの厚みが変化することである。一般的にシートは成形後に薄くなることが多い。

この点については、22～23ページで詳しく述べる。

 ① ハイブリッド材料に衝撃吸収能の向上の可能性はあるか？

衝撃吸収に関して、軟性と硬性の材料を組み合わせれば衝撃の吸収効果が上がるのではないかと考え、これまでさまざまな試みがなされてきた（図2-7）。

しかし、口腔内に使用するという限られた厚みの範囲では、結果的にはほとんど効果がないことが明らかにされてきている（図2-8）。

唯一可能性が残されているのは、粘弾性を有した材料を併用することである（図2-9）。

また、制振性を有した材料の場合には、第二波以降の振動が吸収される特徴があり（図2-10）、その利点を生かした応用が期待される。

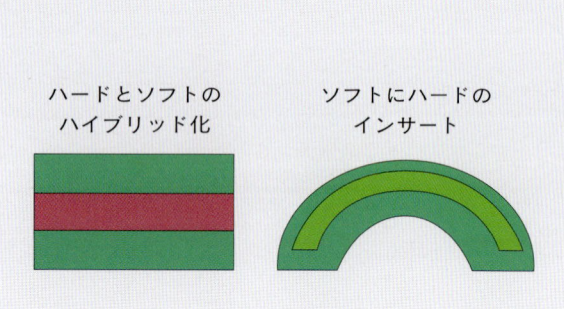

図2-7 硬い材料と軟らかい材料の併用効果はあるか？

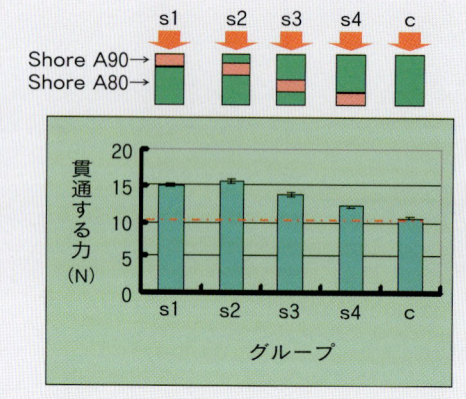

図2-8 EVA（Shore A80）とEVA（Shore A90）の組み合わせの位置と貫通する力との関係。（参考文献3より引用・改変）

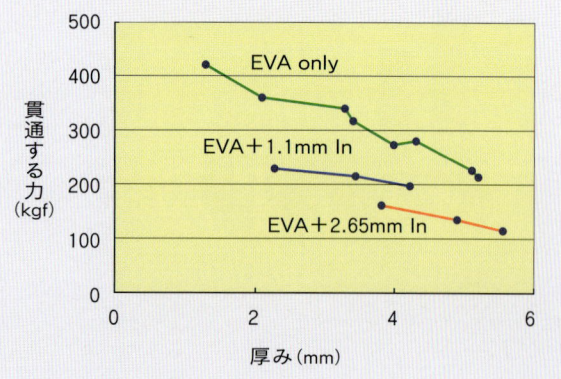

図2-9 粘弾性を有したインサートを用いた場合の衝撃時の力の減衰効果。（参考文献4より引用・改変）

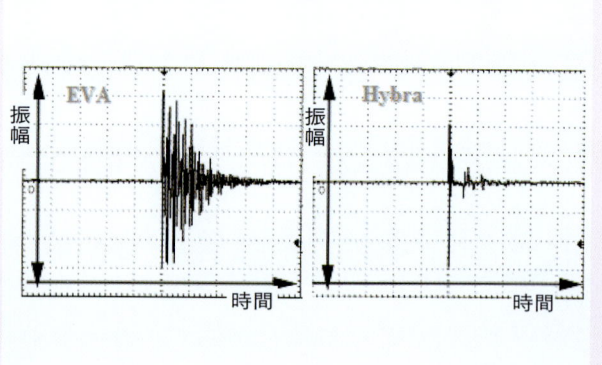

図2-10 材料による衝撃の減衰の違い。ハイブラーでは第二波以後は大きく減衰する。（参考文献5より引用・改変）

第 2 章 サーモフォーミングの基礎知識

4 成形のメカニズムと各操作の関係

サーモフォーミングの中心はシート成形のプロセスにあるといっても過言ではない。

シート成形の基本的な流れは、以下のとおり。
①シートを加熱する。
②それを加圧あるいは吸引の力で作業模型に圧接する。
③シートと模型の間に残留した空気を排除し、シートと模型が緊密に接するようにする。

現在、多様な成形装置が市販されているが、成形のメカニズムによりそれぞれ特徴を有している。そのことが利点にもなる反面、限界あるいは欠点ともなることを熟知したうえで使用することがたいせつである。

成形器の特徴と使用上の注意点は、第3章で詳しく解説する。

1) 成形法の種類

成形器は大きく分けて「吸引型」と「加圧型」がある（図 2-11）。また、吸引と加圧を同時に行えるものもある。

吸引型は、吸引の機構により「吸引型」と「改良吸引型」に分けられる。この二つは減圧能力・速度が異なり、それが能力の違いを決定している。

(1) 吸引成形法

模型の底面からシートと模型面の間の空気を吸引する方式である（図 2-12）。一般に簡便で安価な装置が多く、それが現在もっとも広く普及しているタイプである。

吸引型ではファンを用いて減圧する。一方、改良吸引型のほうは、コンプレッサーによる加圧を吸引力に変換するサーキュレーター（38ページのコラム参照）、あるいは真空ポンプを用いて減圧する。減圧方式によって、減圧速度・減圧量は大きく異なる（図 2-13）。

ファンを用いて減圧する方式は減圧速度・減圧量が低く、1気圧にも達していない場合が多い。シートの適正加熱温度が高く、かつ、熱容量が小さい場合、このタイプではうまく成形できないことが多い。このため、シートの圧接が完了してもしばらく吸引

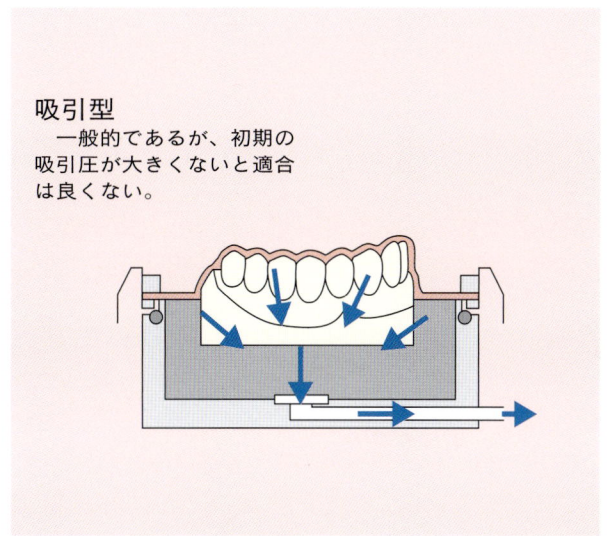
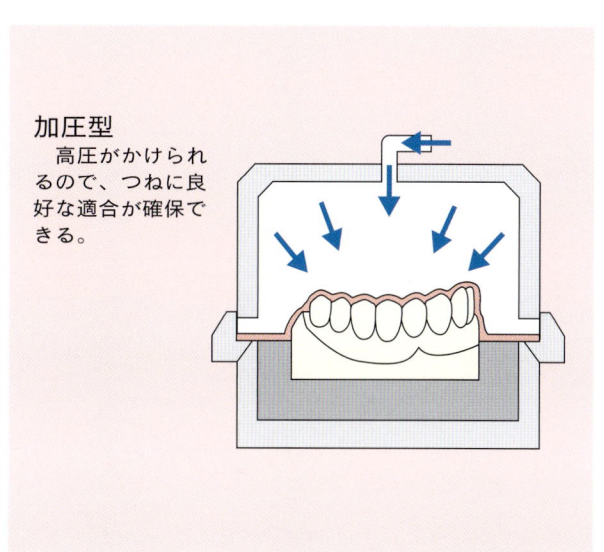

図 2-11a、b　吸引型と加圧型の成形メカニズムの違い。シート成形法では、適温に熱した材料をできるだけ短時間で成形し、形状を記憶させる必要がある。

a｜b

を続けなければならない(図2-14)。

サーキュレーターを介してコンプレッサーに接続して減圧するタイプや、真空ポンプを用いて減圧する方式では、減圧速度・減圧量は増加する。すなわち、成形精度は高くなる。

吸引方式はシートの上面が開放されているため、成形中に咬合面部に手を加えることも可能である。対合歯の圧痕をつけるためのパーツを備えたものもある。

(2) 加圧成形法

コンプレッサーでシートの上から3〜8気圧の空気圧をかけて成形する方式である(図2-15)。

吸引成形法に比べ、加圧速度・加圧量は圧倒的に大きい(図2-16)。したがって、作業模型に多少水分が残っていても確実に成形できる。

しかし19ページに後述するように、模型の厚みが大きいとシートが引き伸ばされてしまうため、注意が必要である。また、成形完了後にはしばらく加圧状態を保ちながら、可能だけ長く放冷することがすすめられる。

(3) 吸引加圧成形法

シートの上から加圧しつつ、同時に模型の底面から減圧する方式である(図2-17)。もっとも理にかなった方式であるが、これが行える装置は少ない。

操作は多少煩雑である。加熱したシートを模型に圧接した状態で吸引して成形を開始し、それと同時に加圧をかける。

コンプレッサーからの加圧力を、加圧に使用するのはもちろん、サーキュレーターを介して減圧力にも利用するタイプの成形器である。

〈吸引型〉

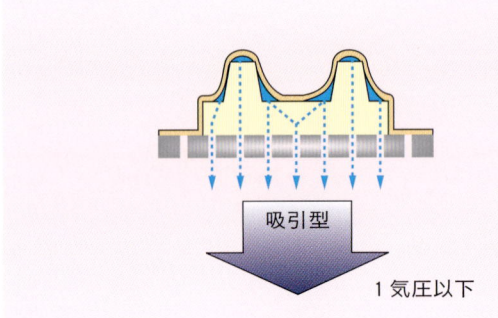

図2-12 EVAシート成形器(吸引型)。

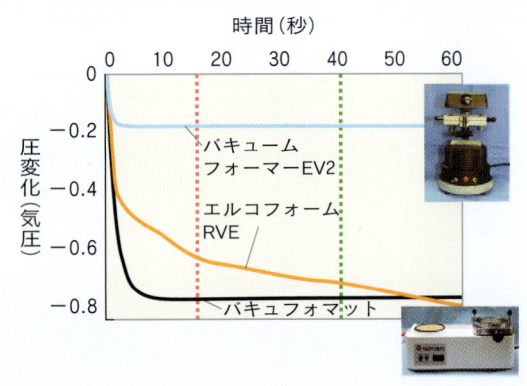

図2-13 吸引型成形器の減圧能力。(参考文献6より引用・改変)

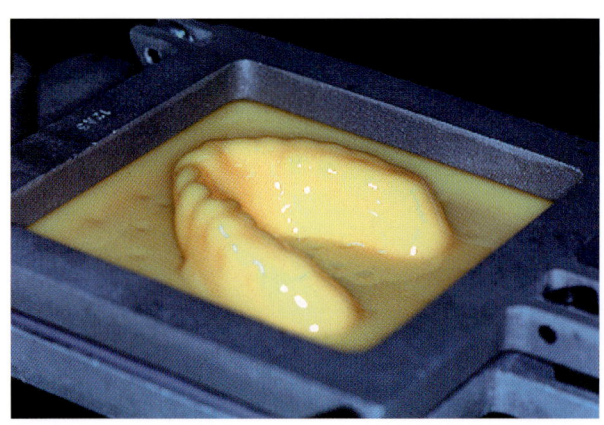

図2-14 吸引成形では、シートの圧接を完了してからもしばらく吸引状態を続ける必要がある。

② 半成形のマウスガードはシートの切れ端を用いてもよい

シートの成形は、かならずしも完全なシートを使用しないとできないわけではない。

他に使ったシートの残り（図2-18）をお湯に入れるか、金属板上に乗せてヒーターで加熱し、軟化させる（図2-19）。軟化したらラバーダムをかけて加圧あるいは吸引し成形する（図2-20）。

半既製品のマウスガードなどもこの方法が可能である。材料を無駄にしないためにも、おおいに利用すべきであろう[7]。

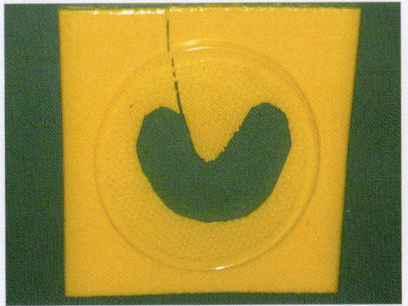

図2-18 通法で成形した場合、約70%のシートが残ってしまう。

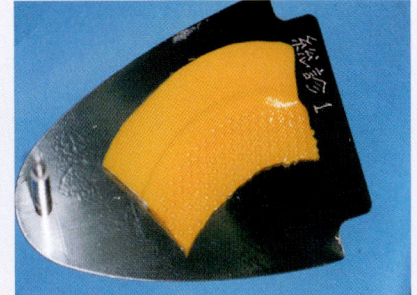

図2-19 シートの一部を金属板上に乗せてヒーターの近くに置き、加熱して軟化させる。

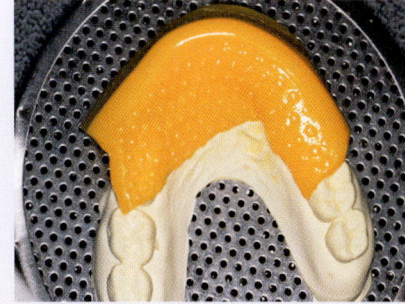

図2-20 軟化したシートを作業模型上に置き、その上からラバーダムシートを置いて吸引し、成形する。

〈加圧型〉

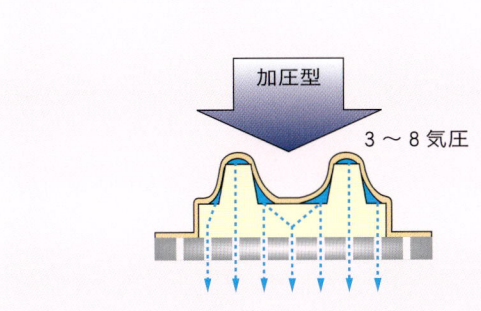

図2-15 EVAシート成形器（加圧型）。

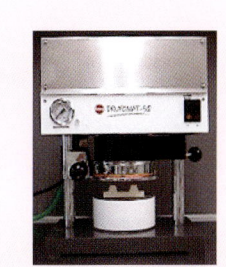

ドゥルフォマットSQ（Dreve社）

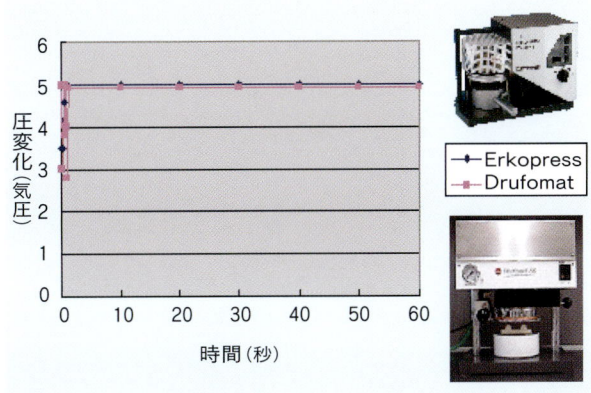

図2-16 加圧型成形器の減圧能力。（参考文献6より引用・改変）

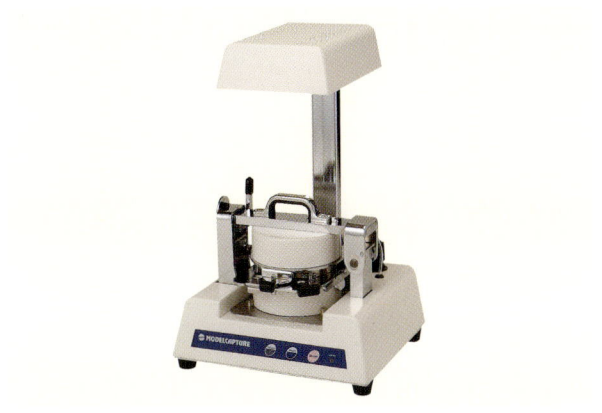

図2-17 吸引加圧型成形器（モデルキャプチャー，松風）。

5　印象と作業模型

良好な適合を確保するためには、正確な印象と作業模型が重要になる。

一般的には概形印象と同様、既製トレーとアルジネート印象材を用いることが多いと考えられ、クラウン・ブリッジやデンチャーのための印象ほどには注意が払われていないのが実情である。

しかしながら本来は、以下の基本的事項が守られていなければならない。

1）印象

（1）必要部位への精度の高い印象

印象では特に、歯頸部付近のアンダーカット部や咬合面に気泡が混入することは避けなければならない。そのような部位には、先に指先で少量の印象材をあらかじめ塗布する心配りが重要である。

これは、ほとんどのオーラルアプライアンスの維持力は、歯の歯頸部から最大豊隆部にかけてのアンダーカット部から得られているからであり、歯肉頰移行部での辺縁封鎖により維持が確保される床義歯ではなく、クラスプの維持と同様なメカニズムによるものだからである。

（2）印象撤去時の変形をきたす口腔内の環境の改善

特にアンダーカットの大きな症例や動揺歯を含む症例では、ブロックアウトがたいせつになってくる。

どのような目的の印象においても、撤去の際に印象材が引きちぎれることは変形を意味するものであり、可能なかぎりそれを防ぐ必要がある。

また前述のように、オーラルアプライアンスの維持はほとんどが歯のアンダーカットによるものである。それ以外の不必要なアンダーカットは着脱の際の支障となるので、印象時から取り除いておくべきである。

2）作業模型

作業模型に関するポイントは表2-4のとおりである。

（1）石膏材の注入

石膏注入時には、模型の変形や模型表面の荒れ、気泡などが生じないようにする。

これらは特に、石膏注入後にすぐ石膏面を下にしてベース作りをしたり、注入した後に印象材を変形させる状態でトレーを保持したりしていて発生することが多い。

サーモフォーミングのメカニズムについては前述のとおりであるが、吸引型も加圧型も、圧接されたシートと模型との間に残留した空気が、石膏模型の結晶間の微細な空間を通して排出されるという点は変わらない。

そのため強度が高く、かつ通気性のある硬質石膏を用いるのが適切である。超硬質石膏は強度があるが通気性が悪く、普通石膏は通気性が良いが強度が不足している。

また同じ理由で、硬質石膏は真空練和ではなく、手で練和することがすすめられる。

表2-4　作業模型に関するポイント

1．正確な模型（気泡を残さない）。

2．十分に乾燥させる。

3．鋭縁を残さない。

4．不必要なアンダーカットを処理する。

5．分離材の使用部位に注意する。

(2) 作業模型のトリミング

使用する成形器のタイプに応じて、適切なトリミングが必要である。基底面から咬合面までの高さ、前歯部の大きなアンダーカットならびに鋭縁が残らないようにする（図2-21）。

底面からの高さが高いと成形時にシートは大きく引き伸ばされ、成形後のシートに十分な厚みが確保できなくなる。

また、前歯部に多く存在するアンダーカット部にはシートが十分に入り込まなくなる可能性が高く、それが辺縁部分の適合不良となり、異物感の原因にもなる。

鋭縁は成形時にシートが穿孔して、圧不足となり不適合の原因になる。また歯頸部の気泡は注意深く除去しなければならない（図2-22）。

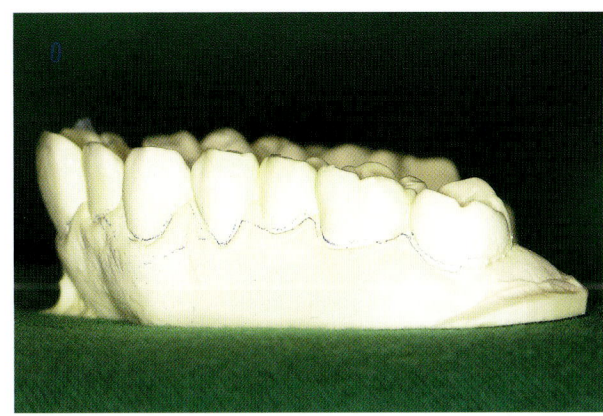
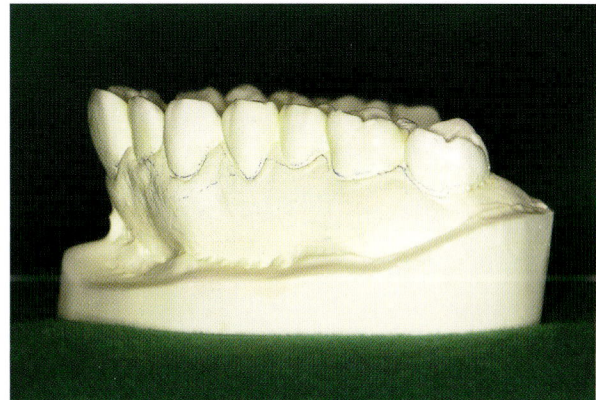

図2-21a、b　同じ厚さのシートを圧接しても、bよりaのほうが厚みは薄くなる。　　a｜b

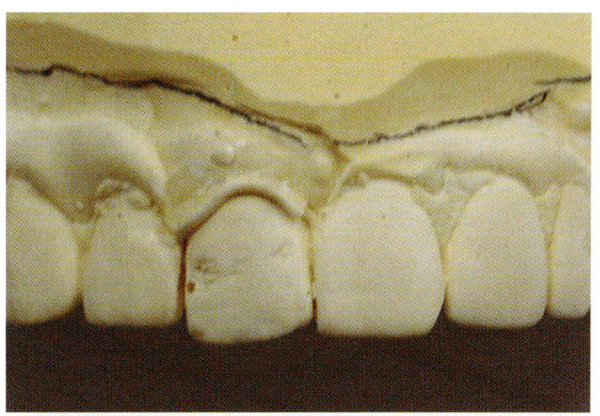

図2-22　歯頸部の気泡は確実に除去する。

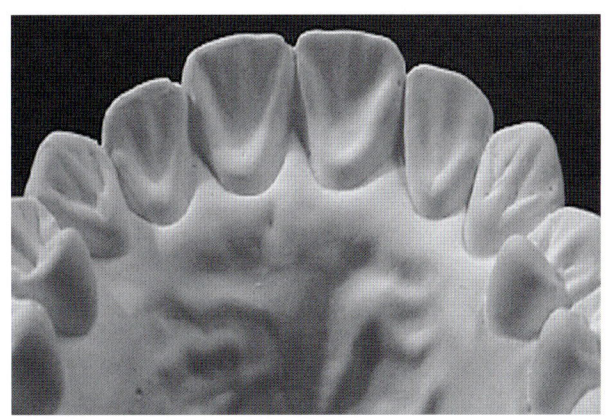
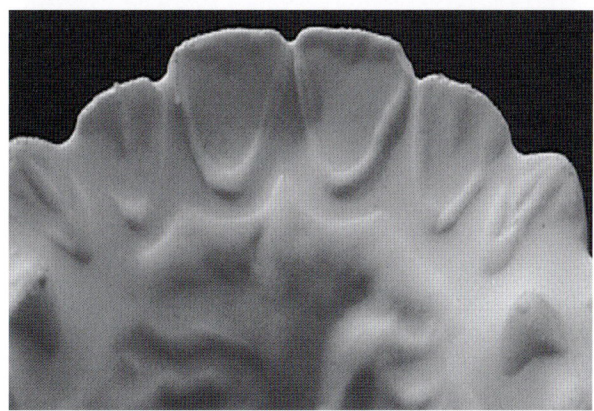

図2-23a、b　成形したマウスガードの中に石膏を注入して製作した模型。乾燥度合いは適合に大きく影響する。aは乾燥した模型を用い、bは湿潤した模型を用いて、吸引型成形器で製作したマウスガードの場合である。　　a｜b

(3)作業模型の十分な乾燥

成形作業は、作業模型が十分に乾燥した状態で行う必要がある。

これは、前述したように、模型内に水分が残留していると、圧接されたシートと模型との間に残留した空気が石膏模型を通して排出されることを妨げるからである（図2-23、24）。

そのため、作業模型の乾燥度合いは適合に大きく影響することになる[8]。

(4)分離材は必要な部位にのみ塗布する

形成時に加熱されたシート面が乾燥した模型表面の細かな突起を巻き込むと、離型が悪くなるとともに、透明なシートの場合には白濁してしまうことがある。

これを防ぐためには、アルギン酸系分離材を作業模型に塗布するのが有効である。しかし一方で、分離材は模型内部にある空気の通り道を制限する（図2-25、26）[9]。

したがって、分離材の塗布は必要最少限度、透明なシートの前歯部に使用し、白歯部の歯頚部には塗布しないことがすすめられる。

なお、成形時にシートと模型の間に介在できる、非常に薄いスペーサー用シートもある。

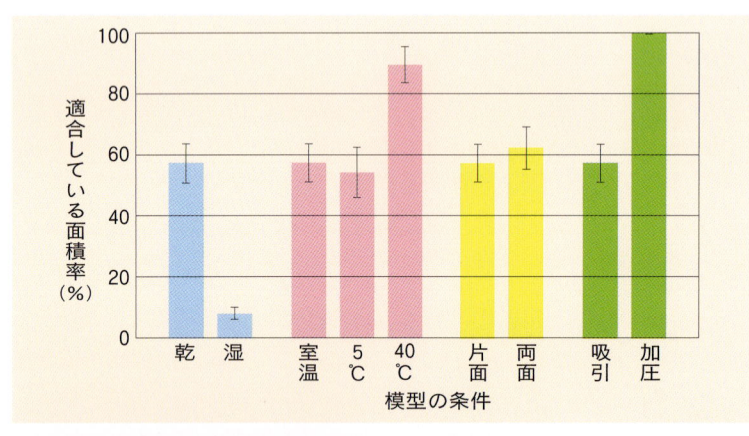

図2-24　模型の条件とマウスガードの適合性の関係。（参考文献8より引用・改変）

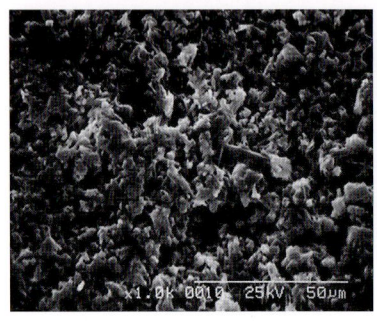
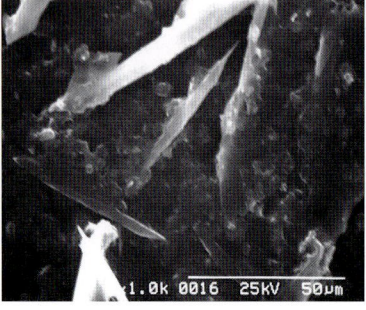

a|b

図2-25a　石膏模型表面の走査型電子顕微鏡像。結晶間の間隙がみられる。
図2-25b　ソーピング後の模型の表面では間隙はみられない。

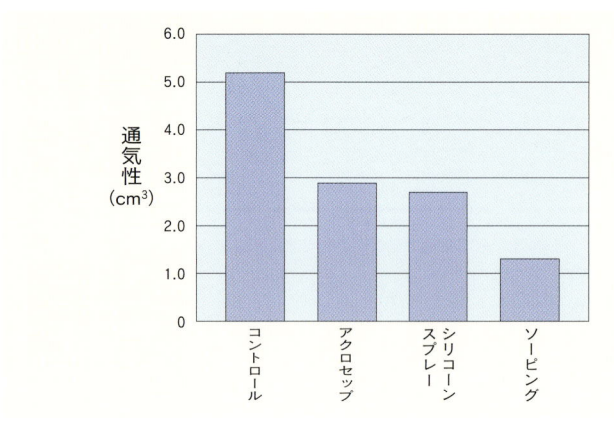

図2-26　石膏模型の通気性を比較した結果。（参考文献9より引用・改変）

6 加熱と成形

1）加熱・成形時の注意点

（1）成形可能な適正温度まで加熱する

シートを加熱する際にもっとも注意すべきことは何だろうか。それは、適正に成形でき、かつ、シートの性状を損なわない温度に加熱することである。

図2-27は、シート材料を加熱し、円筒形の先端を有する圧子で成形した場合において、適切に成形できる条件を調べたものである。

EVAであれば、80℃以上で先端の形が明確に成形されていることがわかる。一方、120℃以上になると、逆に周囲も形が崩れて境界が不明瞭になっている。すなわちEVAのシートでは、80～120℃の範囲内で加熱することが適切であることがわかる。

同様に、ハイブラーであればその範囲が140～160℃となる[6]。

（2）過熱しない

シート材を加熱する場合、オーバーヒートしないように気をつけなければならない。

過熱してしまうと、成形は可能であるものの表面性状は劣化する。また、硬いシートの場合は内部から気泡が発生することもある。

素材のもつ特徴を最大に生かすためにも、適正な加熱温度に保って成形すべきである。

（3）加熱条件を一定に保つ

加熱成形では温度条件の管理がたいせつである。同じシートの加熱でも、夏と冬では適正温度に達する時間が異なる。また同じ成形器でも、連続して使用する場合は必要な時間が短くなってくる。

成形器によっては、ヒーターを予備加熱することで、シートの厚みや素材に応じてつねに同じ加熱時間を設定できるようになっているものもある。そうでない成形器を使用する場合でも、予備加熱をしておくことが望ましい。

（4）可能な限り早く成形する

シートを成形可能な温度まで加熱したら、できるだけ早期に成形を完了しなければならない。加熱を停止した時から冷却が始まる。その様子を示したのが図2-28で、シートの材質により放熱時間が異なるのがわかる。

EVAでは成形可能熱温度の中間値である100℃に

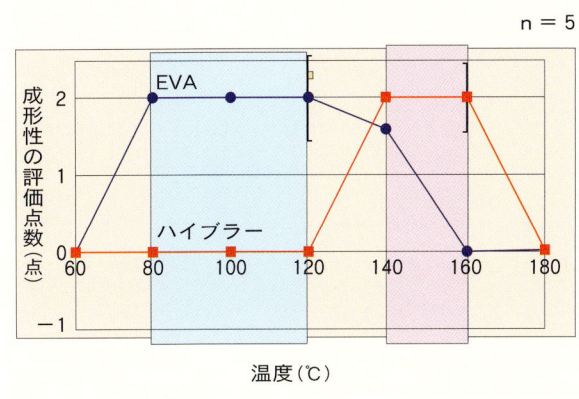

図2-27 シートの軟化温度から適正な加熱温度を求めた結果。軟化後の成形性の良さの評点をつけた場合、EVAでは80～120℃、ハイブラーでは140～160℃で、もっとも良好な成形性を示した。（参考文献6より引用・改変）

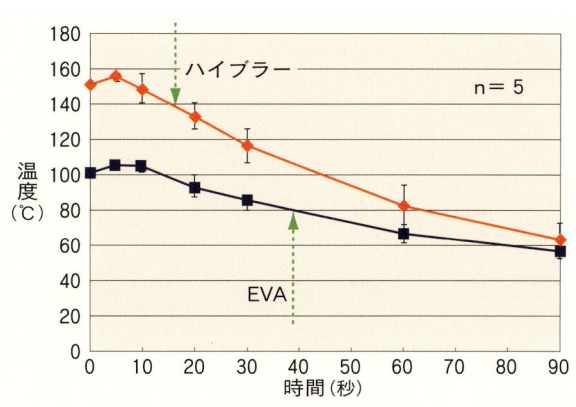

図2-28 シートを適正加熱温度に軟化してからの冷却時間。ハイブラーでは約15秒で成形可能温度の下限（矢印）に達するが、EVAでは40秒で達する。（参考文献6より引用・改変）

加熱したシートは下限の80℃以下になるまで約40秒であるが、150℃に加熱したハイブラーでは10秒で下限温度に達してしまう。このような各材料の保温性を考慮し、できるだけ早期に成形することが必要である。

(5) 厚みの変化を予測する

シート成形の最大の弱点は、成形後のシートの厚みを完全にはコントロールできないことである。軟化された平板のシート材料をむりやり三次元的な形態にしているのであるから、部分的に引き伸ばされることは当然なのである。

成形後のシートの厚みに影響を与える因子はいくつもあるが、ある程度その変化は予測できる[10]。

a．模型の位置による厚みの違い

模型をシートのセンターに置くと厚くなる。これは、シートは軟化すると垂れ下がりが生じるので、中央部には材料が集まり、厚くなった状態で圧接されるからである（図2-29～31）。

b．模型の角度による厚みの違い

成形時にシートが引き伸ばされる部分、すなわちシートに対して直角方向になる部位(例えば唇側、頬側)は薄くなり、平行になる部位(咬合面や底面)は厚くなる(図2-32)。したがって、マウスガードの前歯部唇側部などは、前歯部がシート側になるように模型を設置する必要がある。成形器のステージにペレットが置かれていると、このような角度の調整が容易になる(図2-33～36)。

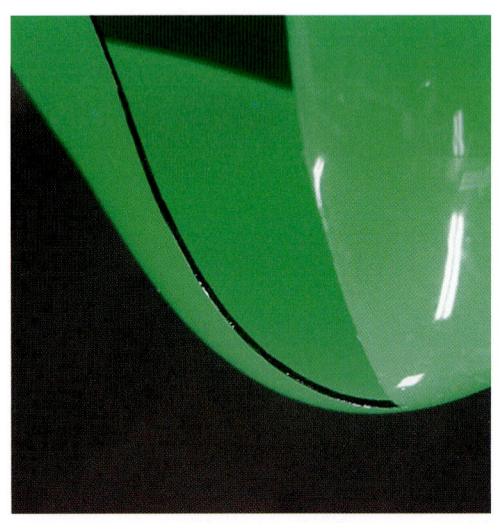

図2-29　シートは溶けると真ん中がもっとも厚くなる。

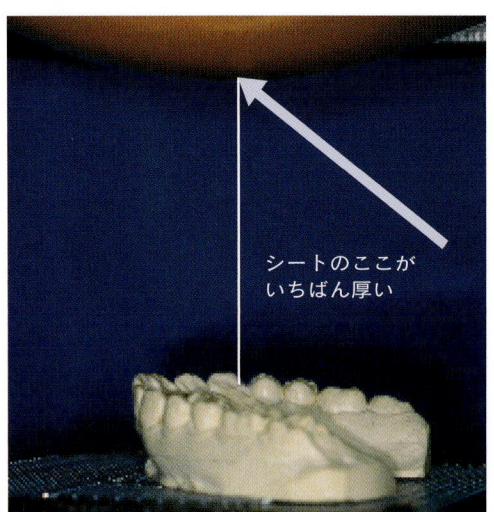

図2-30　軟化したシートの厚みと模型の位置の関係。白線で示すように、この位置ではもっとも厚みのある部分が前歯部にこない。

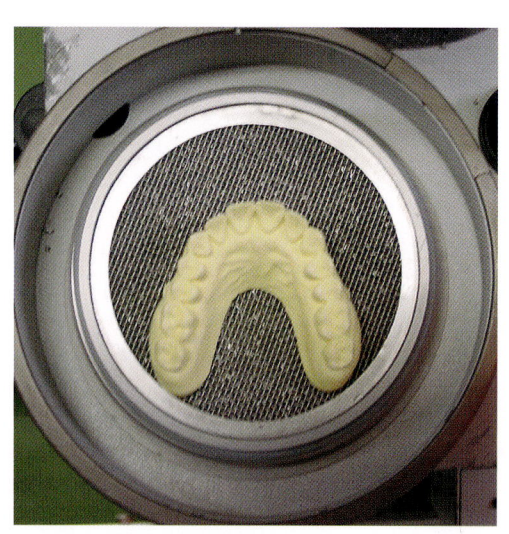

図2-31　模型の前歯部がステージの中央にくるように置く。

第2章 サーモフォーミングの基礎知識

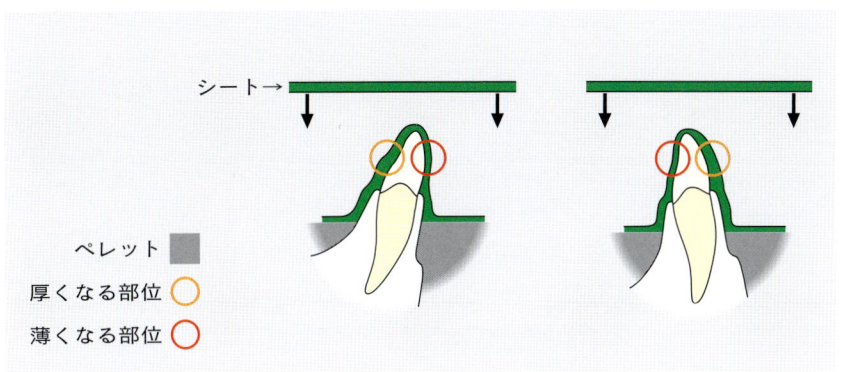
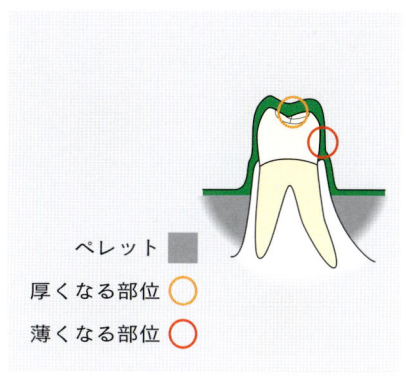

図2-32 成形後の厚みには、作業模型の傾きが大きく影響する。前歯部の唇側に厚みを確保するためには、シートに対して鈍角(90°以上)に傾けることが必要である。

図2-33 模型とシートとの位置関係から成形後の厚みは変化する。

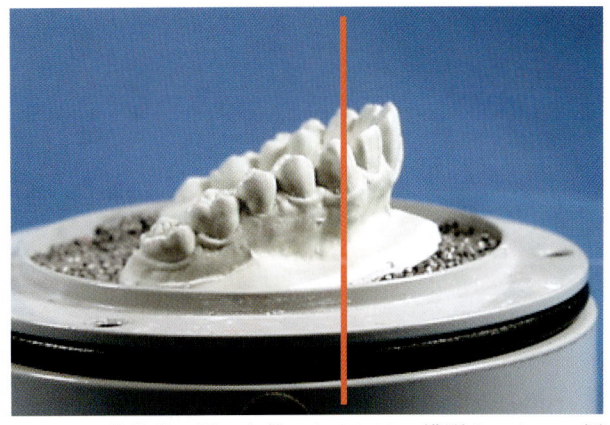
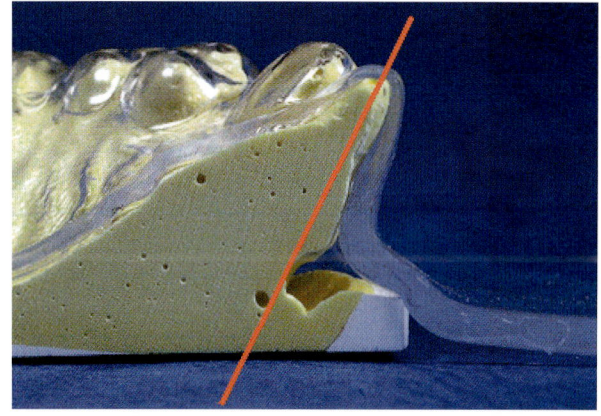

図2-34 前歯部に厚みを得るためには、模型そのものの傾きを図のようにすることがすすめられる。この場合、ペレット内に埋入する成形器が有利である。

図2-35 前歯部に傾斜を有した状態でシートを圧接すると、唇側の厚みが薄くなるばかりでなく、圧接不足になる部位も生じてしまう。

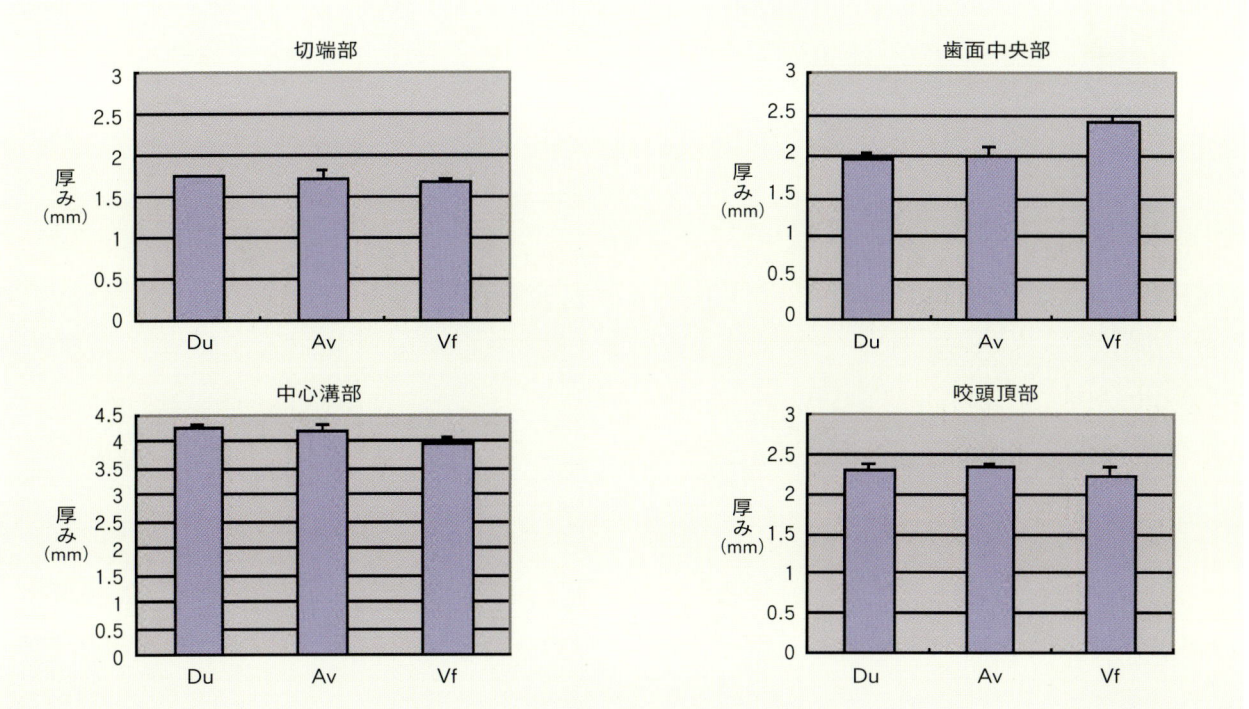

図2-36 厚さ3.8mmのシートを成形した後のシートの模型の部位による厚みの違い(Du：加圧型装置、Av：吸引型装置、Vf：改良吸引型装置)。(参考文献9より引用・改変)

7　冷却と離型法

1）シートの撤去

シートを吸引または加圧により成形した後は、作業模型からシートを取り外す。

その際には、以下の点に注意する必要がある。

（1）十分に放冷してから撤去する

成形後、急冷してはいけない。特に水での冷却は行わない（図2-37）。

これは、急冷すると残留応力が特定の部位に集中することになり、完成した装置が使用中早期に変形するからである。

放冷すれば、残留応力の集中を抑制することができる（図2-38）。

（2）撤去時に変形させない

せっかく放冷しても、撤去時にむりやりシートを模型から引きはがしたり、熱したインスツルメントを使用して切り取ったりすれば（図2-39）、変形の原因になる。

はさみで何箇所かに切り込みを入れてから取り外し（図2-40）、シートを変形させないようにしなければならない。

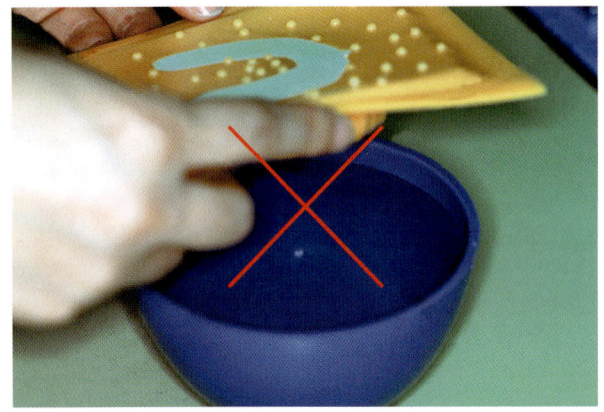

図2-37　成形直後に急冷することは変形の原因になるので避ける。特に水中につけてはいけない。

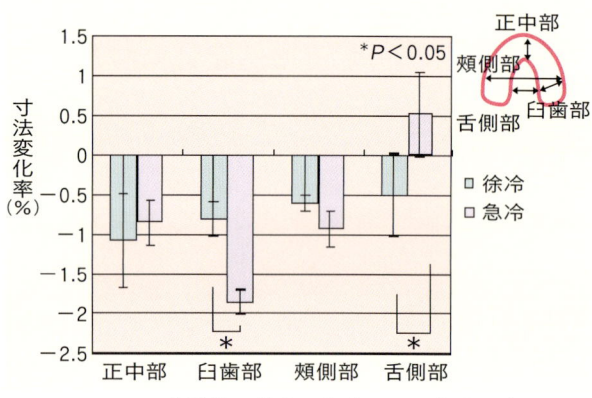

図2-38　シート成形後の徐冷・急冷による変形の違い。（参考文献6より引用・改変）

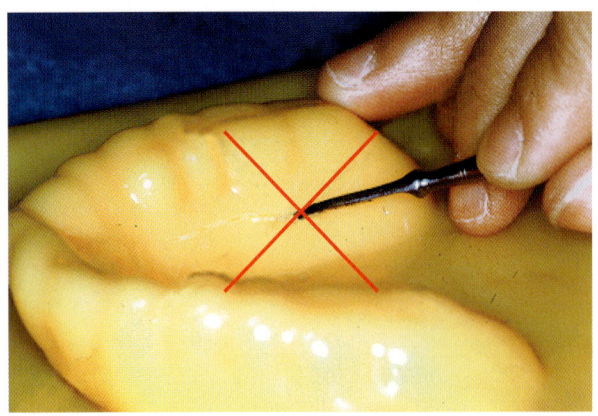

図2-39　シートの切り出しの際には、変形を避けるためにも熱をかけないようにする。熱したインスツルメントは使わない。

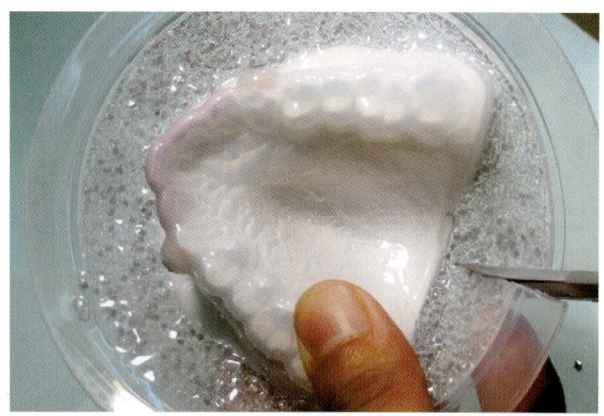

図2-40　成形後のシートを模型から撤去する時、無理に引きはがすことなく、重合後の義歯の取り出しのように、はさみで何箇所かに切り込みを入れてから外す。

8　シートの保管法

1）洗浄時に注意

　サーモフォーミングにより製作したオーラルアプライアンスは、保管のしかたも長期使用時の適合に影響を与える因子となる。

　特に、オーラルアプライアンスを洗浄する時にはお湯を使うことのないよう、十分注意してもらう必要がある。

　通常は水で洗浄するが、どうしても汚れやにおいなどが気になる場合には、義歯洗浄剤を使用するように指示する。

　③　成形の科学

　EVAはエチレンと酢酸ビニルのランダムコポリマーである。エチレンは結晶性ポリマーであり、酢酸ビニルは非晶性ポリマーである。したがって、EVAは両者の性質を兼ね備えているといえる。

　ヒーターにより加熱軟化され融点以上で融液状態に変化すると、分子運動性が活発になり、高分子鎖は、個々の化学結合の周りの回転運動によって、ミクロブラウン運動を行い、たえずその形態を変えている[11]（高分子化学の基礎）。そのときの高分子鎖は、エックス線で観察するとランダムコイル形態を取っているとされている[11]。その状態で、外力が加わり成形される。成形後、融点以下に冷却されていくと、結晶構造を形成し、結晶構造と非結晶構造が混在した弾力性を持った固体となる。

　高分子結晶は冷却とともに単結晶の核（一次核）を発生し、次に分枝鎖が折りたたまれて板状晶に成長し、さらに球晶と成長していくとされている[11]。マウスガードシート材に使用されるEVAの場合は、その結晶化度は65〜50％である[12]。

　材料学的試験の中に、ビカット軟化温度（荷重1,000gで断面1mm平方の針が1mm侵入する温度：JIS K7206より）があり、それ以上の温度で力を加えると変形する。EVAのビカット軟化点は38〜49℃であるとされている。

したがって、40℃以上の温度で離型下場合について変形が生じるのは、結晶構造・非結晶構造ともに安定した結合状態になる前に、離型という外力を加えたことが原因といえる。

　松岡によると、EVAのような結晶性材料が多く含有される材料の場合は、総じて金型（模型）温度を均一に保ち、成形圧力を十分にし、かつ冷却速度を早く保持時間を十分にとる方が、形状安定性が向上するとしている。また、溶融流動で成形を行う場合については、成形材料と金型（模型）壁面の温度差によって、冷却速度が速いと気泡が生じ、逆に遅い場合はひけ等が生じやすくなるとしている。

　また、高分子の構造から考えると、結晶構造を生成する物質の場合、溶融状態からの急冷や、低い温度で結晶化した場合は、熱的に不安定な結晶が生成され、融点よりかなり低い温度で部分融解が起こり、同時に再結晶化が起こることがある[11]。

　したがって、このような結晶構造の乱れからも寸法変化が生じる可能性が考えられ、成形時に急激な温度変化を与えることは、より十分に結晶化できない状態にとどまった部位が残され、それによって長期間に徐々に変形を生じる可能性を残すことにもなる。

9　形態修正・咬合調整・研磨

　形態修正・咬合調整・研磨の作業中に熱を加えることは、シートの変形につながるおそれがある。
　また、シートはソフト・ハードにかかわらず、一般に研磨が困難である。特に軟質のものは、研磨方法を誤ると「ささくれ」や「ねちゃねちゃ」を生じたり、黒く変色したりして逆効果となる場合が多い。
　そこで、形態修正・咬合調整・研磨においては、以下に解説するように、その性質に合った器材を適切に用いることが重要になる。

1）形態修正

　成形したシートを模型より取り外し、口腔内装置の外形線に合わせる。また、おおまかに研磨面の形態を整える。

（1）使用機材と使用法

a．金冠バサミ

　EVAや薄いハードシートなどは金冠バサミ（図2-41）で切り抜く。切削発熱がなく、切削面が滑沢で、素材の変形もないためである。
　ただし、厚みが3.8mm以上のEVAや0.8mm以上のハードシートの場合、金冠バサミで切り出すのは困難である。

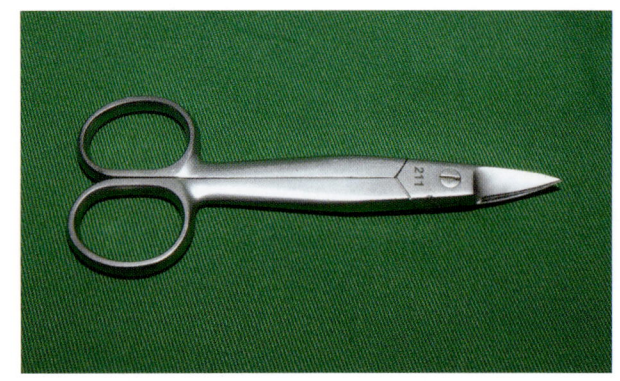

図2-41　金冠バサミ。

b．熱可塑性素材専用切り出しバー

　特殊な刃先加工が施されている熱可塑性素材専用の切り出しバーには、エルコカッター（図2-42）、HSSドリル、キャプチャーカーバー（図2-43）などがある。これらは厚みのあるシートでも簡単に切り出すことができる。
　発熱を抑えた設計とはいえ、バーが回転している限り切削発熱は生じるものであるため、1箇所で回転を続けるのは避ける。また、バーに絡み付いた熱可塑性材料などは、そのまま使用すると材料同士の摩擦で余計に発熱しやすくなるので、取り除く。

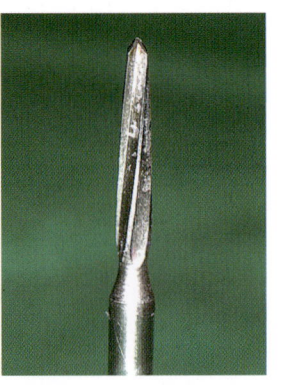

図2-42　エルコカッター（ERKODENT，日本デンタルサプライ）。

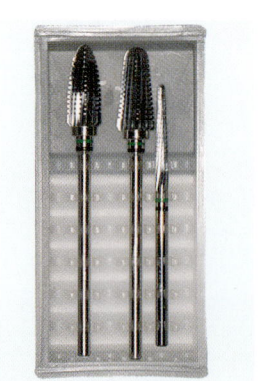

図2-43　キャプチャーカーバー（松風）。

c．超音波カッター

超音波カッター（図2-44）は、厚いハードシートなどを切り抜くのに有効である。

しかし、刃先が触れている材料の発熱には十分注意すべきである。

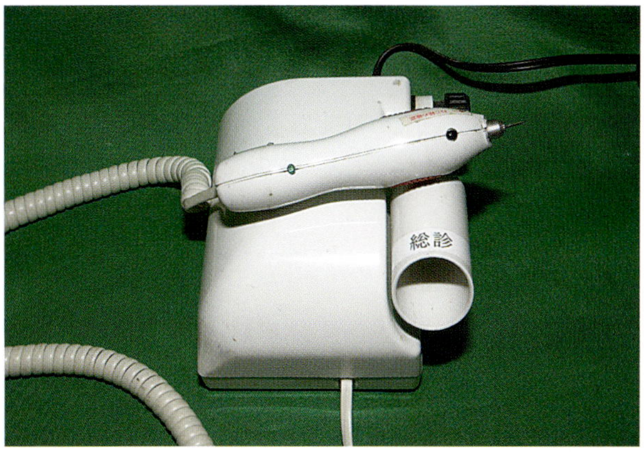

図2-44　超音波カッター。

d．軟性素材専用カーバイドバー

軟性素材専用カーバイドバーは、通常のカーバイドバーに比べて刃の彫りが深い（図2-45）。シートが研磨熱で発熱する前に、大きな刃で削り取ってしまうようなイメージである。

口腔内装置が歯や歯肉に移行的な形態をとるよう、このカーバイドバーで調整する。特にソフトシートでは欠かすことのできない器具である。

目詰まりした場合は、そのままにしておくと、詰まった材料とシート本体が摩擦熱を起こしてしまうので、デザインナイフなどで取り除いておく。

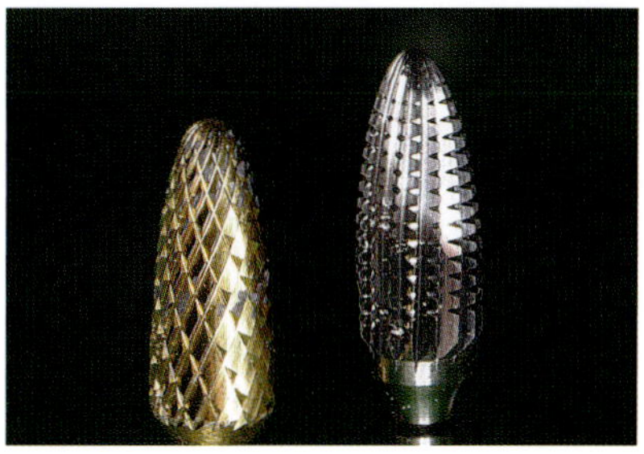

図2-45a　軟性素材専用カーバイドバー。マッハシリーズ（KOMET，モモセ歯科商会）。
図2-45b　通常のカーバイドバー（左）と比較して、軟性素材専用カーバイドバーは刃の彫りが深い。

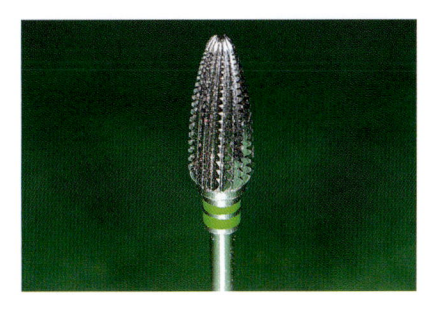

2）咬合調整

口腔内に入れる装置はすべて咬合調整が必要となると考えるべきである。

(1) 使用機材と使用法

a．軟性素材専用カーバイドバー

形態修正と同じく、咬合調整においてもこのカーバイドバーを使用する。特徴と注意事項は前述のとおり。

咬合挙上量が少なく、咬合面の材料を多量に削り落とさなくてはならない場合は、なるべく軽い研磨圧で広い範囲を咬合調整していくことにより、1箇所で発熱することを回避できる。

外形と咬合が整えば、つぎは口腔内に入れることのできる研磨面を作る必要がある。

3）研磨

（1）使用機材と使用法

a．軟性素材専用研磨ディスク

リスコS（図2-46）は、義歯用のデンチャーポリッシャーとは違い、特殊な研磨剤がバインディングされている。

カーバイドカッターによる傷は、このディスクで速やかに、かつ、少ない発熱で研磨できる。しかし、研磨熱に対する注意は払わなくてはならない。

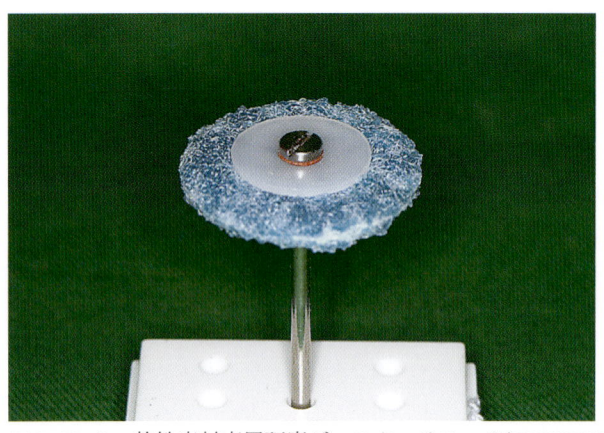

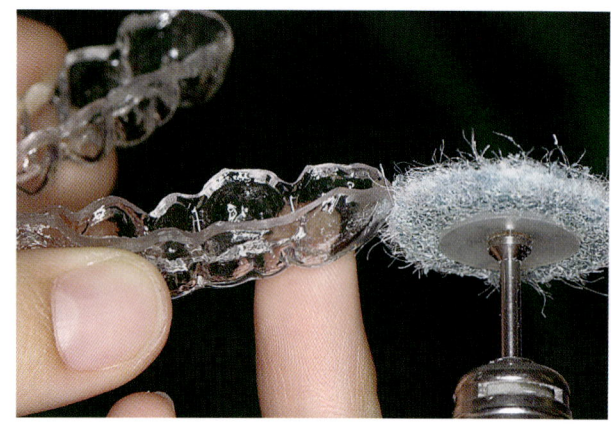

図2-46a、b　軟性素材専用研磨ディスク。リスコS（ERKODENT，日本デンタルサプライ）。　　a｜b

b．シリコーンポイント

研磨には、シリコーンポイント（図2-47）を使用することもできる。ただし、超低速回転（1,000～2,000回転）で広い面を研磨するようにし、なるべく研磨熱が生じないよう注意を払う。

切削効率が落ちたと感じたら回転速度を上げるのではなく、シリコーンポイントに熱可塑性素材が目詰まりしたことが原因であるから、ダイヤモンドドレッサーなどでシリコーンポイントの新生面を出すとよい。

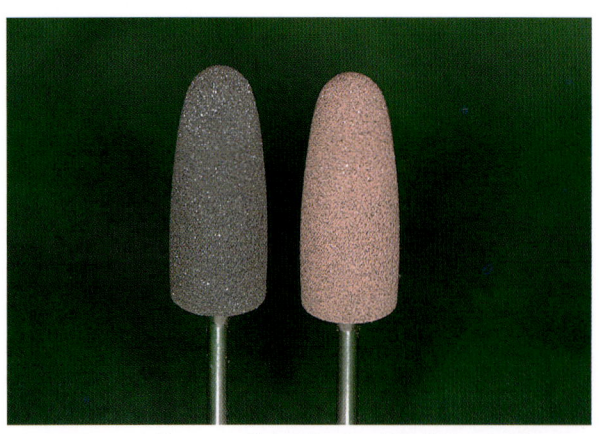

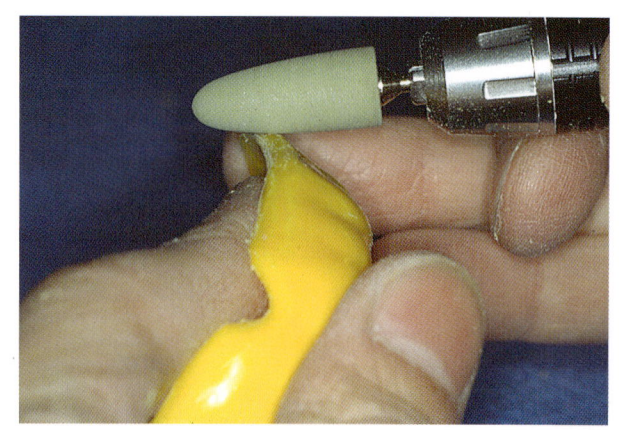

図2-47a、b　シリコーンポイント。a：EDポイント（Edenta，モリタ）。b：ビッグシリコンポイント（松風）。　　a｜b

第2章 サーモフォーミングの基礎知識

c．GPソルベント

　GPソルベント（図2-48）は通常、根管充填の溶解剤として用いられている有機溶媒である。

　GPソルベントを綿花に浸して研磨面を擦ると、リスコSやシリコーンポイントによる傷を滑らかにすることができる。

　診療室にある材料なので、診療室での咬合調整の後には欠かすことができない。

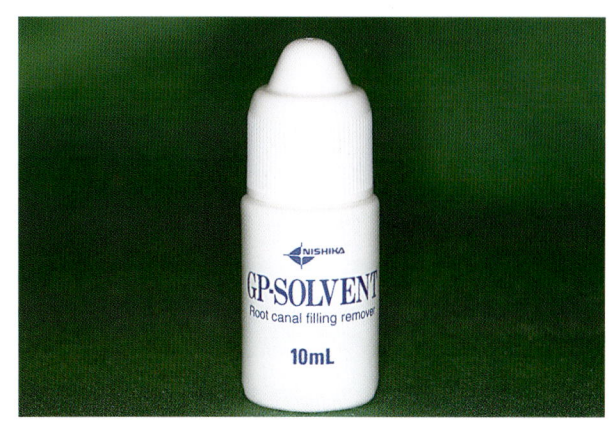

図2-48　GPソルベント（日本歯科薬品）。

d．ホットエアバーナー

　熱可塑性の特徴を利用して、ホットエアバーナー（図2-49）で高温の空気を吹きつけることにより、シートの表面一層を溶かす方法がある。しかしこの方法では、光沢は出るものの、そのままでは変形が免れない。そこで、ホットエアバーナーを当てて光沢が出た瞬間に、金属のヘラ（図2-50a）やシリコーン（図2-50b）などでシートを押さえる必要がある。

　熱を加えると変形するということを十分理解していなければ、不適合なオーラルアプライアンスを製作してしまうことになる。

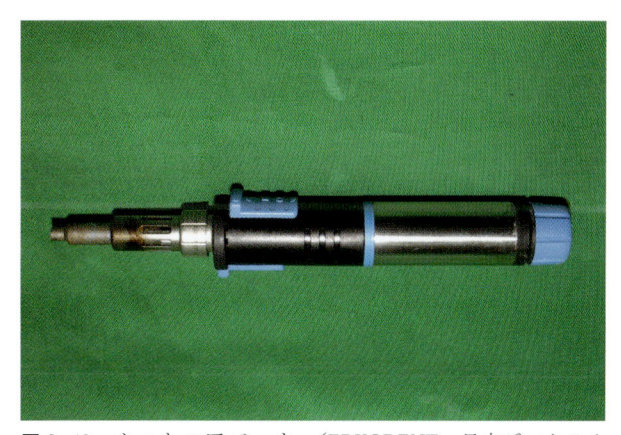

図2-49　ホットエアバーナー（ERKODENT，日本デンタルサプライ）。

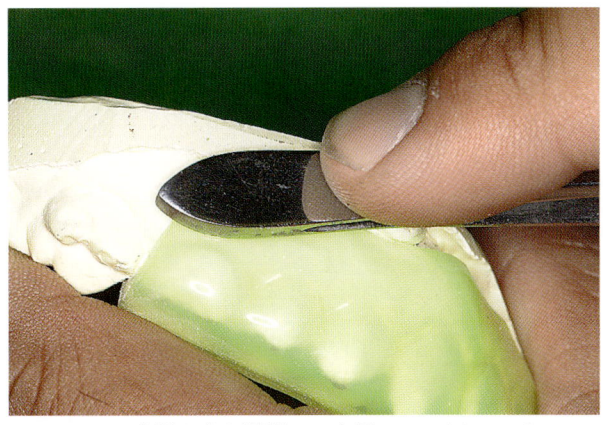

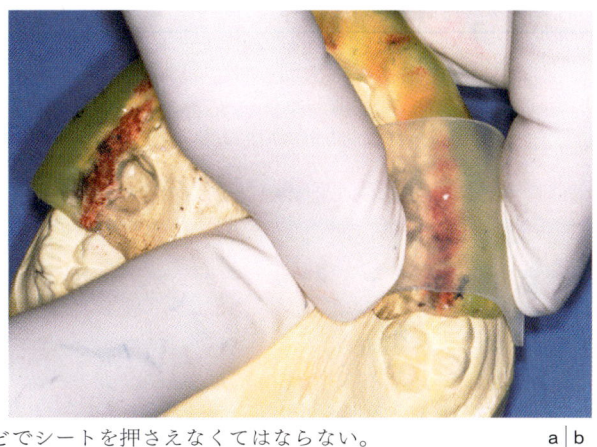

図2-50a、b　光沢が出た瞬間に、金属のヘラ（a）、シリコーン（b）などでシートを押さえなくてはならない。　　a｜b

参考文献

1. 前田芳信，安井利一，米畑有理，編著．マウスガード製作マニュアル―スポーツ歯学への誘い―．東京：クインテッセンス出版，2001．

2. Westerman B, Stringfellow PM, Eccleston JA. EVA mouthguards : how thick should they be? Dent Traumatol. 2002；18(1)：24-27.

3. Westerman B, Stringfellow PM, Eccleston JA. The effect on energy absorption of hard inserts in laminated EVA mouthguards. Aust Dent J 2000；45(1)：21-23.

4. Bulsara YR, Matthew IR. Forces transmitted through a laminated mouthguard material with a Sorbothane insert. Endod Dent Traumatol 1998；14(1)：45-47.

5. 前田芳信，山田純子．マウスガード用新素材の応用開発：理想的な構造と材質を求めて．臨床スポーツ医学 2003；20(12)：1391-1399．

6. 山田純子．マウスガード材料の成形性に関して―シート材料の成形性と温度変化について―．学位論文．2003．大阪大学．

7. Maeda Y, Yonehata Y, Yamada J, Teraoka F. Methods for recycling discarded mouth guard sheets. J Prosthet Dent 2001；85(2)：203-204.

8. Yonehata Y, Maeda Y, Machi H, Sakaguchi RL. The influence of working cast residual moisture and temperature on the fit of vacuum-forming athletic mouth guards. J Prosthet Dent 2003；89(1)：23-27.

9. 山田純子，岡本守人，前田芳信，堀坂充宏，米畑有理，町博之．マウスガード製作過程における作業模型表面処理の影響．スポーツ歯学 2002；1：37-40.

10. 山田純子，前田芳信，米畑有理，佐藤華子．形成後のマウスガードの厚みについて―形成方法による違い―．スポーツ歯学 2003；6(1)：42-45.

11. 高分子学会編．高分子科学の基礎　第2版，東京：東京化学同人，1994：158-181.

12. JIS プラスチック―熱可塑性プラスチック―ビカット軟化温度（VST）試験方法　JIS K7206．東京：日本規格協会，1999．

第 3 章
成形器の特徴と使用上の注意点

1 　成形器の特徴　32
　　1）良好な適合を得るために　32
2 　成形器の種類　32
　　1）吸引型成形器　32
　　　　（1）模型の設定　32　　（2）加熱時間　33
　　　　（3）吸引時間　34　　（4）連続使用　34
　　2）改良吸引型成形器　35
　　　　（1）模型の設定　36　　（2）加熱時間　37
　　　　（3）吸引時間　37　　（4）咬合面の形態付与機能　38
　　3）加圧型成形器　39
　　　　（1）模型の設定　39　　（2）加熱時間　40　　（3）加圧時間　41
　　4）吸引加圧型成形器　41
　　　　（1）模型の設定　41　　（2）加熱時間　42
　　　　（3）吸引加圧方法　42　　（4）吸引時間　42
3 　成形器の特徴と使用上の注意
　　1）吸引型成形器　43
　　　　（1）プロフォーム　43　　（2）ウルトラフォーマー　43
　　2）改良吸引型成形器　43
　　　　（1）エアーバックXQ　43　　（2）エルコフォームRVE＋オクルフォーム　43
　　3）加圧型成形器　46
　　　　（1）ミニスター　46　　（2）ドゥルフォマットSQ　49
　　　　（3）エルコプレスES-200E　53　　（4）エルコプレスES2002　55
　　4）吸引加圧型成形器　56
　　　　（1）デュアルフォーマー、モデルキャプチャー　56

1 成形器の特徴

1）良好な適合を得るために

　前章で述べたシート材料の性質と、本章で解説する成形器の特徴を生かし、さらに、成形した後のトリミングならびに咬合や辺縁の調整をし、研磨の基本を守ることにより、質の高いオーラルアプライアンスを製作することができる。その成果は、口腔内に装着した際の患者の反応でよくわかる。

　現在、多様な成形器が市販されている。それぞれのタイプによって特徴があるが、良好な適合を得るためには、使用に際して注意すべき点がある。
　本章では、各タイプの代表的な成形器を挙げ、特徴を最大限に生かすための注意点について述べる。

2 成形器の種類

　成形器は成形の方式によって、①吸引型成形器、②改良吸引型成形器、③加圧型成形器、④吸引加圧型成形器の四つに大きく分けられる[1]（表3-1）。
　その性能、つまり成形性は、①から④に進むに従って向上する。多様な目的に対してオーラルアプライアンスを利用しようとするのであれば、③もしくは④、少なくとも②を選択する必要がある。

表3-1　成形器の種類

1．吸引型成形器

2．改良吸引型成形器

3．加圧型成形器

4．吸引加圧型成形器（真空加圧型成形器）

1）吸引型成形器

　吸引型はもっとも簡便で広く普及している装置である。吸引力が小さいことや、加熱にむらがあるなどの欠点や限界もあるが、それを理解して使用すれば十分な成果を得ることができる。
　市販されている製品は、ウルトラフォーマー（正式名：ウルトラフォーム バキュームフォーマー。Ultradent，ヨシダ，図3-1）、バキュームフォーマーEV2（3A MEDES，モリタ，図3-2）、プロフォーム（Dental Resources，ジーシー）である。

（1）模型の設定

　吸引型のほとんどが、通気孔の開いたステージに模型を設置するようになっている。シートが引き伸ばされないよう模型基底面をトリミングして高径を

第3章　成形器の特徴と使用上の注意点

低くし、シートの厚みが確保できるようにする。

また、前歯部唇側にシートの厚みを確保するために、模型の前歯部がシートの中央部になるように設置する。もちろん、模型は事前に十分に乾燥しておかなければならない[2]。

（2）加熱時間

まずヒーターを予備加熱し、模型も予備加熱しておくと適合性は向上する[2]。これはシートの適正加熱温度を長く保持できる可能性が増すからである。しかしながら、模型面を加熱し過ぎると、石膏表面の凹凸にシートが絡み付いてしまう。

シートの加熱時間については、適正加熱温度（EVAで80～120℃、ハイブラーで140～160℃）[3]になる時間を測定することが理想である。シート表面の温度については、簡便にレーザー式の温度計で計測することができる（図3-3）。

成形されたシートの模型に対する維持力を測定した松本ら[4]は、シートがホルダー下面から約15mm垂れ下がった時にもっとも維持力が高くなり（適合が良くなり）、20mmでは適合は変わらないものの、表面に白色の変化や表面荒れがみられると報告している（図3-4）。

約15mm垂れ下がってきた時に圧接を始めるのが良いという経験的に得られた方法が、理論的に証明されたことになるのだが、一方、環境温度が高い場合や連続使用の場合には軟化する時間が短くなるなど、加熱状態に差が生じることを忘れてはならない。

表3-2　吸引型成形器

製品名	ウルトラフォーマー	バキュームフォーマーEV2	プロフォーム
メーカー	Ultradent	3A MEDES社	Dental Resources
本体寸法	178×229×305mm	180×240×310mm	275×240×340mm（シートフレームハンドル装着時）
本体重量	6.5kg	約7.0kg	6.8kg
電源	AC100V 816W	AC100V 550W（ヒーター）、1,250W（モーター）	AC100V 950W
シートの形状	角型 50mm	角型 125mm	角型 132mm
価格（税別）	70,000円	55,000円	62,000円
お問い合わせ	〒110-8507 東京都台東区上野7-6-9 （株）ヨシダ　器材営業本部 Tel. 03-3845-2931 Fax. 03-3841-8204	〒564-0062 大阪府吹田市垂水町3-33-18 （株）モリタ Tel. 06-6380-2525 Fax. 06-6380-1557	〒174-8585 東京都板橋区蓮沼町76-1 （株）ジーシー Tel. 03-3965-1221 Fax. 03-3965-3331 フリーダイヤル 0120-41-6480

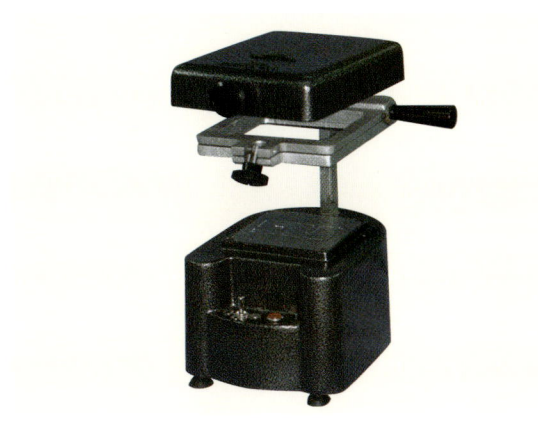

図3-1　ウルトラフォーマー。

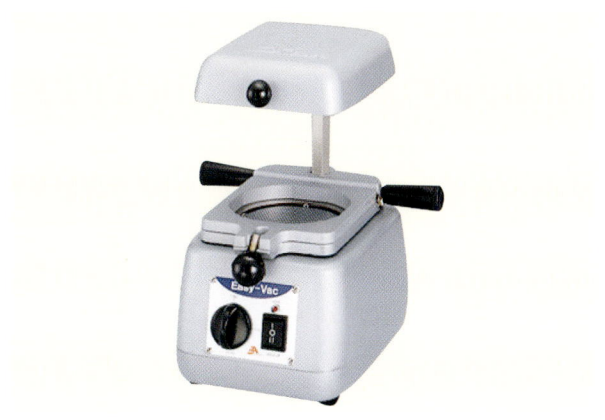

図3-2　バキュームフォーマーEV2。

（3）吸引時間

吸引成形では、圧接されたシートと模型の間に残留した空気を完全に排除しなければならない。しかしながら、その吸引力には限界があるので、シートが成形可能な間は吸引を継続すべきである。理論的には40秒前後になるが、加熱状態にもよるので、余裕をみて通常3〜4分は吸引を続けるべきである。

（4）連続使用

注意しなければならないのは、多数の症例に対して製作する際に連続して使用する場合である。

吸引を継続している間に模型を設定したステージに熱が伝達されるうえ、バキュームモータの発熱も加わり、成形可能な温度が長時間保持される。その際、シートが溶けてステージの吸引孔に入り込み、成形されたシートの撤去が困難になることがある。

連続使用の場合には、ある程度間隔をおいて成形するか、冷却スプレーで強制的に成形器を冷却することがすすめられる。

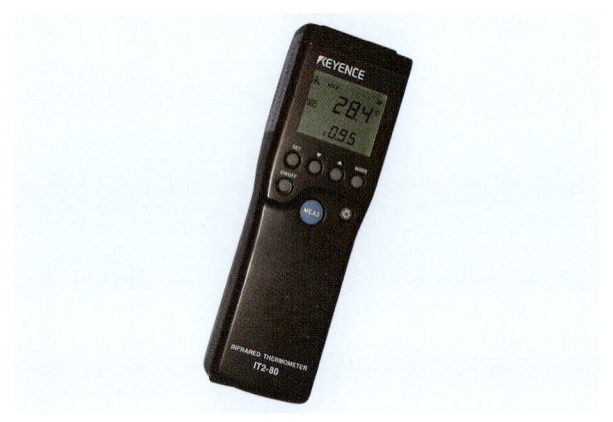

図3-3　レーザー式の温度計。

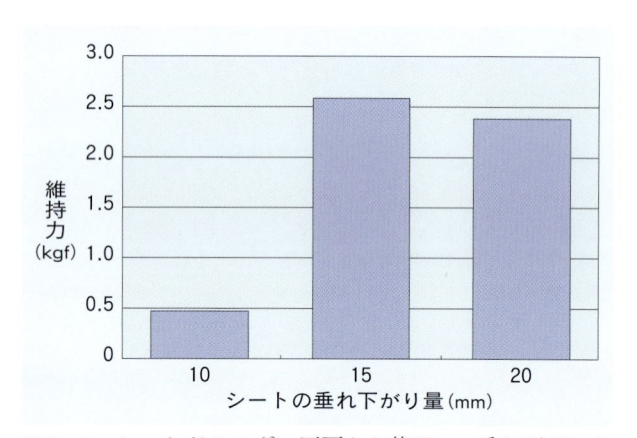

図3-4　シートがホルダー下面から約15mm垂れ下がった時にもっとも維持力が高くなり（適合が良くなり）、20mmでは適合はあまり変わらないものの、表面に白濁や表面荒れの変化がみられる。（文献4より引用・改変）

2）改良吸引型成形器

　改良吸引型は、従来の吸引型の欠点を補うため、真空ポンプを用いて約1ℓの陰圧状態を作り出す方法、あるいはサーキュレーター（38ページのコラム参照）を用いてコンプレッサーの圧搾空気を吸引圧に変換する方法が用いられている。

　従来の吸引型に比べ、吸引力ならびに最大の吸引圧に達する時間が短縮された。なお、咬合面に対合歯の圧痕を付与することができる機能を備えたものもある（図3-5）。

　改良吸引型として挙げられるのは、エルコフォーム RVE（ERKODENT、日本デンタルサプライ、図3-6）ならびにエルコフォーム3d（ERKODENT、日本未発売、図3-7）、エアーバック XQ（National Keystone、山八歯材工業、図3-8）、バキュームアダプターⅠ型（National Keystone、山八歯材工業）、バキュフォマット（Dreve、リンカイ、図3-9）である（表3-3）。

表3-3　改良吸引型成形器

製品名	エルコフォーム RVE	エアーバック XQ
メーカー	ERKODENT	National Keystone
本体寸法	240×310×350mm	240×175×235mm
本体重量	10.2kg	4.6kg
電源	AC100V 330W	AC100-115V 350W
圧縮空気（圧力）	—	5 bar
吸引装置	不要（真空タンク内蔵）	不要（エアー接続）
シートの形状	円型 120mm	角型 127mm
価格（税別）	230,000円	98,000円
お問い合わせ	〒227-0043 神奈川県横浜市青葉区藤が丘1-9-6 日本デンタルサプライ（株） Tel. 045-972-9081 Fax. 045-972-0739	〒443-0105 愛知県蒲郡市西浦町大知柄54-1 山八歯材工業（株） Tel. 0533-57-7121 Fax. 0533-57-1764
製品名	バキュームアダプターⅠ型	バキュフォマット
メーカー	National Keystone	Dreve
本体寸法	230×210×366mm	155×365×180mm
本体重量	6.5kg	6.1kg
電源	AC100-115V 1,270W	115V/250W
圧縮空気（圧力）	3.5bar	入力圧力（4〜8 bar） 吸引力（−0.75bar）
吸引装置	不要（吸引装置内蔵）	不要
シートの形状	角型 127mm	円型 120mm
価格（税別）	79,000円	280,000円
お問い合わせ	〒443-0105 愛知県蒲郡市西浦町大知柄54-1 山八歯材工業（株） Tel. 0533-57-7121 Fax. 0533-57-1764	〒160-0012 東京都新宿区南元町9 リンカイ（株） Tel. 03-3359-4321 Fax. 03-3353-8403

(1) 模型の設定

吸引型と同様、模型をトリミングして高径を低くすることでシートが引き伸ばされないようにし、シートの厚みを確保するとともに、前歯部唇側にシートの厚みを確保するため、模型の前歯部にシートの中央部がくるように設置する。吸引型はステージに金属製ペレットを入れて模型の角度・高さが調節できるものが多いので、それを有効に活用すべき

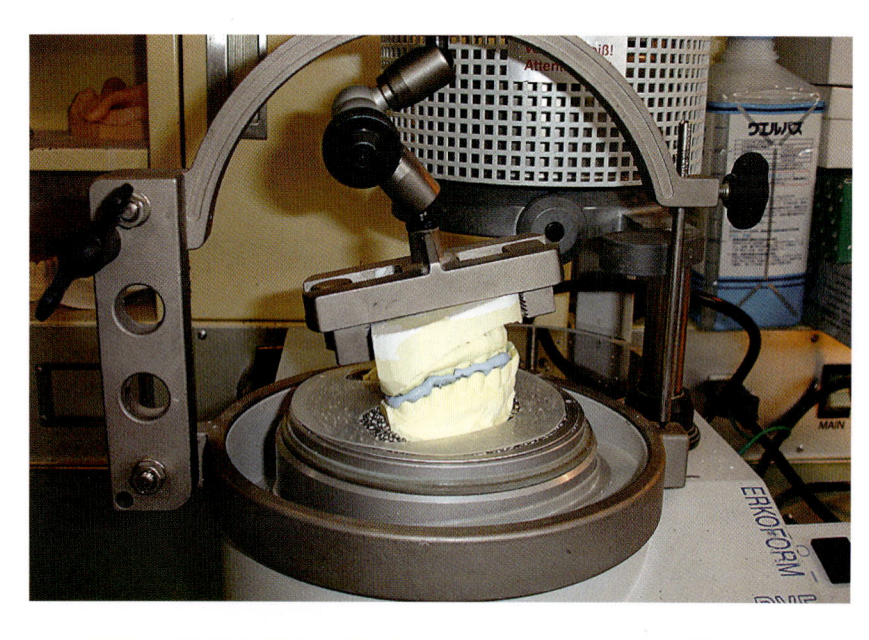

図3-5　同時に咬合面に対合歯の圧痕を付与することもできるオクルフォーム（ERKODENT，日本デンタルサプライ）。

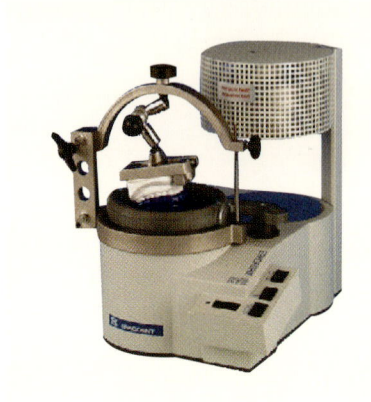

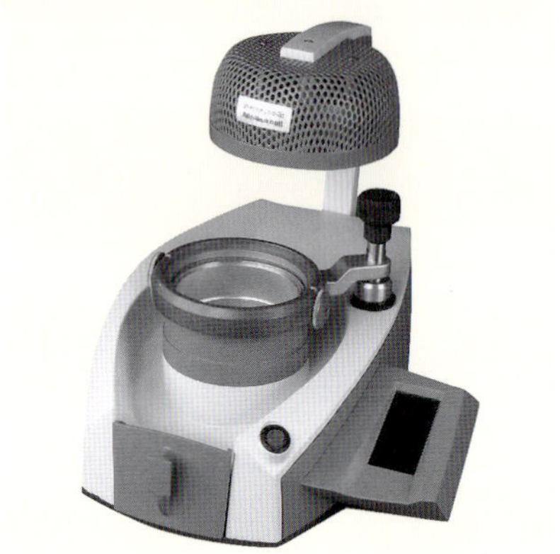

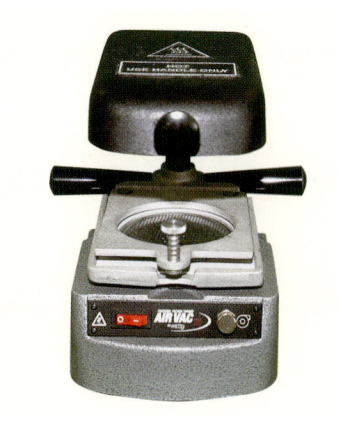

図3-6　エルコフォーム RVE。
図3-7　エルコフォーム 3d（参考提示。日本未発売）。

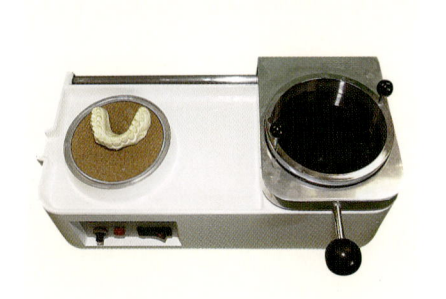

図3-8　エアーバック XQ。
図3-9　バキュフォマット。

である(図3-10)。

上顎では口蓋部、下顎では舌側部をペレットで被覆しておくと、残留した空気の排出効果が上がるばかりでなく、成形後のシートの切り出しも容易になる(図3-11)。

模型は十分に乾燥しておかなければならない[2]。

(2)加熱時間

シートの加熱時間については吸引型に準じる。機種によってはタイマーが装備されていて、ヒーターの予備加熱ならびにシートの加熱時間を設定できるものがある(図3-12)。その場合、装置の周囲の環境温度(室温)に影響されることが少ないので、メーカーの指示どおりに加熱時間を守ることがすすめられる。

気をつけなければいけないのは、たこ足配線(図3-13)から電源を供給していると、成形器が必要とする電流が十分供給されず、十分な加熱ができない可能性があることである。

(3)吸引時間

改良されたとはいえ吸引方式であるので、圧接されたシートと模型の間に残留した空気を完全に排除しなければならない。吸引する時間は長めに設定しておく必要がある。

改良吸引型は、小型のモーターポンプまたはサーキュレーターの採用により、長時間吸引し続けても本体は発熱しないのが、吸引型と比べて大きな特長である。

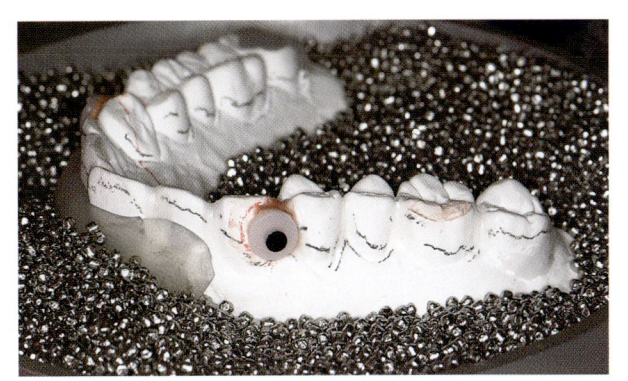

図3-10 ステージに金属製ペレットを入れて、模型の角度・高さが調節できるようになっている。

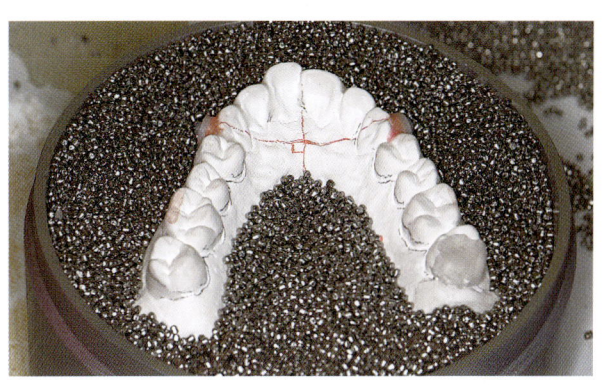

図3-11 口蓋部・舌側部をペレットで被覆しておくと、残留した空気の排出効果が上がるばかりでなく、成形後のシートの切り出しも容易になる。

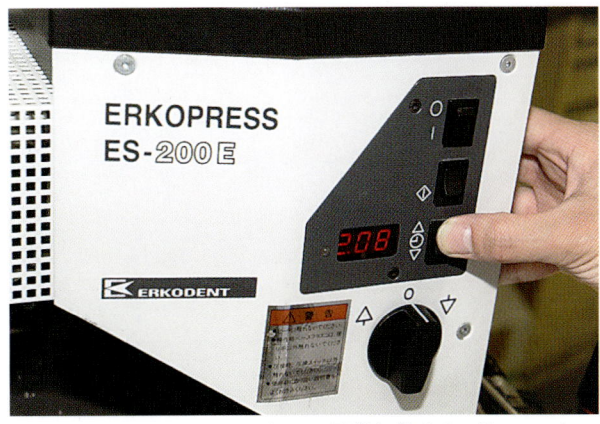

図3-12 タイマーでヒーターの予備加熱ならびにシートの加熱時間を設定できる。

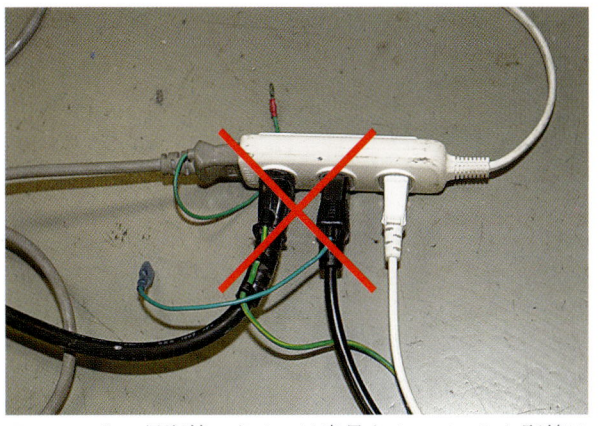

図3-13 たこ足配線、あるいは容量をオーバーした配線は避けるべきである。

（4）咬合面の形態付与機能

エルコフォーム RVE およびエルコフォーム 3d にオプションで装着することのできるオクルフォームは、対合歯を装着して、成形中のシートに咬合面の圧痕をつけることが可能である。

しかしながら、オクルフォームのヒンジ部分から前方の指導ピンまでの距離は平均値咬合器よりも長いので、ここで咬合を挙上した場合には必ず口腔内での調整が必要になる。

正確を期するには口腔内で挙上量を考慮したチェックバイトを採得し、これを介して対合歯の模型を固定する（図3-14）。

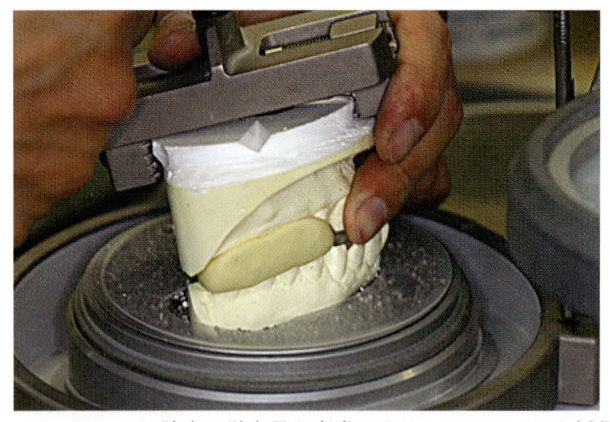

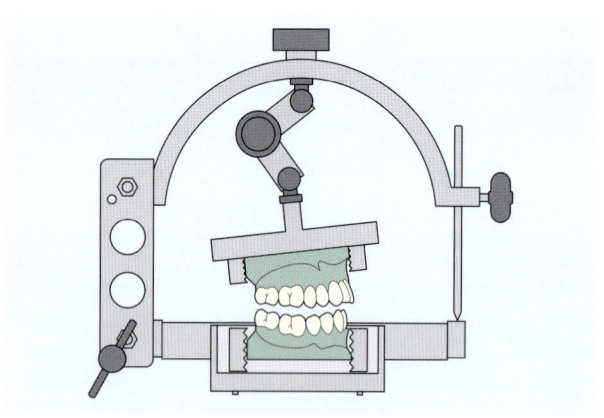

図3-14a、b　口腔内で挙上量を考慮したチェックバイトを採得し、これを介して対合歯の模型を固定する。　a｜b

◆コラム◆　④　サーキュレーター

診療室・技工室には通常コンプレッサーが常備されている。加圧型ではそのままの圧を利用できるのだが、吸引型ではこの圧を吸引圧に変換することが必要になる。これは速い空気の流れを利用してそれに隣接した部位からも空気を引っ張る装置であり、サーキュレーターという（図3-15）。

化学実験室の水道栓のところに、水を流すことで吸引する装置が設置されていたことを覚えている方もおられるだろう。また、車の走行中に運転席の窓を少し開けると、車内のたばこの煙は排出される。それらと同じ原理である。

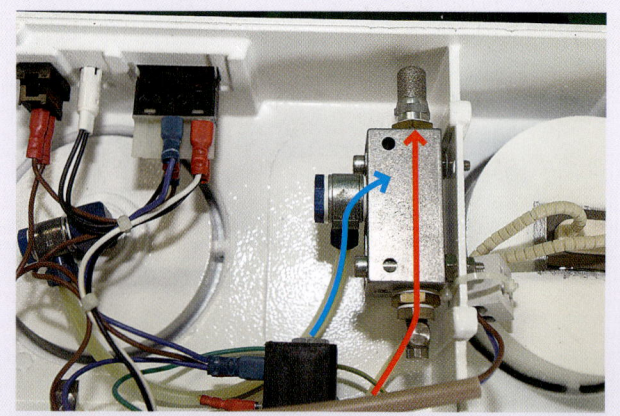

図3-15　サーキュレーター。赤矢印はコンプレッサーからの加圧空気。青矢印は吸引空気。

3）加圧型成形器

加圧型は成形能力が高い。コンプレッサーから3〜6気圧の空気圧をかけて成形する。

市販されている製品は、エルコプレス ES‐200E (ERKODENT, 日本デンタルサプライ, 図3‐16)、ドゥルフォマット SQ(Dreve, リンカイ、図3‐17)、バイオスター(ロッキーマウンテンモリタ, モリタ、図3‐18a)、ミニスターS(Scheu-Dental, モリタ、図3‐18b)である(表3‐4)。

（1）模型の設定

乾燥した模型を使用すること。ただし、強圧が短時間に加わるので、多少の水分はさほど問題にならない。

模型の設定位置・高さ・角度ならびにペレットの使用については、吸引型や改良吸引型と同様な注意が必要である。

表3‐4 加圧型成形器

製品名	エルコプレス ES-200E	ドゥルフォマット SQ
メーカー	ERKODENT	Dreve
本体寸法	360×270×340mm	360×330×235mm
本体重量	11kg	15.3kg
電源	AC100V 360W	AC115V/260W
圧縮空気（圧力）	4.5bar	入力圧力 (6.5〜7 bar) 最小圧力 (3 bar) 最高圧力 (6.5bar)
シートの形状	円型 120mm	円型 120mm
価格（税別）	470,000円	450,000円
お問い合わせ	〒227-0043 神奈川県横浜市青葉区藤が丘 1-9-6 日本デンタルサプライ（株） Tel. 045-972-9081 Fax. 045-972-0739	〒160-0012 東京都新宿区南元町 9 リンカイ（株） Tel. 03-3359-4321 Fax. 03-3353-8403
製品名	バイオスター	ミニスターS
メーカー	（株）ロッキーマウンテンモリタ	Scheu-Dental
本体寸法	460×420×260mm	420×350×190mm
本体重量	16kg	約9.0kg
電源	AC100V 850W	AC100V 850W
圧縮空気（圧力）	6 bar	3.0bar (0.5〜3.0bar)
シートの形状	円型 125mm	円型 125mm
価格（税別）	450,000円	238,000円
お問い合わせ	〒564-0062 大阪府吹田市垂水町 3-33-18 （株）モリタ Tel. 06-6380-2525 Fax. 06-6380-1557	〒564-0062 大阪府吹田市垂水町 3-33-18 （株）モリタ Tel. 06-6380-2525 Fax. 06-6380-1557

（2）加熱時間

エルコプレス ES‐200E では予備加熱の時間が設定されているので、その指示に従う。

エルコプレス ES‐200E およびミニスター S は、シートの加熱時間についてもあらかじめ成形可能温度に達する時間が計測され、データが示されているので、それに従うとよい。ただし、加熱状態はヒーターの使用時間・電圧などにより異なるので、時々はチェックすることがすすめられる（図3‐19）。また、その他のシート材料を用いる場合には、事前に一度テストしておくべきである。

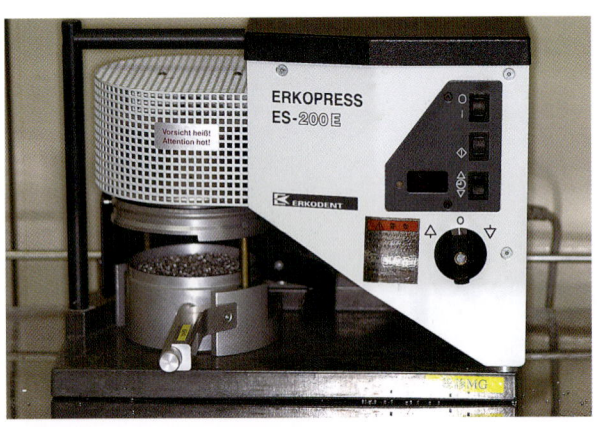

図3‐16　エルコプレス ES‐200E。

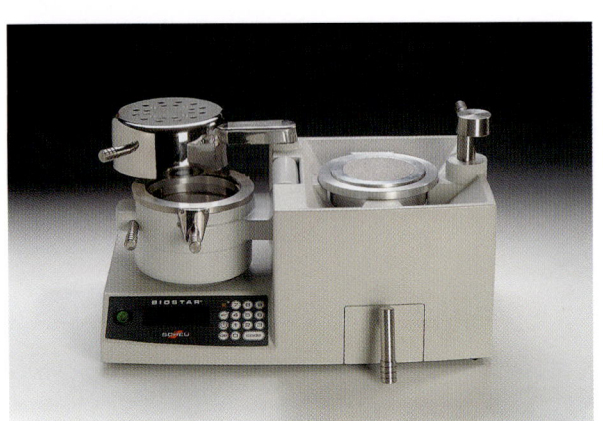

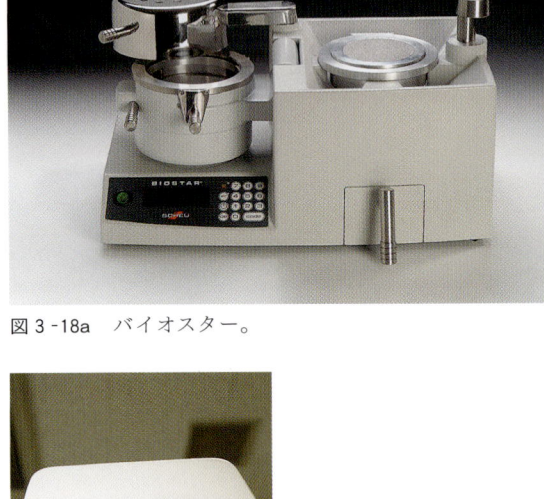

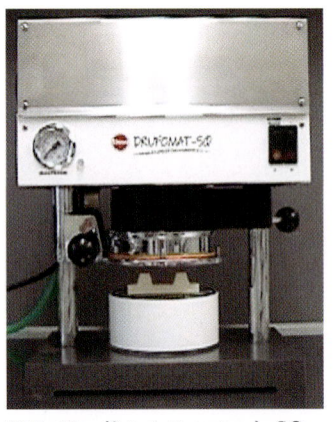

図3‐17　ドゥルフォマット SQ。

図3‐18a　バイオスター。

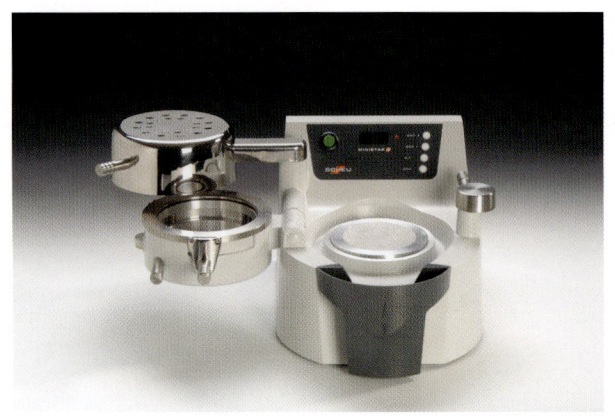

図3‐18b　ミニスター S。

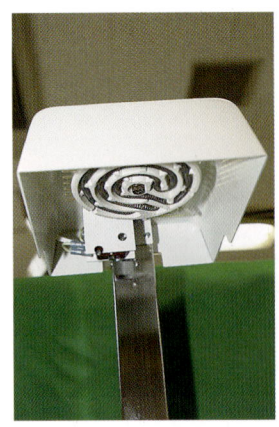

図3‐19　加熱状態はヒーターの使用時間・電圧などにより異なるので、時々チェックすることがすすめられる。

第3章　成形器の特徴と使用上の注意点

（3）加圧時間

前述したように、瞬時に加圧が始まり、最大加圧に達する。そのため成形のために長時間高い圧をかける意味はないといえるのだが、成形後のシートの冷却ならびにその間の戻りの抑制を考えた場合には、少なくともシートが冷却されるまではそのまま圧をかけ続ける意義はある。

わが国に初めてラミネートマウスガードの概念を紹介したオーストラリアのドネイは、そのまま翌朝まで置いておくことを提唱しているほどである。

4）吸引加圧型成形器

理論的にはもっとも成形能力の高いタイプである。他に試作された製品はあるものの、現在市販されているものは、モデルキャプチャー（亀井鉄工所，松風、図3-20）、デュアルフォーマー（大榮歯科産業）、クリスタルフォーマー（シージーケー，ライテック、図3-21。未発売）と数少ない。

（1）模型の設定

基本的に加圧型と同じである。作業模型の設定位置・高さ・角度をペレットなどを用いて適切に調整する必要がある。

表3-5　吸引加圧型成形器

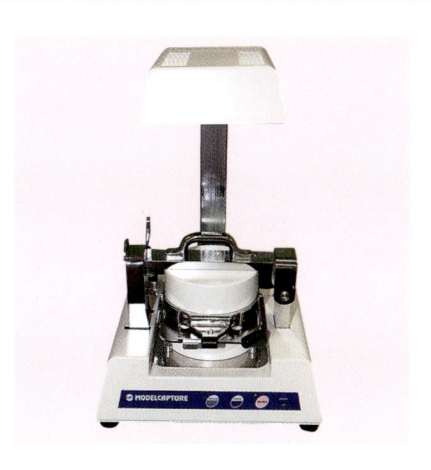

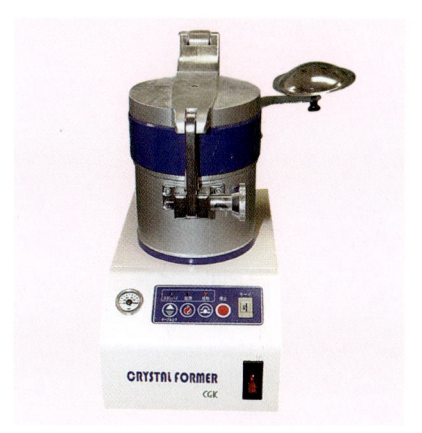

製品名	モデルキャプチャー	デュアルフォーマー
メーカー	亀井鉄工所	大榮歯科産業（株）
本体寸法	300×275×455mm	260×380×260mm
本体重量	15kg	10kg
電源	AC100V ±10V 400W	AC100V 400W
圧縮空気（圧力）	2～6 bar	2～6 bar
吸引装置	不要（真空発生装置「エジェクター」内蔵）	不要（サーキュレーター内蔵）
シートの形状	円型・角型 120mm	円型・角型 120mm
価格（税別）	278,000円	185,000円
お問い合わせ	〒605-0983 京都市東山区福稲上高松町 11 （株）松風 Tel. 075-561-1112 Fax. 075-561-1198	〒550-0003 大阪市西区京町堀 1-10-17 大榮歯科産業（株） Tel. 06-6441-3332 Fax. 06-6445-1276

図3-20　モデルキャプチャー。
図3-21　クリスタルフォーマー（参考提示。未発売）。

(2) 加熱時間

現在紹介されている2機種の特徴のひとつは、丸型・角型の両方のシートが使用可能なことである。これにより、角型のシートを円形に切り出すなどの面倒な作業が解消された。

加熱時間は吸引型と同じである。

(3) 吸引加圧方法

加圧釜の構造上、圧接タイミングとなったシートを加圧するまでには、シートを模型方向に下ろして吸引し（図3-22）、加圧釜を装着し（図3-23）、それをロックした後、加圧を開始するという一連の操作を行わなくてはならない。言い換えればシートの最適な圧接タイミングを逃してしまいやすいので注意を要する。

そこで、最適な圧接タイミングとなった時に、まずサーキュレーターでシートを吸引形成しておき、それから加圧釜を装着し加圧することで、理想的な条件で形成することが可能となる。

(4) 吸引時間

基本的に加圧型と同じである。

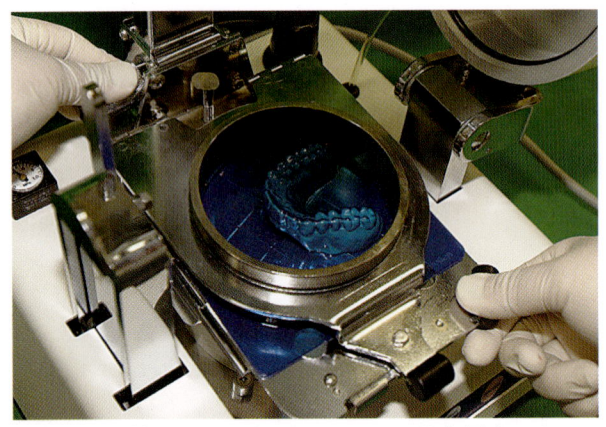

図3-22 圧接タイミングとなったシートを加圧するまでには、シートを模型方向に下ろす。

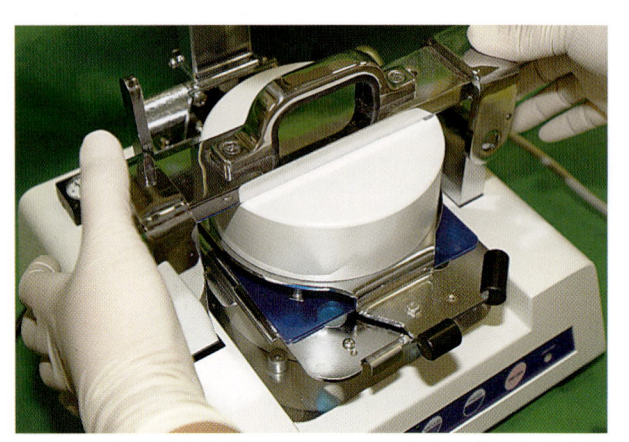

図3-23 加圧釜を装着し、それをロックした後、加圧を開始する。

コラム ⑤ コンプレッサーからの空気の水抜き

忘れてならないのは、コンプレッサーから送る空気の中に含まれている水分を除去することである（図3-24）。

そのため、通常はドレインフィルターにその機能が付与されているのだが、コンプレッサーの水抜きを小まめにしないと簡単にオーバーフローしてしまうので、注意が必要である。

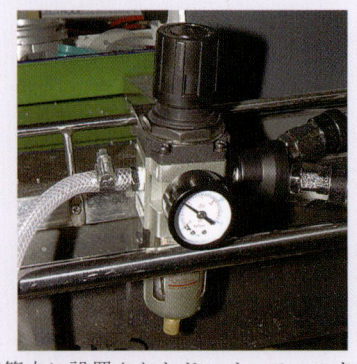

図3-24 配管中に設置されたドレインフィルター。

3 成形器の特徴と使用上の注意

1）吸引型成形器

（1）プロフォーム

プロフォームは、吸引型成形器のスタンダードな形をとっている。

熱源と吸引機構（吸引ファン）が本体に内蔵されているため、特殊な取り付け工事は必要とせず、場所の移動も容易である。また、操作は簡便であり、価格も安価となっている。

連続使用については、吸引ファンのモーター部の発熱による影響でステージ部の温度が上昇しやすく、この部分の冷却が必要である。しかし、同様の吸引機構を有する機種の中では、この冷却に要する時間は比較的短い。

（2）ウルトラフォーマー

ウルトラフォーマーは、メーカーによれば、ステージ部がメッシュ状になっているためシートと模型との密着度が高く、適合性が良好なシートの圧接が行えるという。また、吸引ファンが内蔵されているため配管工事などが不要なことも長所である。

一方、吸引ファンのモーター部の発熱によりステージ部の温度が上昇しやすいため、連続使用ではシートの冷却に時間を要するのが短所である。

用意されているシート材（EVAシート）は、5種類のカラー（黄・青・白・黒・透明。厚さはいずれも3.8mm）、透明のラミネート（厚さ0.9、1.5、2.0mm）である。

2）改良吸引型成形器

（1）エアーバックXQ

ここに取り上げた吸引型のシート成形器は、いずれもよく似た形状および操作方法を示す。その中でエアーバックXQは、ステージ部について、メッシュプレートを用いるバキュームプラットフォームと、メタルビーズを用いるビーズウェルを適宜選択することができる。

また、吸引機構にサーキュレーターを利用しているため、吸引ファンを用いた機種と比較して消費電力が少なく、本体重量が軽量である。さらに圧接成形時の騒音が比較的少なく、吸引ファンをもたないことからモーター部による発熱がないので、シートの冷却がスムーズであり、連続使用が容易であるなどの改良点がみられる。反面、サーキュレーターに用いる圧縮空気のための設備と配管が必要となる。

用意されているシート材は、マウスガード用（EVAシート）としては半透明色5種（厚さ1.0、1.5、2.0、3.0、3.8mm）、カラー9種（白・黄・緑・黒・橙・蛍光黄・蛍光緑・蛍光橙・蛍光青。厚さはいずれも3.8mm）である。また、その他のシート材には、スプリント用として透明色4種（厚さ0.5、1.0、1.5、2.0mm）、ベースプレート用としてピンク色3種（厚さ1.5、2.0、2.5mm）、各個トレー用としてブルー色2種（厚さ3.0、3.8mm）、ワックスコーピング用として半透明色（厚さ0.5mm）が用意されている。

（2）エルコフォームRVE＋オクルフォーム

1998年に発売されたエルコフォームRVEは、吸引タンクを採用したタイプの吸引型成形器である。

ヒーターの予備加熱はタイマーで行える。さらにそれぞれのシートの軟化時間を入力することで、シートの圧接タイミングをブザーにより通知してく

れる。圧接後は自動的に吸引を停止する。

　熱源部は円形の赤外線ヒーターを採用している。ヒーター直下にはメッシュ状の板が取り付けられており、それにより熱がむらなくシートに伝わる構造になっている。吸引機構については、吸引タンクの採用により初期吸引力が非常に高い。また、一般の吸引型成形器のような吸引音はなく、静かな吸引作業が行える。圧接後のシートの断面形状は、加圧式のように咬合面部分が厚く、歯肉移行部に進むにつれて薄く形成できる。さらに、接着剤の使用によりシートのラミネート(積層)も可能である。

　オプションのオクルフォームをエルコフォーム RVE に取り付けることで、吸引と同時にスポーツ用マウスガードに重要な対合歯の圧痕を付与することができる。

〈エルコフォーム RVE ＋オクルフォームの製作ステップ〉

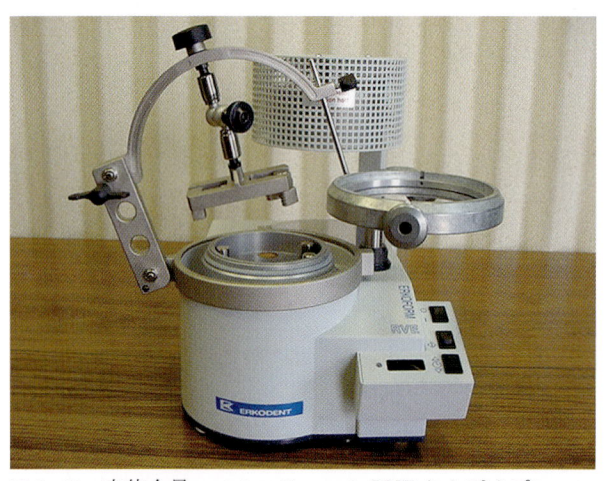

図 3-25　本体全景。エルコフォーム RVE およびオプションのオクルフォーム。

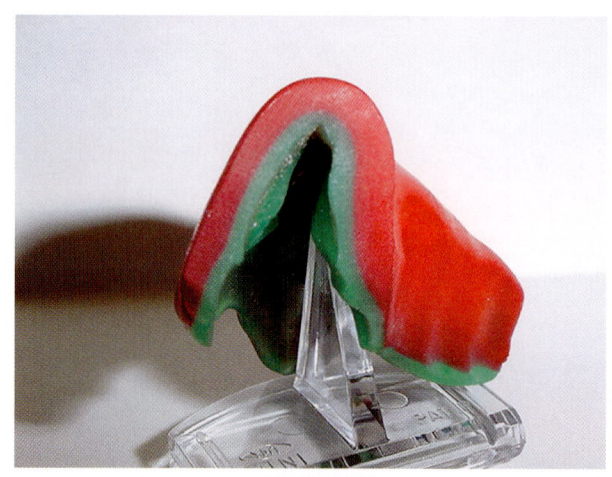

図 3-26　形成後のシート断面の形状。加圧成形器同様、咬合面部分が厚く、歯肉移行部に進むにつれて薄く形成されている。

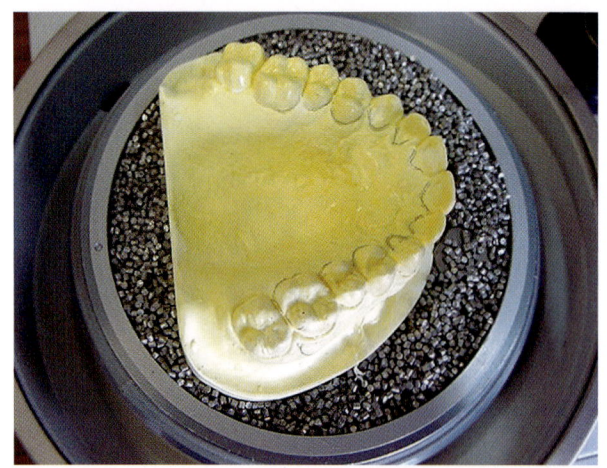

図 3-27　作業用模型のセット。ステージはビーズになっており、模型基底面の平滑化や口蓋穴開けなどの形成のための模型製作が必要ない。

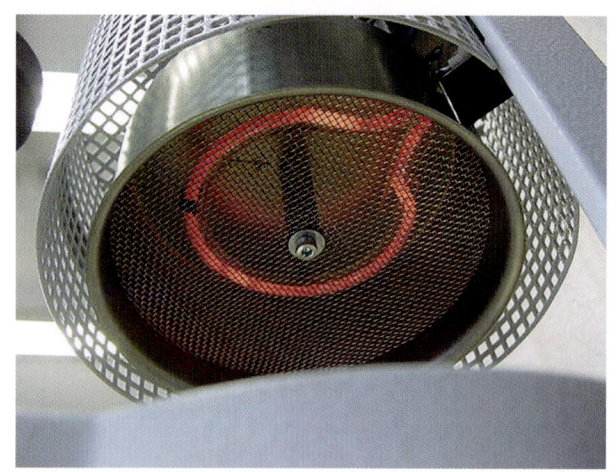

図 3-28　ヒーター部。円形赤外線ヒーターにより、シートの厚さに影響を受けることなく、均一に短時間で軟化できる。

第3章　成形器の特徴と使用上の注意点

図3-29a、b　オクルフォームに対合歯をセッティング。

a|b

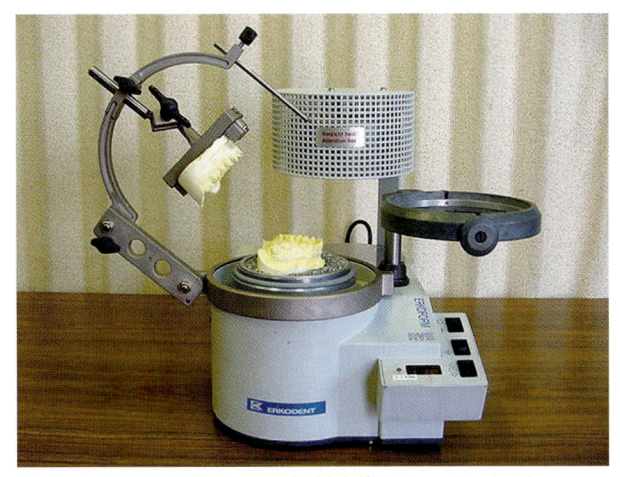

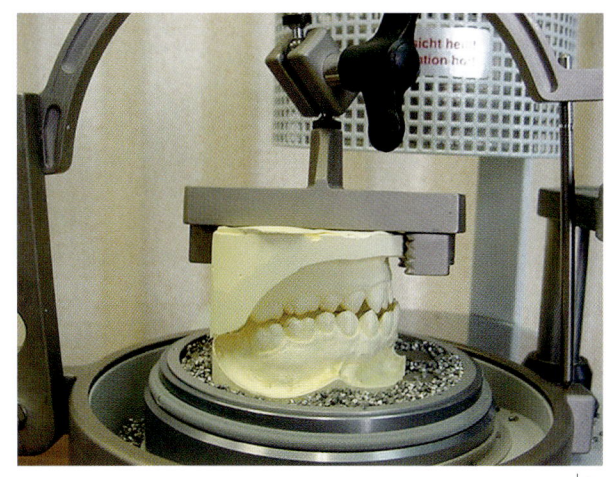

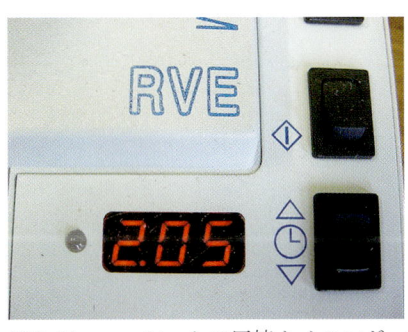

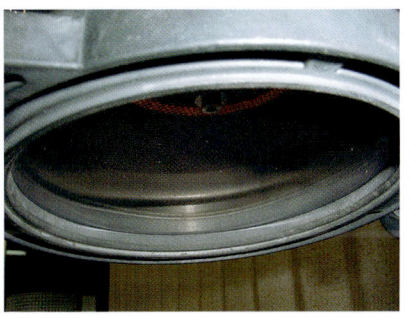

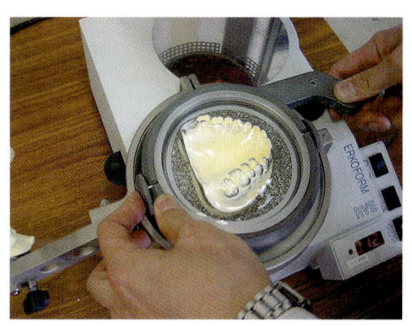

図3-30a〜c　シートの圧接タイミング。指定の圧接時間を入力後、軟化を開始する。設定時間経過時にブザーで圧接タイミングを知らせてくれるので圧接を開始する。

a|b|c

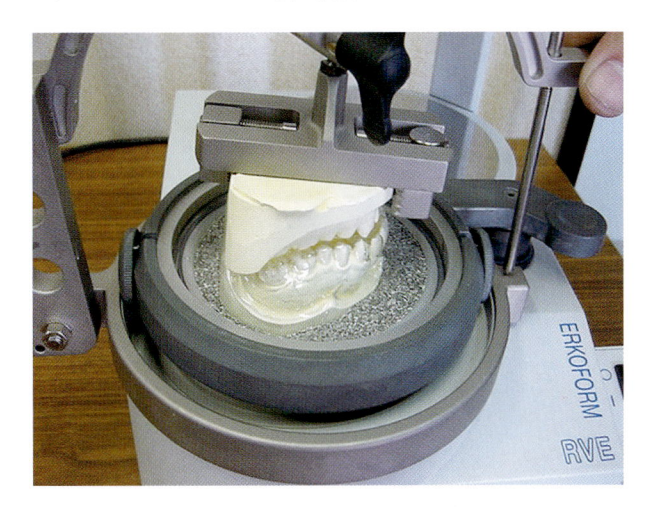

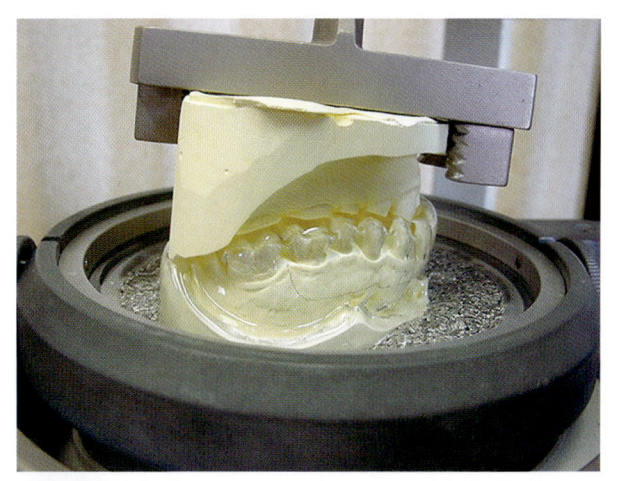

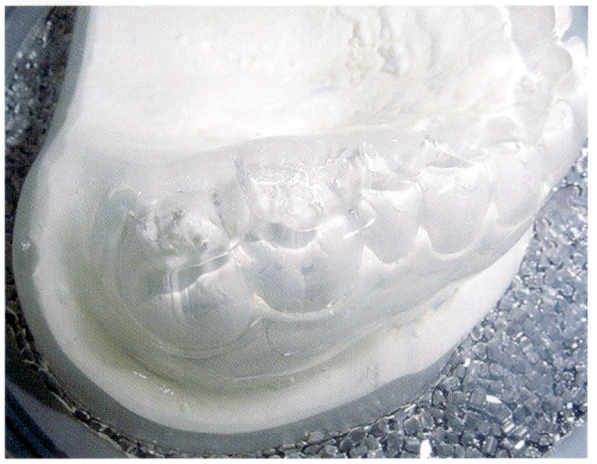

図3-31a〜c　圧痕の付与。オクルフォームにより対合歯の圧痕を付与する。

a|b
c

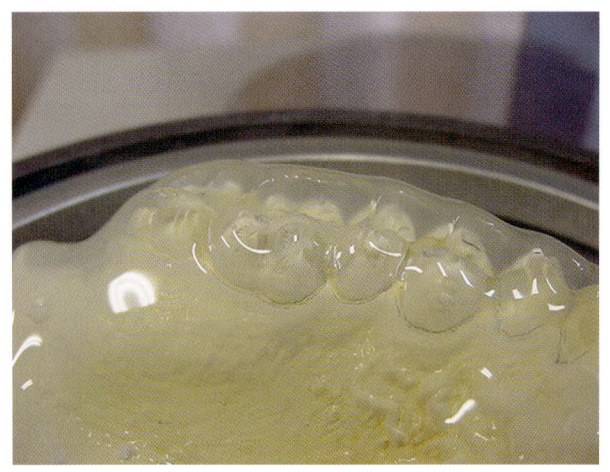

図3-32a、b　圧接が終了したシート材および模型。　　　　　　　　　　　　　　　　　　　a|b

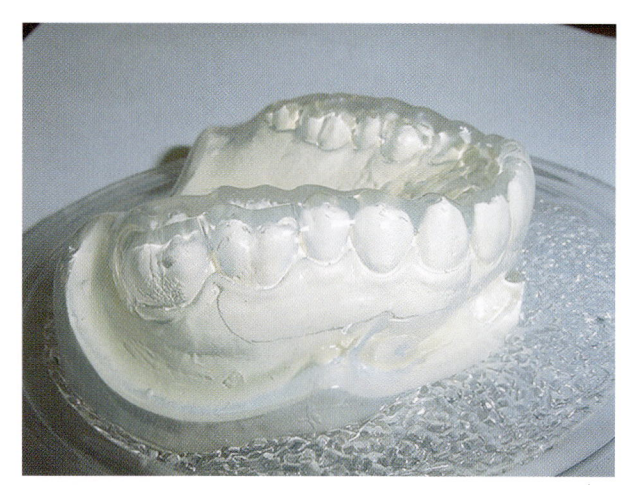

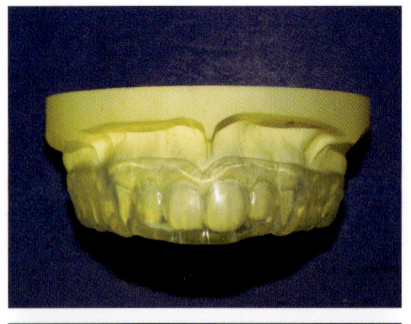

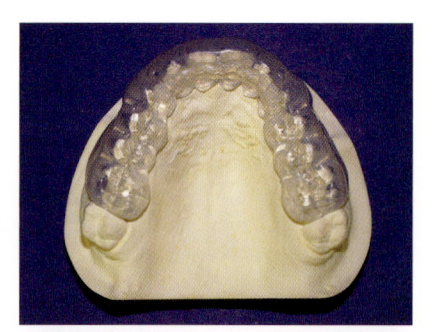

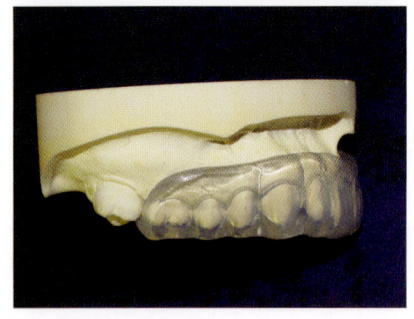

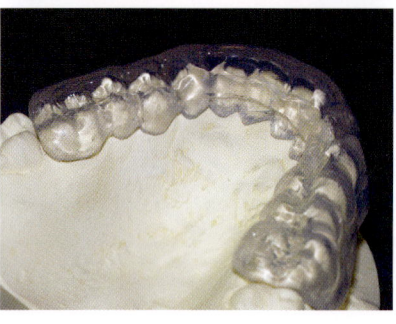

a|b
c|d

図3-33a〜d　完成したラミネートマウスガード。

3）加圧型成形器

（1）ミニスター

　ミニスター（現在はバージョンアップしたミニスターSが販売されている）は、圧縮空気圧は低いが、精密な成形ができる。これは、加圧チャンバーを反転させて模型に圧接する機構なので、シートの加熱された面が模型と接するからである。
　ヒーター部にはメッシュ板が取り付けられており、ヒーターの熱がこのメッシュ板で拡散され、シートを均一に加熱させることができる。また、加圧成形器の中でもコンパクトに設計されている。他の成形器と同じようにビーズが準備されているので、模型の形状については自由度が高い。さらに、安全装置としては、セレクトスイッチを加熱の状態で放置しておくと、6分で自動的に電源が切れる構造になっている。
　用意されているシート材は、マウスガード用として透明色3種（厚さ1.5、2.0、3.0mm）である。この他に個人トレーベースプレート材・コーピング材・ポジショナー用シート材・ナイトガード用シート材など多種多様なシート材も用意されている。

第3章　成形器の特徴と使用上の注意点

〈ミニスターの製作ステップ〉

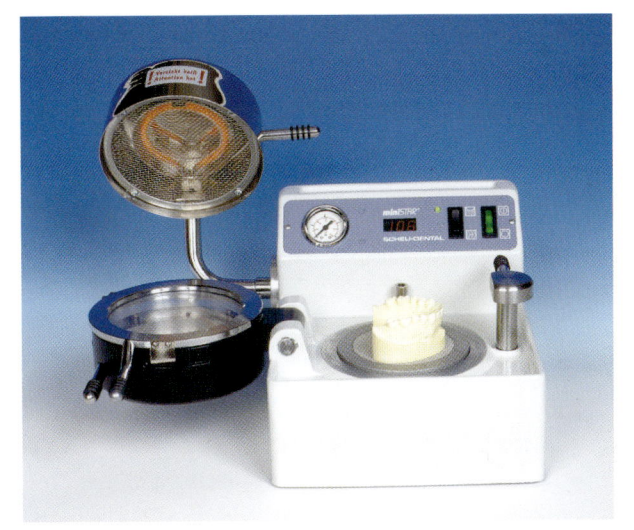

図3-34　本体全体。

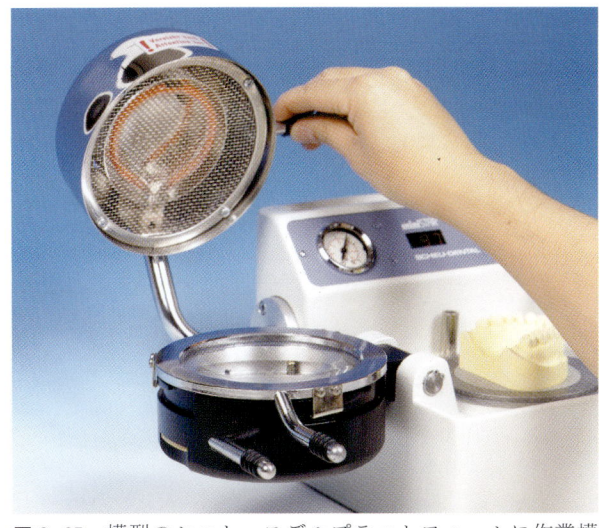

図3-35　模型のセット。モデルプラットフォームに作業模型をセットする。図以外にビーズを用いて作業模型を固定することもできるので、模型の形状が複雑でも対処が可能である。

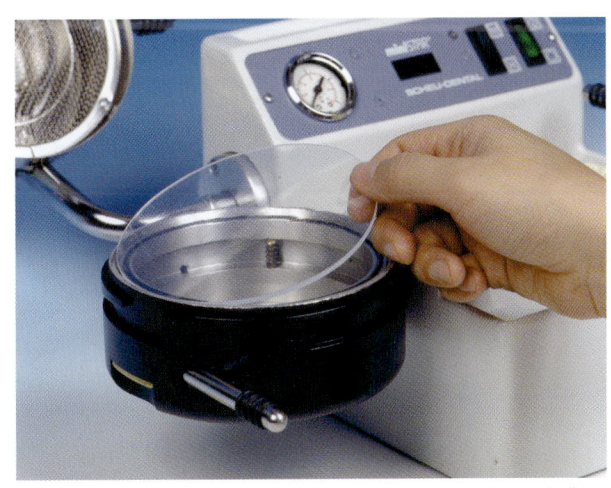

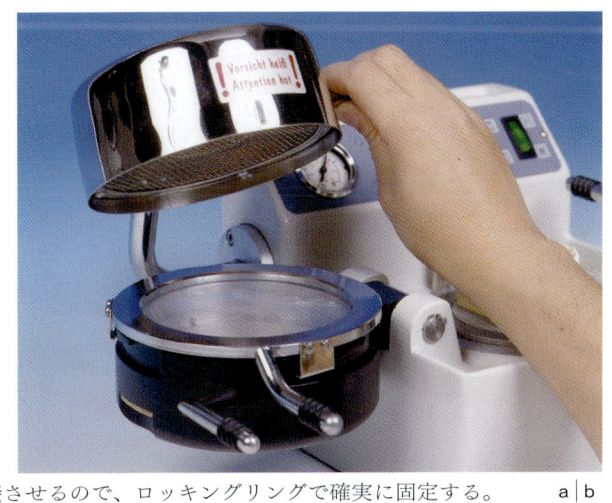

図3-36a、b　シートのセット。シートを反転させて作業模型に圧接させるので、ロッキングリングで確実に固定する。　　a｜b

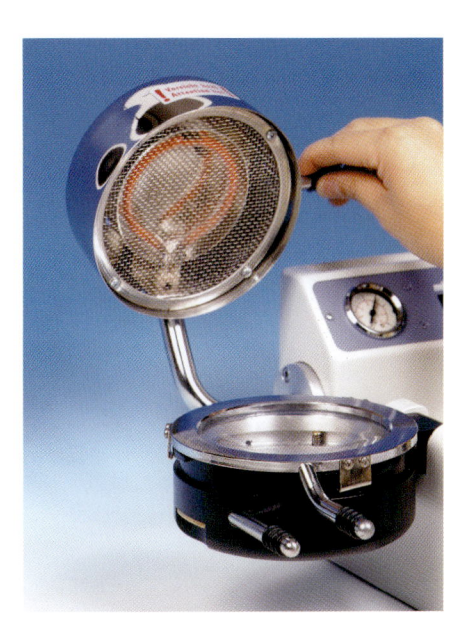

図3-37　シートの加熱。セレクトスイッチで加熱を押し、予備加熱を行う。ヒーターが適温になり、ヒーターコントロールランプが緑に点灯したら、ヒーターを模型上に下げ、シートの加熱を開始する。図はヒーター部で、円形の赤外線ヒーターとメッシュ板である。

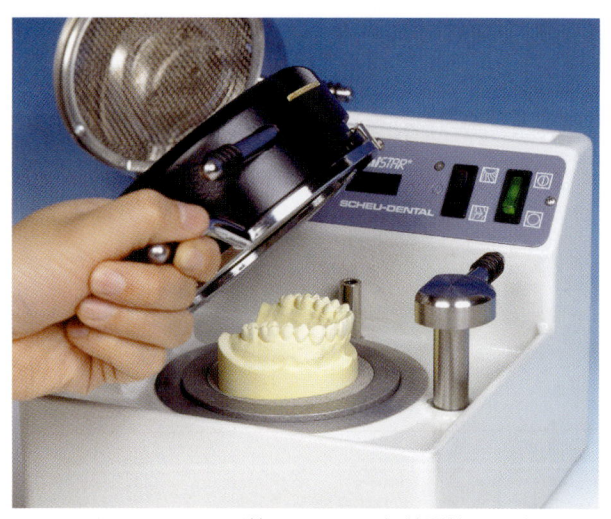

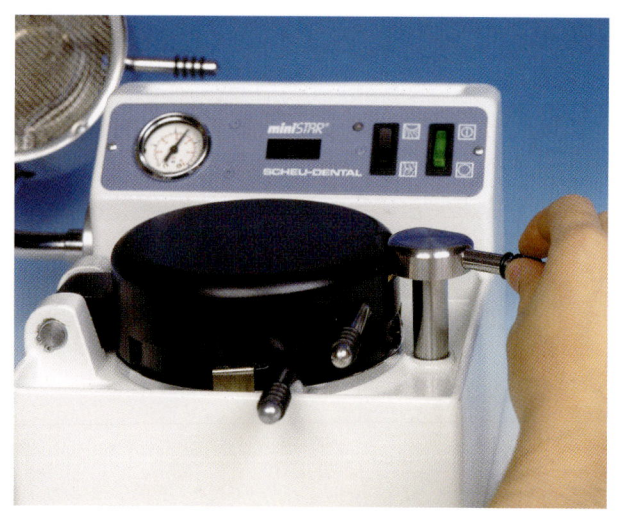

図3-38a、b　シートの圧接。シートの加熱開始と同時にタイマーが作動するので、所定の時間になったらヒーターを上げ、チャンバーを模型上にかぶせ、ロッキングハンドルをロックし、加圧を開始する。　　　　　　　　　　　　　　　　　　　　　　　a｜b

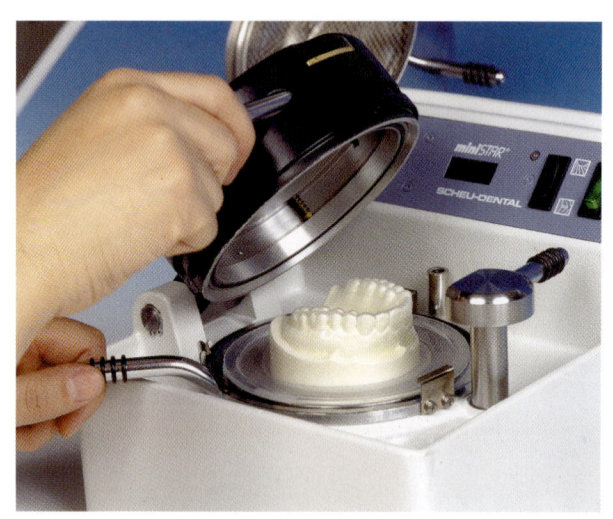

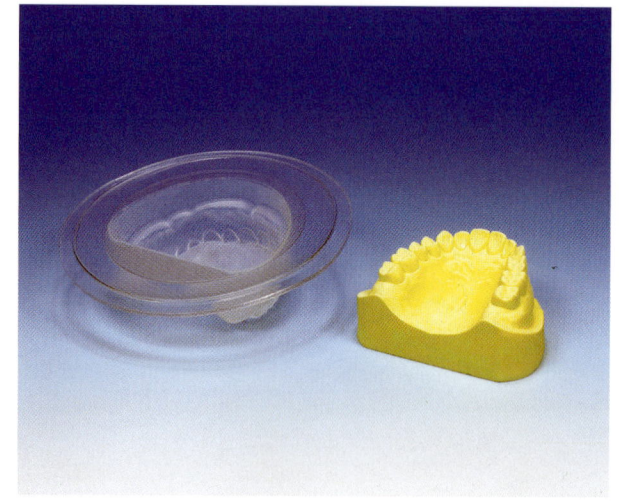

図3-39a、b　圧接が終了したシート材および模型。冷却にもタイマーが作動するので、所定時間になったらセレクトスイッチの排気を押し、その後、ロッキングリングを回してチャンバーを開ける。　　　　　　　　　　　　　　　　　　　　　　　a｜b

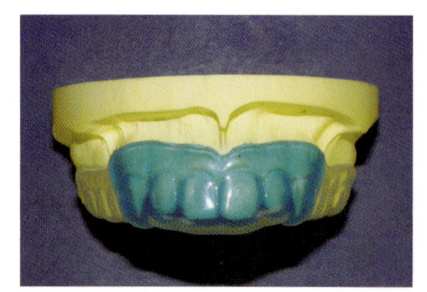

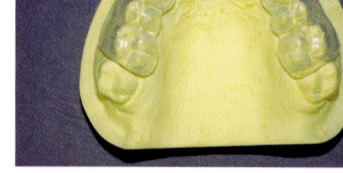

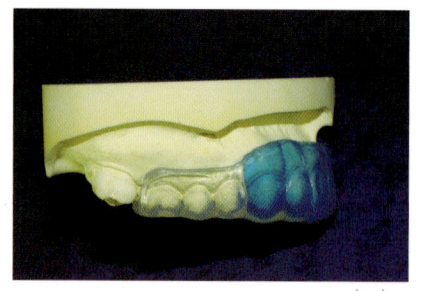

図3-40a～c　完成したラミネートマウスガード。　　　　　　　　　　　　　　　　　　　　　　　a｜b｜c

(2) ドゥルフォマットSQ

　ドゥルフォマットSQの加圧は、最大で6.5気圧と大きく、シートの圧接精度は良好である。また、シートの圧接は模型に対して垂直方向から行うので、シートがずれたりすることはない。

　安全設計としては、ヒータースイッチが入った状態で、なおかつヒーターがセンターにきて、初めて加熱が開始される。また、加圧する場合はピストンが作動するが、この時、両手を使って作業することができ、手を挟むなどの事故が起きないようになっている。電気系統で異常が生じた場合には、機械外部で電流を切る設計となっており、余分な圧力は機械内で調節することができる。

　用意されているシート材は表3-6のとおりである。マウスガード用としては透明色6種(厚さ1.0、1.5、2.0、3.0、4.0、5.0mm)、カラーのものは単色17種(蛍光赤・蛍光緑・蛍光黄・青・黄・黒・白・ピンク・赤・水色・金・銀・紺・緑・ライラック・ライトブルー・ボルドー。いずれも厚さが3.0mm)、2色3種(黄－黒－黄、白－青－白、赤－青－赤。いずれも厚さが3.0mm)、3色3種(黒－赤－黄、青－白－赤、赤－緑－青。いずれも厚さが3.0mm)、カラーミックス(全23色。厚さ0.3mm)、半透明が厚さ0.3mm、これはショア硬度95で衝撃吸収力に優れている。

　その他に個人トレーベースプレート材、オクルーザルスプリント材、ブリーチング用スプリント材、アクリルと接着可能なスプリント材など多種多様なシート材も用意されている。また、各種のシート圧接だけでなく、オプションで加圧釜や、レジンフラスコ加圧機能もある。

表3-6　ドゥルフォマットSQのシート材

硬軟	使用用途	名称	厚み(mm)
硬質材	個人トレー ベースプレート 矯正用リテーナー	ドゥルフォプラスト(ピンク)	1.5、2.0、3.0
		ドゥルフォプラスト(クリアー)	3.0
	オクルーザルスプリント 矯正用リテーナー いびき防止装置	バイオロン(ポリエチレン)	1.0、2.0、3.0
	硬質-軟質一体型スプリント	コンビプラスト	1.8、3.0
軟質材	マウスガード ポジショナー 軟質ナイトガード	ドゥルフォソフト	1.0、1.5、2.0、3.0、4.0、5.0
	カラーマウスガード	ドゥルフォソフトカラー(全17色)	3.0
		ドゥルフォソフト　ビカラー(全3色)	
		ドゥルフォソフト　トリカラー(全3色)	
		ドゥルフォソフト　カラーミックス(全23色)	
	TMJスプリント 中硬質マウスガード	ドゥルフォソフト　プロ	3.0
コーピング材	コーピング各種 テンポラリークラウン用陰型 (レジン接着不可)	ドゥルフォレン-W	0.45、0.65、0.80、1.00
	コーピング各種 (レジン接着可能)	ドゥルフォリット	0.5
	コーピング製作用スペーサー	UZF	0.1、0.15

〈ドゥルフォマット SQ の製作ステップ〉

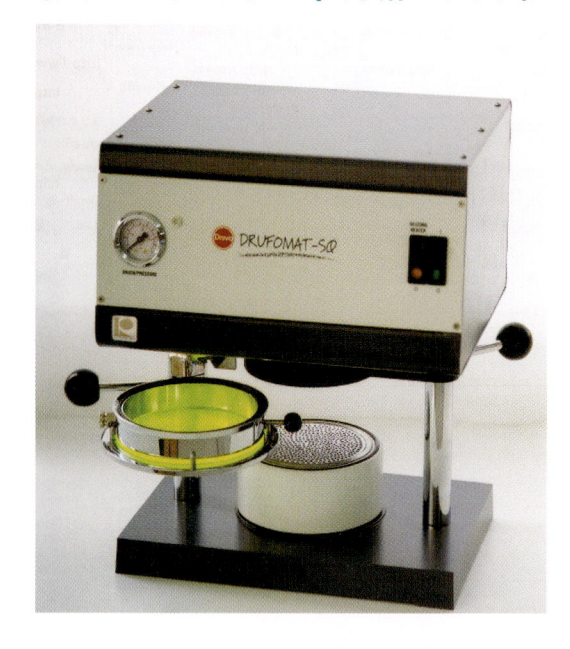

図 3-41　本体全景。

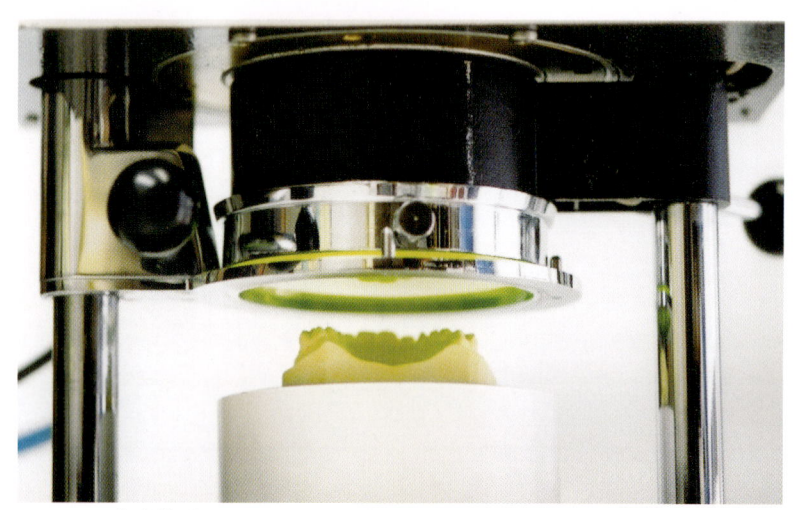

図 3-42　作業模型のセット。作業模型をフォーマリングテーブル上にセットする。この時フォーマリングテーブルを取り外し、ブロックアウトビーズを用いてセットすることも可能である。つぎに圧接成形するシートを本体にセットし、ヒータースイッチを入れる。ブロックアウトビーズを使用した場合、咬合器装着後の作業模型でもセットでき、また不要なアンダーカット部もブロックアウトできるので便利である。

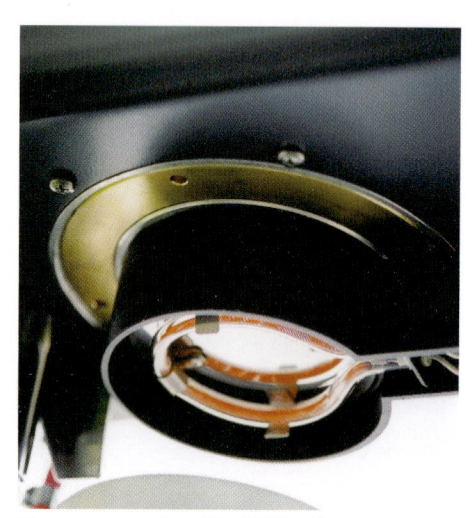

図 3-43　ヒーター部。円形石英ヒーター。

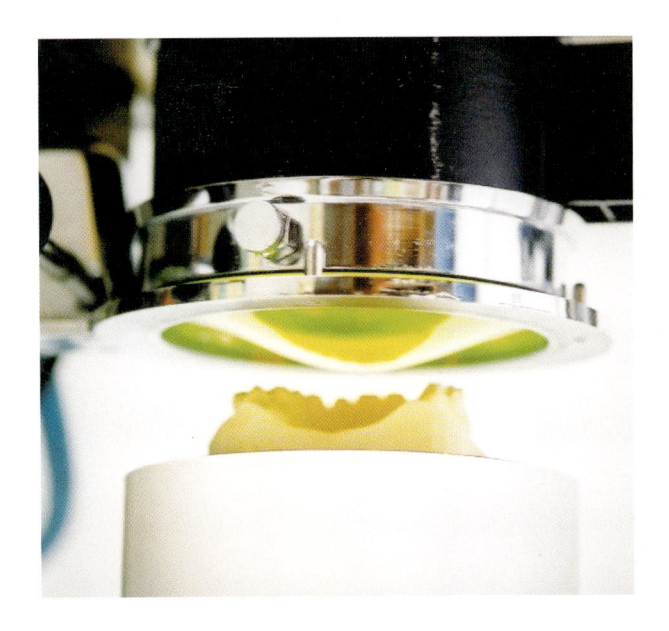

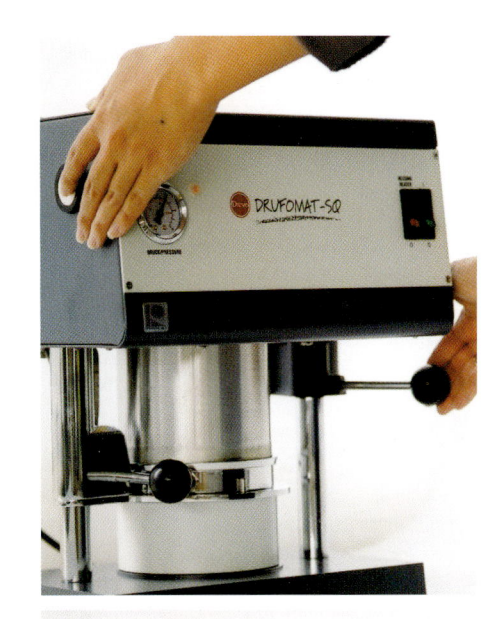

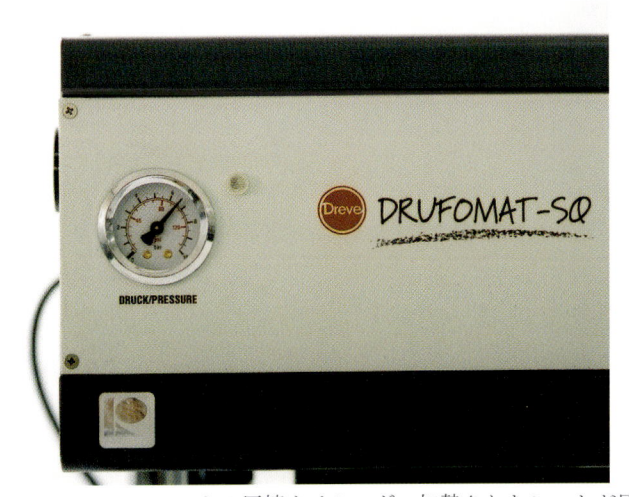

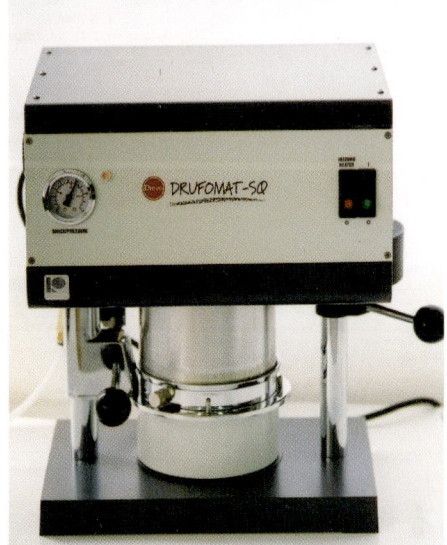

第3章　成形器の特徴と使用上の注意点

図3-44a～d　シートの圧接タイミング。加熱されたシートが圧接のタイミングになったら、右手でヒーター部をスライドさせ、左手で圧接ボタンを押し、シートの圧接を開始する。この時には両手を使っての作業となり、手を挟むような事故が起きないシステムとなっている。

a	b
c	d

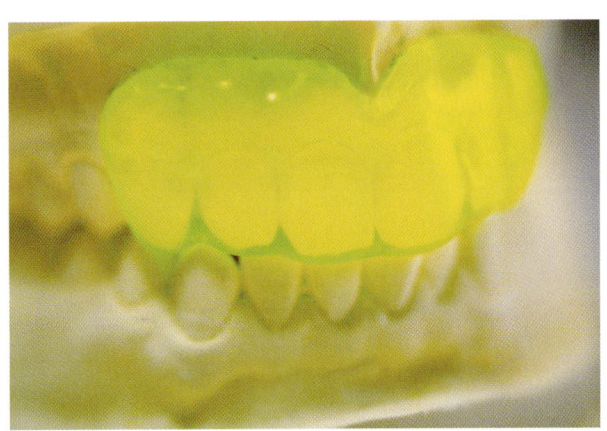

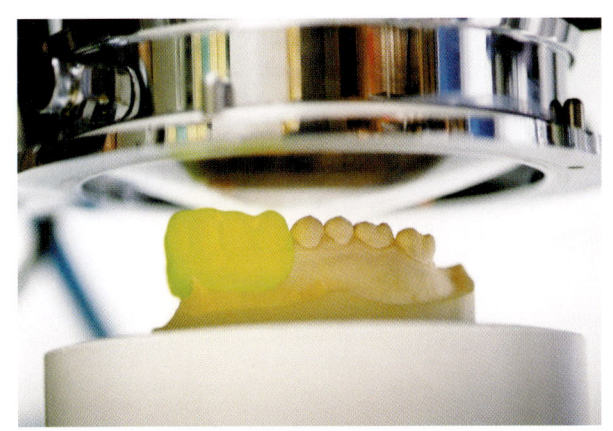

図3-45a、b　2枚目シート材の圧接。1枚目のシート材を設計どおりに形態修整した後、再び作業模型に適合させ、1枚目のシート材と同様に、2枚目のシート材の軟化圧接を開始する。

a	b

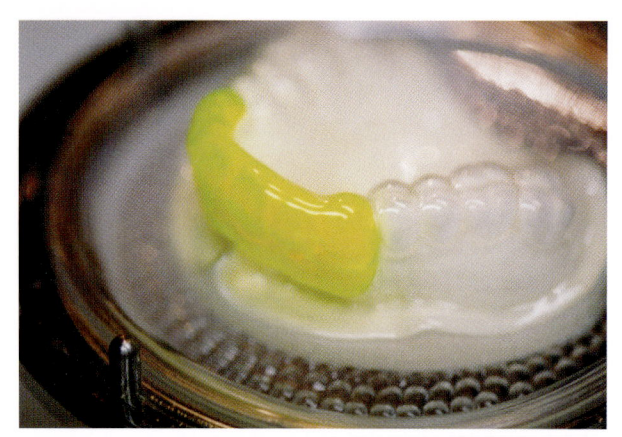

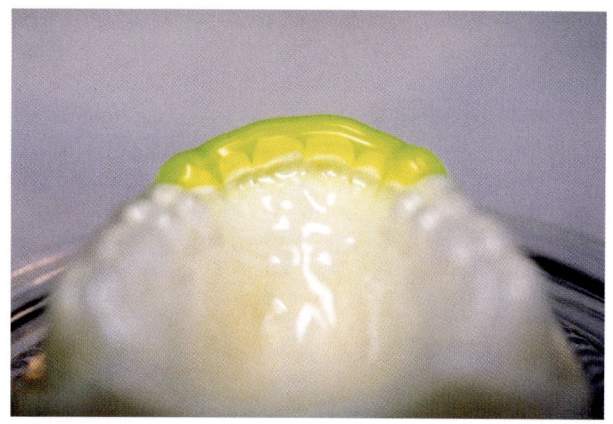

図3-46a、b　圧接が終了したシート材および模型。確実な圧接作業によりラミネートされている。　a|b

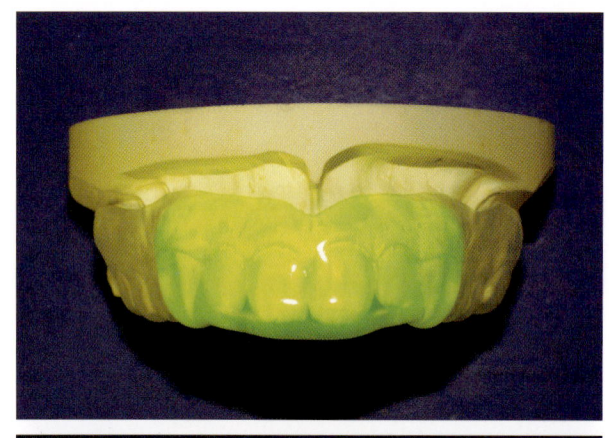

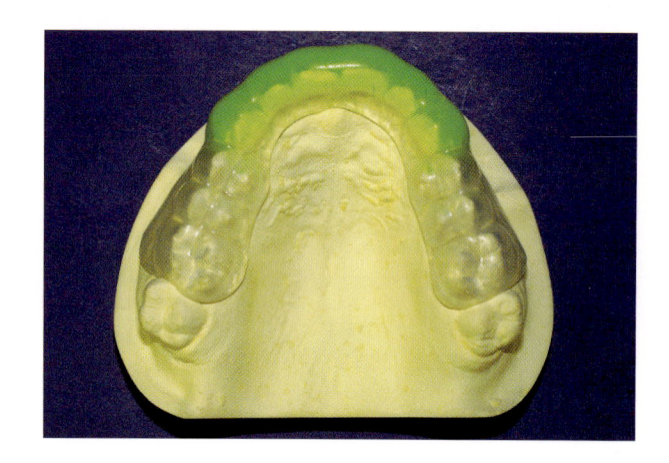

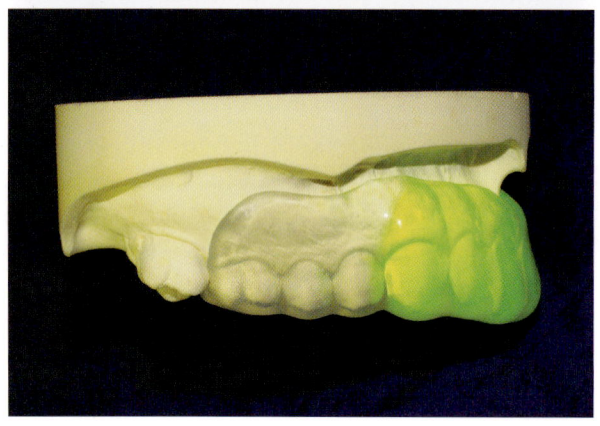

図3-47a〜c　完成したラミネートタイプのマウスガード。

（3）エルコプレス ES-200E

エルコプレス ES-200E は、エルコプレス ES2002 の後継機種として2000年に発売された。

ES2002の操作性に加え、タイマー機能を内蔵することにより、各シートの軟化時間をあらかじめ設定でき、ヒーターの予備加熱から適度な軟化状態まで完全に管理することができる。熱源部は円形の赤外線ヒーターを採用している。ヒーター直下にはメッシュ状の板が取り付けられており、それにより熱がむらなくシートに伝わる構造になっている。圧接は約4.5気圧のダイレクトな加圧で高密度に形成できる。

また、模型を設定するベースフラスコは2分割方式の採用により、模型の設定を行っている間にシート軟化を独立で進めることができ、作業効率が向上している。

〈エルコプレス ES-200E の製作ステップ〉

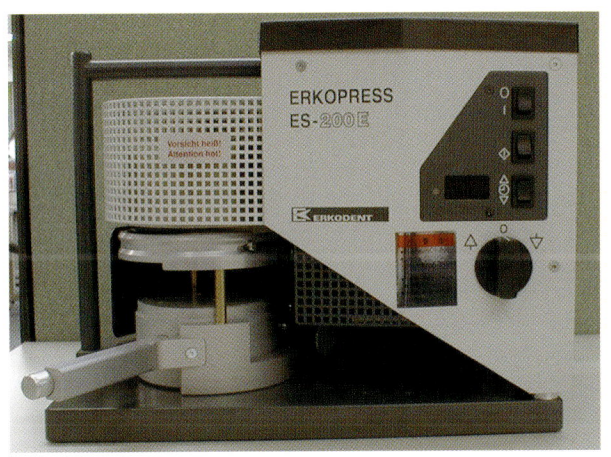

図3-48　本体全景。

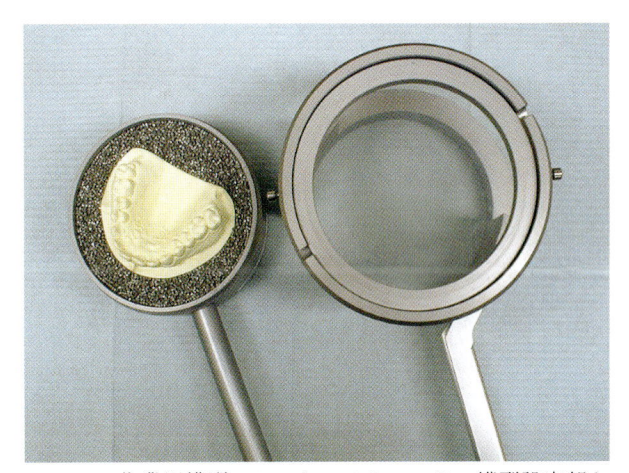

図3-49　作業用模型のセット。フラスコは、模型設定部とシート設定部の2分割独立方式の採用により、シート軟化と模型設定を別々に行うことができる。

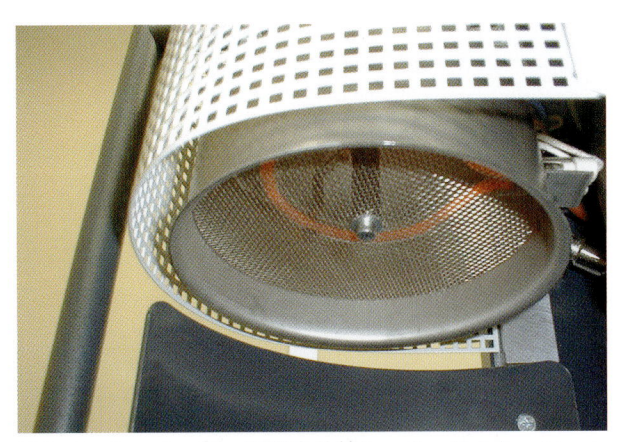

図3-50　ヒーター部。円形赤外線ヒーターにより、シートの厚さに影響を受けることなく、均一に短時間で軟化できる。

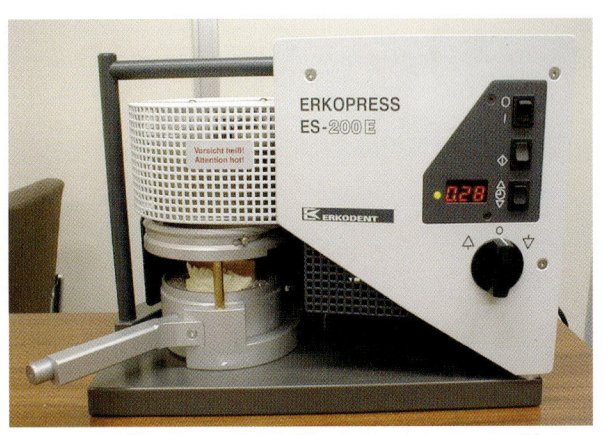

図3-51　予備加熱。1分45秒間のタイマーによる予備加熱。インターバル時は1分30秒に自動的に設定される。

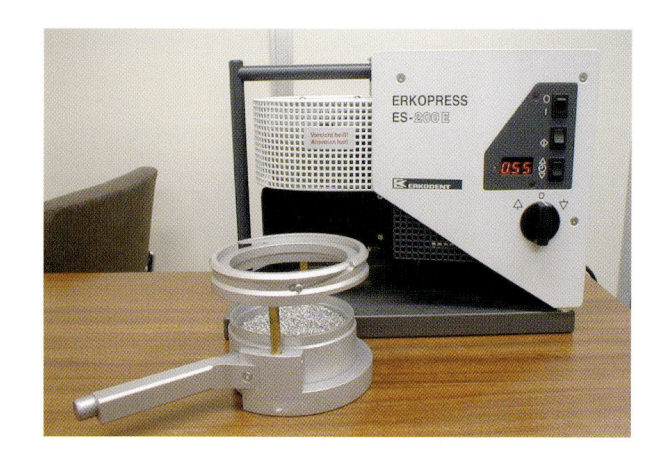

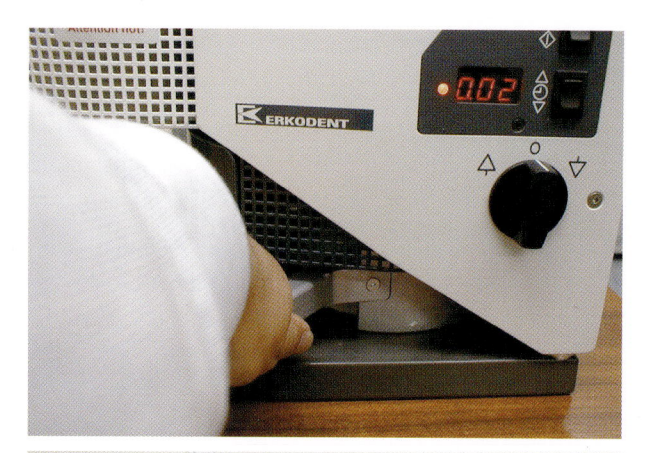

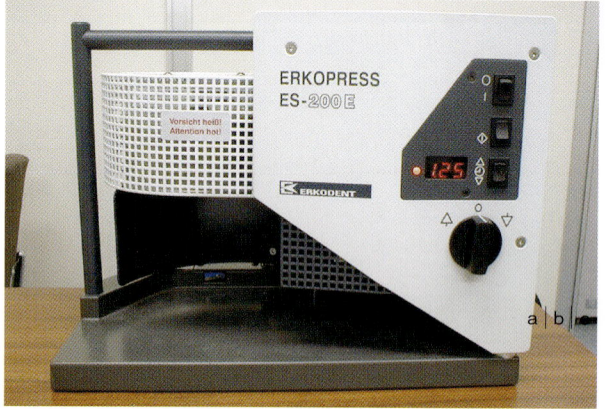

図3-52a～c　シートの圧接タイミング。指定の圧接時間を入力後、軟化を開始する。設定時間経過時にブザーで圧接タイミングを知らせてくれるので圧接を開始する。

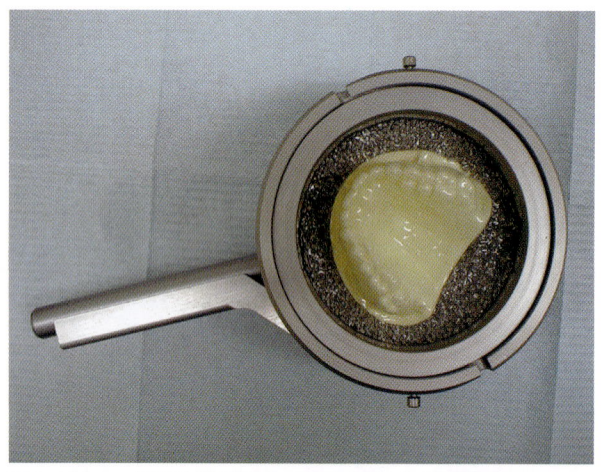

図3-53a、b　圧接が終了したシート材および模型。

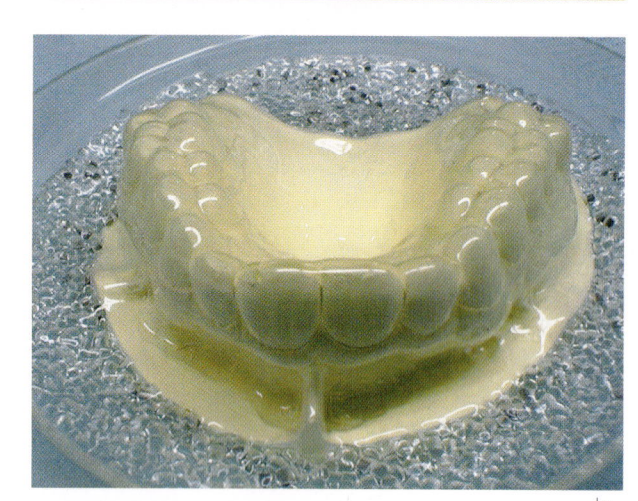

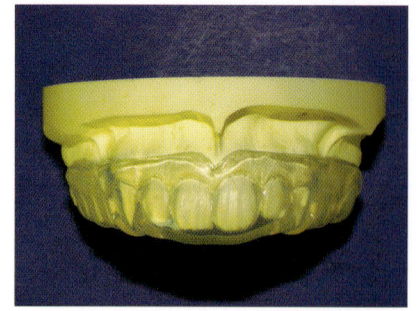

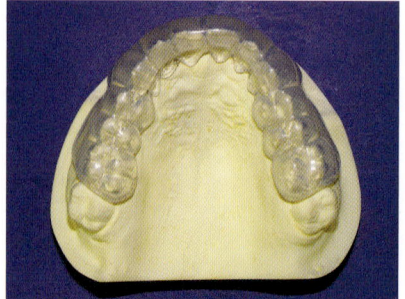

図3-54a～c　完成したラミネートタイプのマウスガード。

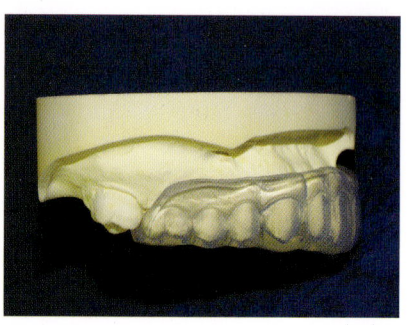

（4）エルコプレス ES2002

エルコプレス ES2002 は加圧型成形器のひとつであり、1976年より使用されている。その後モデルチェンジされ、現在ではエルコプレス ES‐200E が販売されている。

本体左側がヒーター部、右側が加圧部という構成であり、左側で軟化したシートをステージごと手で右側に移動し、加圧をするという単純な作業で成形が可能となっている。

熱源部は2本の赤外線ヒーターにより、シートの厚さに関係なく均一に軟化できる。形成は約4.3気圧のダイレクトな加圧により高精度に行える。加圧型成形器であるため、形成時のシートは咬合面部分が厚く歯肉移行部に進むにつれて薄く形成できるので、異物感が軽減できる。

〈エルコプレス ES2002の製作ステップ〉

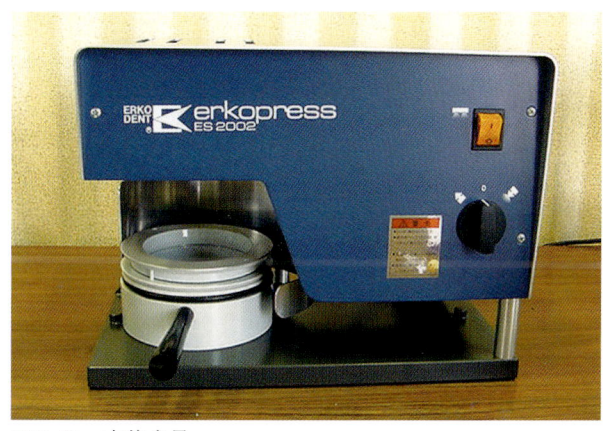

図3-55 本体全景。

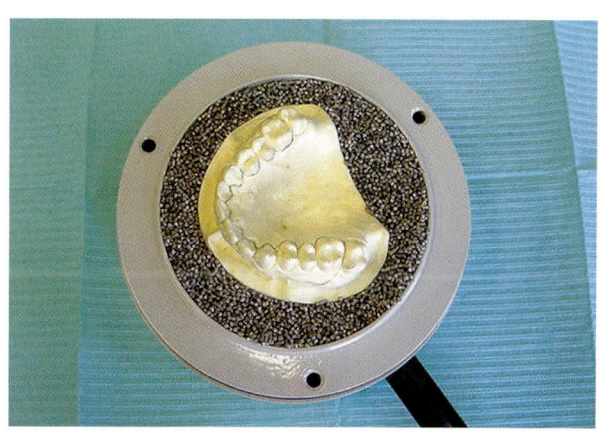

図3-56 作業用模型のセット。ステージ部にビーズが使用されているため、模型基底面の平滑化や口蓋穴開けなど、成形のための模型製作が必要ない。ステージ部の深さに余裕があるので、スプリットキャストが付いたままでも埋没できる。

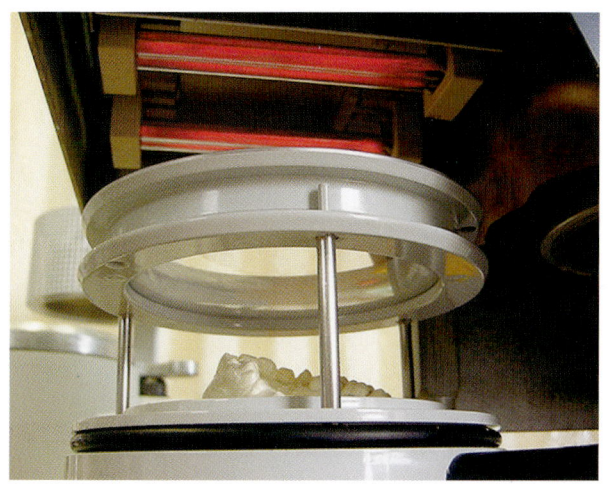

図3-57 ヒーター部。2本の赤外線ヒーター。

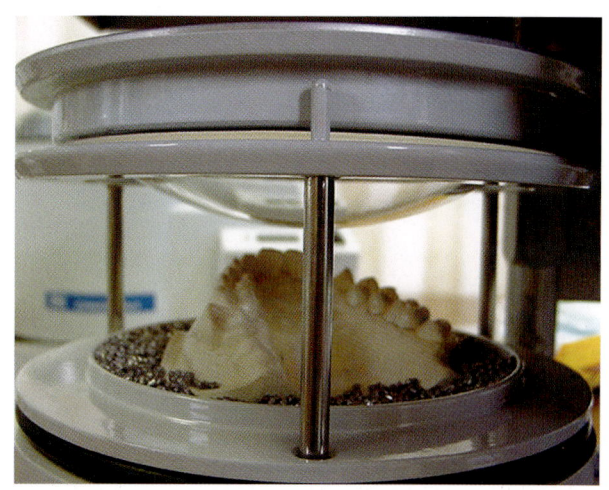

図3-58 シートの圧接タイミング。加熱が進行したらフラスコを加圧器の下まで移動させ、加圧を開始する。

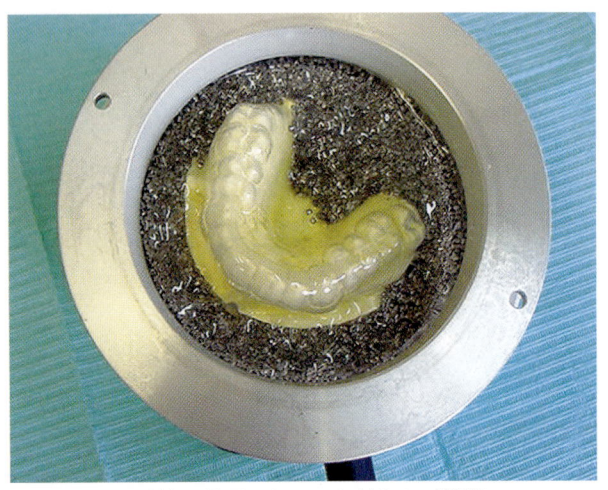

図3-59a、b　圧接が終了したシート材および模型。

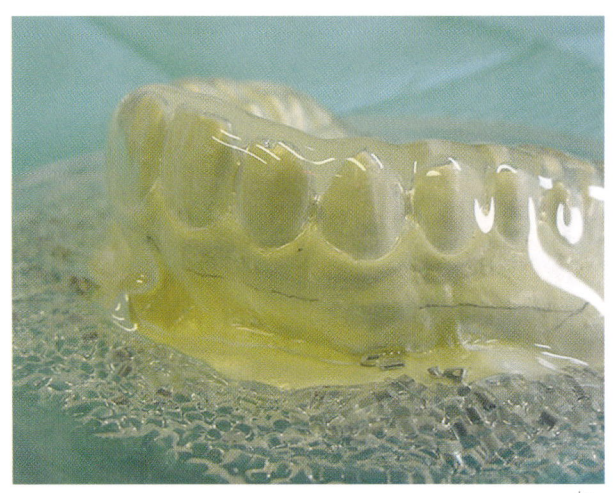

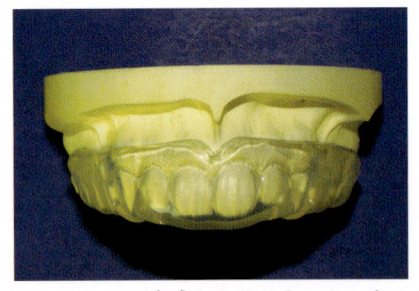

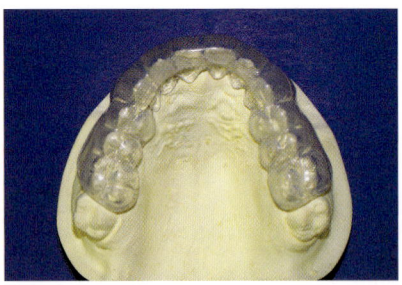

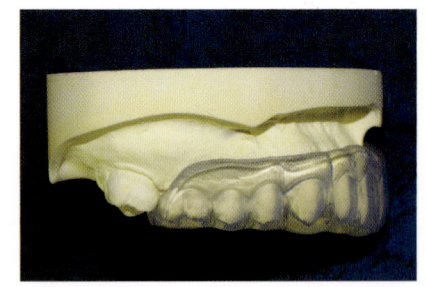

図3-60a～c　完成したラミネートマウスガード。

4）吸引加圧型成形器

(1) デュアルフォーマー、モデルキャプチャー

　デュアルフォーマーは吸引・加圧のいずれも可能な吸引加圧型成形器である。目的に応じて吸引と加圧、あるいはそれらの併用を選択することができる。これにより、さまざまな材質のものを成形することが可能である。

　吸引機構にはサーキュレーターを利用しているため、吸引ファンを用いた機種と比較して消費電力が少なく、本体重量が軽量であり、圧接成形時の騒音も比較的少ない。また、純正品の円形シート材の他に角型のシート材の使用も可能となっている。

　用意されているシート材は、マウスガード用として透明色6種(厚さ1.0、1.5、2.0、3.0、4.0、5.0mm)、カラーでは、単色、2色(コンビ)、3色(トリオ)がある。単色は10種(蛍光赤・蛍光緑・蛍光黄・赤・青・黄・黒・白・ピンク・紫。厚さはいずれも3.0mm。このうち蛍光赤・蛍光緑・青は厚さが5.0mmのものもある)である。2色および3色はそれぞれ3種類ずつあり、厚さはいずれも3.0mmである。

　配色は、2色のものは(黄-黒-黄)・(白-青-白)・(赤-青-赤)、3色のものは(黒-赤-金)・(青-白-赤)・(赤-緑-青)となっており、美しく、見た目にも判別が容易である。

第3章 成形器の特徴と使用上の注意点

〈デュアルフォーマーの製作ステップ〉

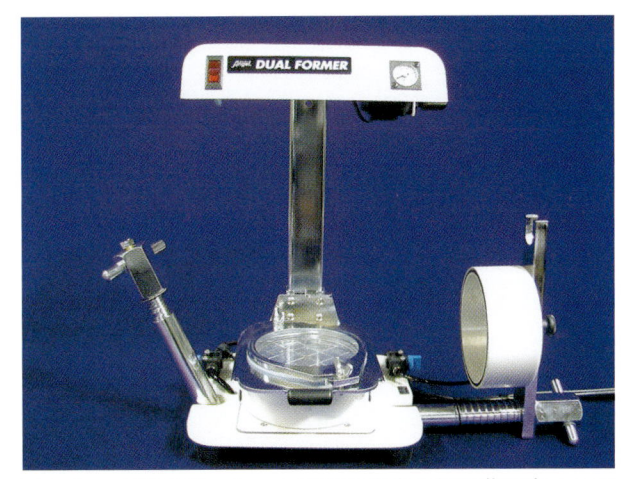

図3-61 本体全景。シート成形に先立ち加圧蓋固定ハンドルを緩めて、加圧蓋を右側に開いておく。

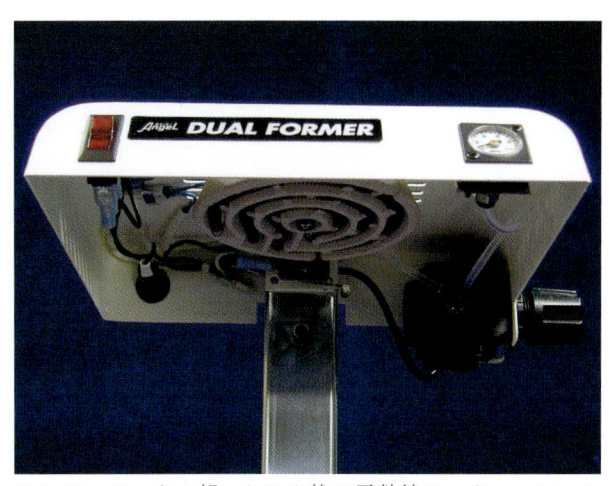

図3-62 ヒーター部。らせん状の電熱線ヒーター。シートを全体的に加熱できる。

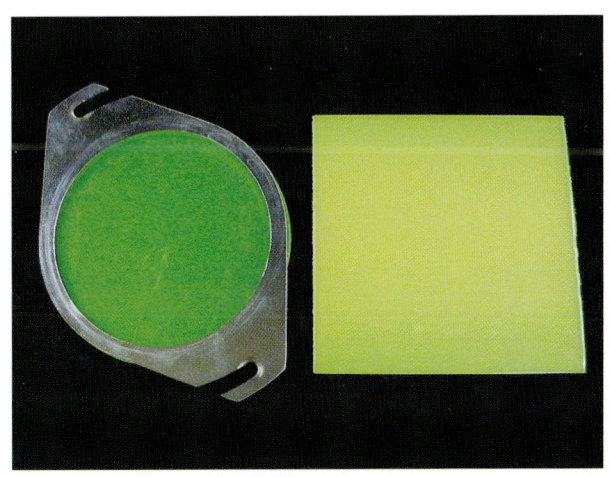

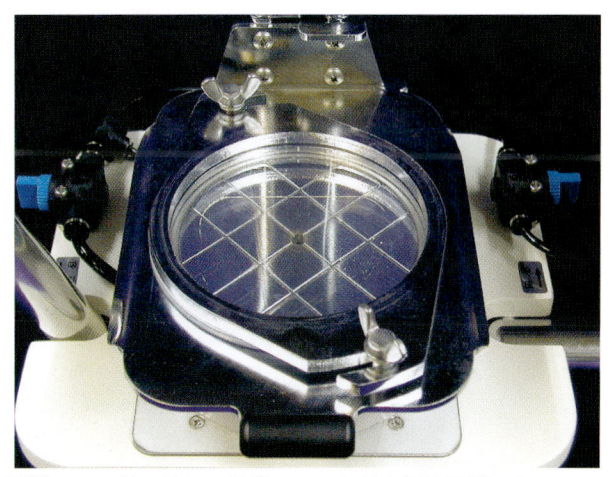

図3-63a、b シート材固定版にシートをセット。シートは純正品の円型シート材の他に、角型のシート材も固定可能である。これらを昇降台のねじにて固定する。
a|b

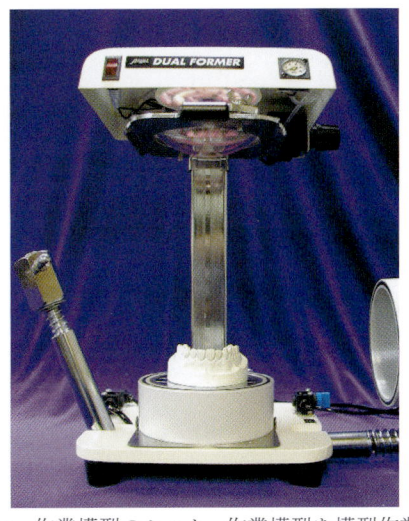

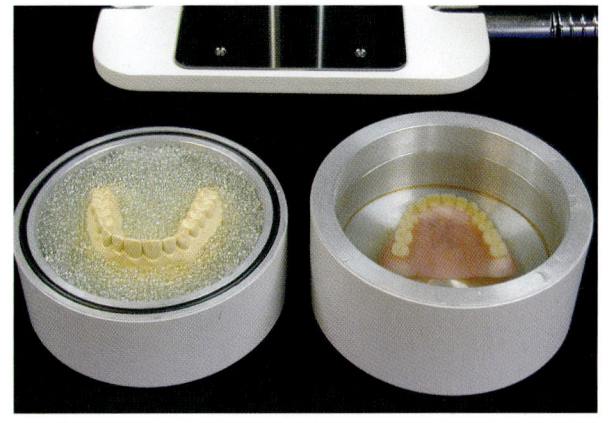

図3-64、65 作業模型のセット。作業模型を模型作業台中央に設置する。模型作業台は中に付属の模型固定用砂を満たしておき(図3-65)、作業テーブルを乗せておく(図3-63b)。この作業テーブルを使用してシートの成形を行う場合は、模型基底面を平坦にしておき、作業テーブル中央の穴が模型で隠れるようにする。作業テーブルを使用せず、作業模型を模型固定用砂に埋めて成形操作を行うことも可能である。また、オプションの加圧ポットを模型作業台と交換することにより、加圧釜として使用することも可能である(図3-65)。シートの加熱は昇降台をヒーター直下に固定し、ヒータースイッチを入れて開始する。

64|65

57

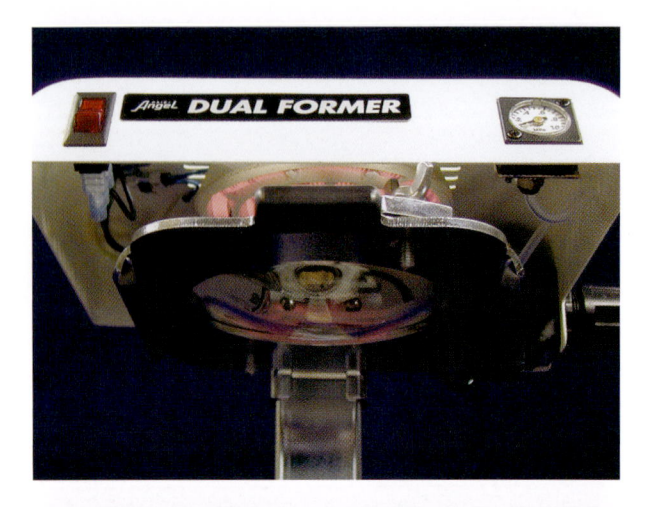

図3-66 シートの圧接タイミング。加熱が進行し、圧接タイミングになったら昇降台を押し下げ、吸引あるいは加圧してシートの成形を行う。

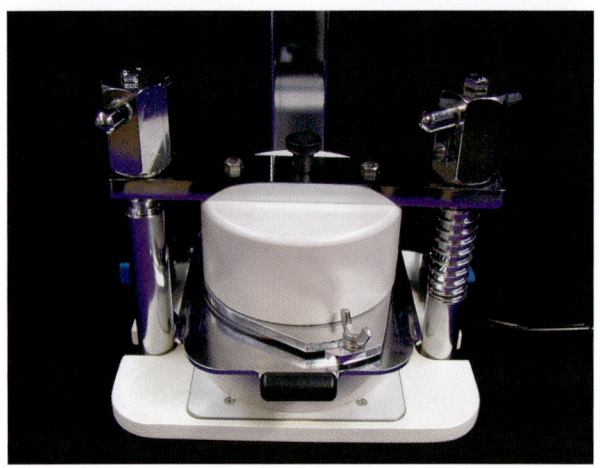

図3-67 加圧成形。昇降台を押し下げて、加圧蓋を閉め、しっかりとねじ止めした後、加圧コックを開いて加圧を行う。最大6気圧までの加圧成形が可能である。

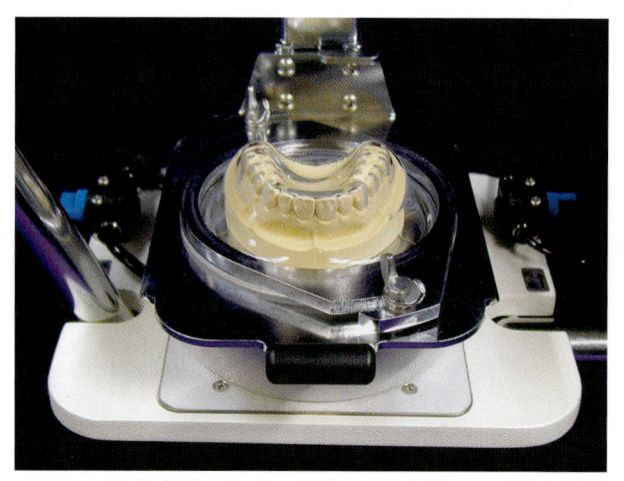

図3-68 吸引成形。まず、吸引コックを開いて吸引を開始した後、昇降台を一気に押し下げ吸引成形を行う。吸引機構にサーキュレーターを使用しているため、動作音は比較的小さい。

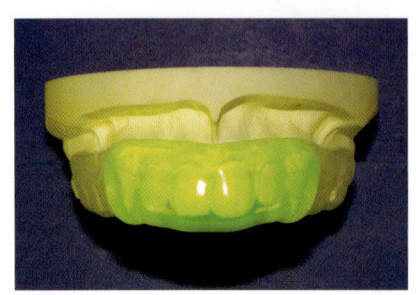

図3-69a〜c 完成したラミネートマウスガード。

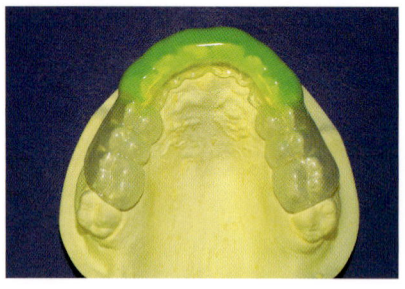

a | b | c

第3章　成形器の特徴と使用上の注意点

コ ラ ム　⑥　吸引型成形器でラミネートマウスガードはできないのか？

　ラミネートマウスガードの製作要件として、成形器のパワーが必要である。しかし、パワーの劣る従来の吸引型によってもラミネートマウスガードの製作は可能である。この方法は東京歯科大学の石上、武田ら[5]が提唱しているものであるが、ここではその要点を紹介する。
①通法により1層目を成形し、トリミングする。
②1層目の表面を清掃する。
③ヒーティングガン(ホットメルトガン，ERKODENT，日本デンタルサプライ)などを用いて模型上の1層目を予備加熱する(図3-70)。
④2層目を成形する。

　この方法でも、図で示すようにラミネートは可能である。成形のパワーが低いために1層目と2層目の間に気泡が巻き込まれる場合もあるが、接着を脅かすほどではない(図3-71)。

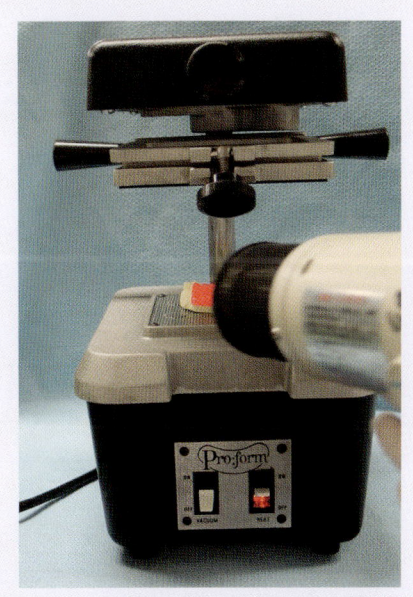

図3-70　ヒーティングガンなどを用いて、模型上の1層目を予備加熱する。

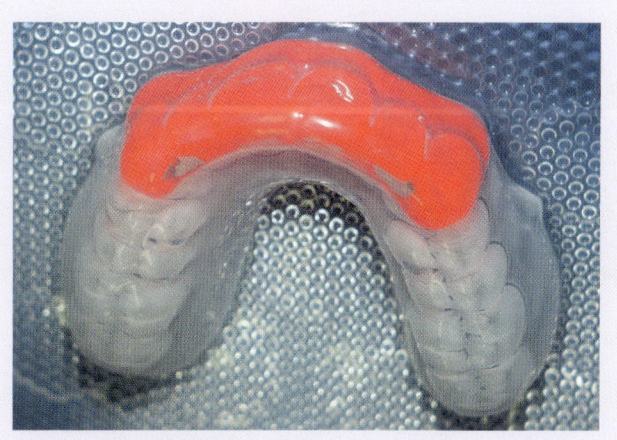

図3-71　吸引型成形器によるラミネート成形。

参考文献

1．前田芳信，安井利一，米畑有理，編著．マウスガード製作マニュアル―スポーツ歯学への誘い―．東京：クインテッセンス出版，2001．
2．Yonehata Y, Maeda Y, Machi H, Sakaguchi RL. The influence of working cast residual moisture and temperature on the fit of vacuum-forming athletic mouth guards. J Prosthet Dent 2003；89(1)：23-27.
3．山田純子．マウスガード材料の成形性に関して―シート材料の成形性と温度変化について―．学位論文．2003．大阪大学．
4．瓦井千穂，佐藤直子，松本勝，安井利一．加熱温度によるマウスガード適合性に関する研究．スポーツ歯学 2002；5(1)：25-29．
5．深町元秀，武田友孝，長谷川英美，小島一郎，小川透，中島一憲，島田淳，石上惠一，保科早苗，高田英記，開内正則．バキュームタイプ成型器を用いたラミネートマウスガードの接着性．第12回日本スポーツ歯科医学会学術大会プログラム・抄録集，43，2001．

第4章
サーモフォーミングテクニックの応用

1　オーラルアプライアンス製作の実際とQ&A　62
　1）ドラッグデリバリートレー 3DS用トレー　62
　　　（1）背景と使用目的　62　　（2）適応の範囲　62　　（3）製作方法　62
　　　（4）管理方法　64　　（5）Q&A　64
　2）ブリーチング（ホワイトニング）用トレー　67
　　　（1）背景と使用目的　67　　（2）適応の範囲　68　　（3）製作方法　68
　　　（4）管理方法　69　　（5）Q&A　69
　3）歯ぎしり・ブラキシズム用ナイトガード　70
　　　（1）背景と使用目的　70　　（2）適応の範囲　70　　（3）製作方法　70
　　　（4）管理方法　72　　（5）Q&A　72
　4）クレンチング（噛み締め）防止装置　74
　　　（1）背景と使用目的　74　　（2）適応の範囲　74　　（3）製作方法　74
　　　（4）管理方法　76　　（5）Q&A　76
　5）顎関節症用スプリント（バイトプレーン）　77
　　　（1）背景と使用目的　77　　（2）適応の範囲　77　　（3）製作方法　77
　　　（4）管理方法　81　　（5）Q&A　81
　6）いびき・睡眠時無呼吸症候群用スリープスプリント　82
　　　（1）背景と使用目的　82　　（2）適応の範囲　82　　（3）製作方法　83
　　　（4）管理方法　85　　（5）Q&A　86
　7）マウスガード　87
　　　（1）背景と使用目的　87　　（2）適応の範囲　88　　（3）製作方法　88
　　　（4）管理方法　107　　（5）Q&A　109
　8）プロビジョナルレストレーション用シェル　119
　　　（1）背景と使用目的　119　　（2）適応の範囲　119　　（3）製作方法　119
　　　（4）管理方法　121　　（5）Q&A　121
　9）インプラント治療用装置　122
　　　（1）背景と使用目的　122　　（2）適応の範囲　122　　（3）製作方法　122
　　　（4）管理方法　126　　（5）Q&A　126
　10）有床義歯への応用　128
　　　（1）背景と使用目的　128　　（2）適応の範囲　128　　（3）製作方法　128
　　　（4）管理方法　131　　（5）Q&A　131
　11）矯正用各種装置　132
　　　（1）背景と使用目的　132　　（2）適応の範囲　132　　（3）製作方法　132
　　　（4）管理方法　140　　（5）Q&A　140
　12）技工操作への応用　141
　　　（1）背景と使用目的　141　　（2）適応の範囲　141
　　　（3）製作方法　142　　（4）Q&A　143

1 オーラルアプライアンス製作の実際と Q&A

　本章では、サーモフォーミングよる各種オーラルアプライアンスの製作方法の実際と注意点について述べる。まず製作の背景と使用目的・適応の範囲について記し、それから具体的な製作方法・管理方法についてQ＆A形式で解説する。

　オーラルアプライアンスには適切な適合・咬合・外形が要求される。適合については、これまで述べたサーモフォーミングの基本を理解すれば、適切に製作することが可能になるはずである。しかしながらオーラルアプライアンスには、それぞれの使用目的・使用期間などに合わせた外形・咬合をも付与しなければならない。

1) ドラッグデリバリートレー 3DS用トレー

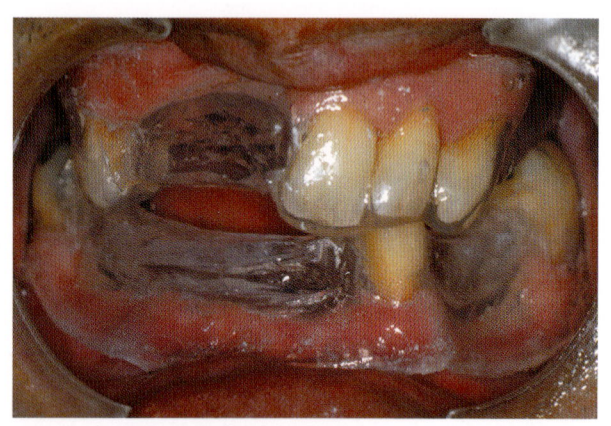

図4-1　口腔内に装着した3DS用トレー。上下で安定して保持できるので快適である。

いられるのが3DS(Dental Drug Delivery System)用のトレーである。

(2) 適応の範囲

　これまでの歯科保健活動の成果により幼児のう蝕は減少しているものの、10代後半のう蝕の増加、あるいは高齢者の根面う蝕などはまだ頻繁にみられる状況である。

　さらに歯周疾患に関しては、成人のほとんどに症状が認められるとされている[3]。診療室においても、保存不可能となる歯のほとんどが歯周病に罹患し、支持骨を喪失したものである。したがって、3DS用トレーは年齢に関係なく、すべての来院患者に利用できる。

(3) 製作方法

　適合を考慮したトレーの製作方法を以下に示す。

a. 作業模型の製作

　これまでに述べてきたように、乾燥した作業用模型で操作する。齦頬移行部まで印象が採れている必要はないが、全歯列が正確に再現されている必要がある。

　吸引型成形器などペレットの装備されていない成形器を使用する場合は、外形線近くまで模型基底面をトリマーで削除し、模型を乾燥させる。

(1) 背景と使用目的

　ドラッグデリバリートレーの目的は、PMTC後の歯面のペイクルが除去された後の歯面にフッ素を塗布することや、歯周ポケットに対して嫌気性菌の活動を抑制することにある。

　MTCがバイオフィルムの除去に効果的であり、そのことがう蝕ならびに歯周疾患の抑制につながることは、多くの文献からも明らかにされている[1,2]。

　歯面の再石灰化に効果があるとされているフッ素や、歯周疾患に関与する細菌の抑制に効果があるとされるクロルヘキシジンなどの薬剤を歯肉溝部に直接的に作用させるには、バイオフィルムを除去した直後がもっとも効果的であるとされる。その際に用

第4章　サーモフォーミングテクニックの応用

b. 作業模型の前処理（外形線の設定）

3DS用トレーの目的は、歯面・歯周ポケットに薬剤を溜めることである。したがって、外形線はポケットの深さより長くなくてはならない。

c. レザボアの設定

レザボアを設定するには以下の方法がある。
①光重合レジン
②常温重合レジン
③高融点ワックス
④ラバー系スペーサー
⑤スペーサー用シート
⑥石膏

常温重合レジン・石膏は、比較的廉価であるが、厚みを一定にすることや硬化時間の問題など、やや操作が煩雑になる。光重合レジンは、設定した液溜め形状を再現してから硬化させることができるが、やや高価になる。高融点ワックスは比較的簡単な操作で設定できる。

ラバー系スペーサー（ラバーセップ，ERKODENT，日本デンタルサプライ）を用いると、成形後、ラバー系スペーサーも模型より剥離することができるので、作業用模型をスタディモデルなどとして保管しておくことができる。スペーサー用シートを用いると、液溜めを均一な厚みに設定することができ、また、歯周組織周囲まで液溜めを設定することも容易である。

ここではスペーサー用シートを用いた方法を紹介する。

d. シートの成形

厚みの薄いシートを使用することができる。

〈3DS用トレー製作のステップ〉

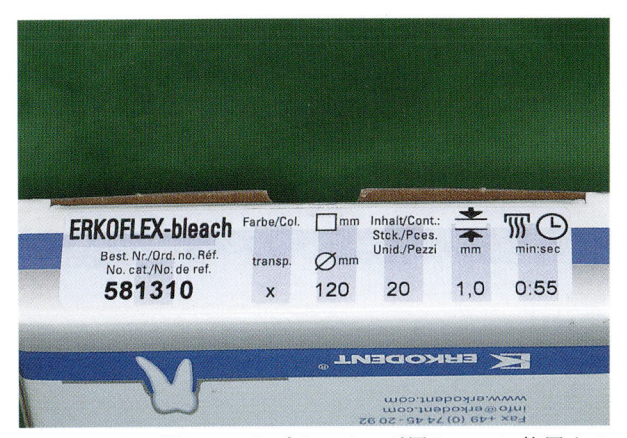

図4-2　3DS用トレーやブリーチング用トレーに使用するエルコフレックスブリーチ（ERKODENT，日本デンタルサプライ）。

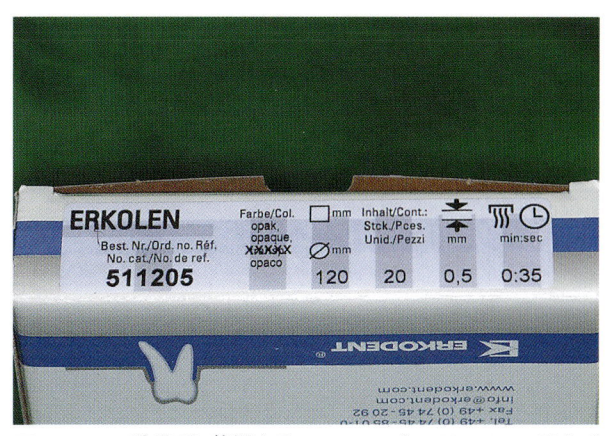

図4-3　レザボアに使用するエルコレン（ERKODENT，日本デンタルサプライ）。

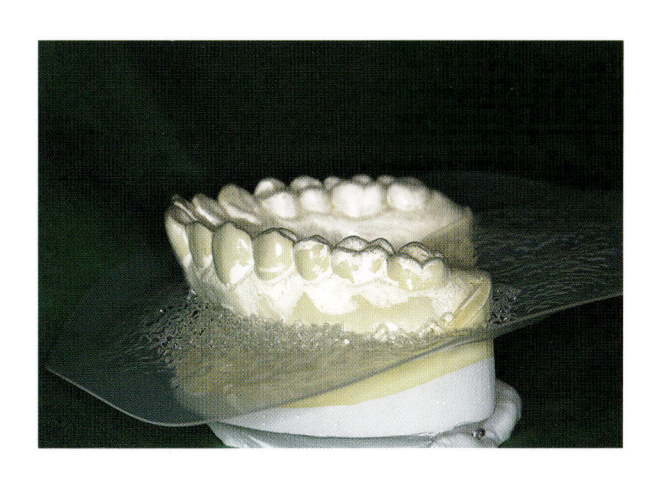

図4-4　エルコレンを圧接し、3DSのレザボアスペースにする。

1.0mmの薄いシートでも、破れにくく、薬剤に対しても変化しないエルコフレックスブリーチ（ERKODENT, 日本デンタルサプライ）などがある。

e. トリミング

シートの厚みが薄いので金冠バサミなどで簡単に切り出すことができる。しかし、小帯などは動きを妨げないよう注意して削除しておく（図4-7、8）。

f. 咬合調整

使用するシートには厚みは必要がないので薄く、挙上量はさほどでないが、上下同時に装置を入れると、軽く咬合させた際に左右均等に当たらないことがある。その時には咬合調整をする必要がある（図4-9）。

また、部分欠損症例の場合、ある一定時間上下を装着してもらうためには、欠損部はシート材をブロックにして咬合堤を形成して容易に閉口状態を保てるようにするが、この場合にも上下の装置の装着時に楽に閉口できるよう咬合調整が必要になる（図4-10）。

（4）管理方法

シートは熱可塑性素材であり、かつ、薄いので、熱による変形にとくに注意する必要がある。

また、使用後は薬剤を流水下で完全に落とした後、乾燥状態で清潔に保管する。

（5）Q&A

Q どのような患者にトレーは利用できるか？

A どのような年齢、どのような欠損の状態の患者にも利用できる。言い換えればすべての患者に「マ

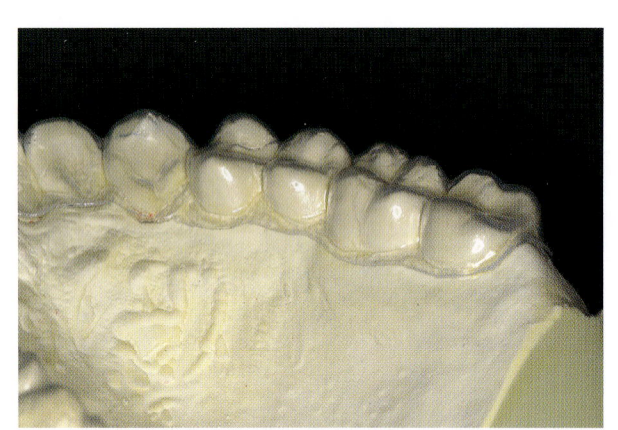

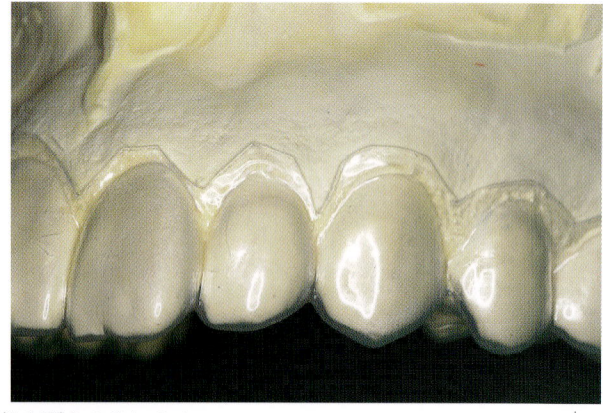

図4-5a、b　3DSのレザボアは、歯頚部より長く設定し、ポケット部を覆うようにする。　　a｜b

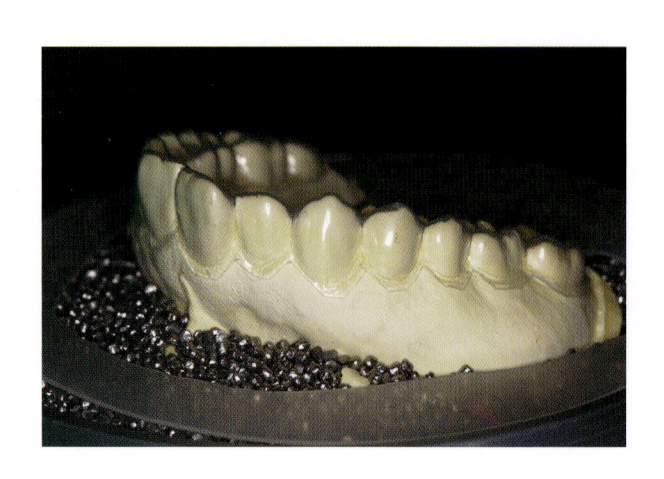

図4-6　レザボアスペースを模型に設置して、シートを圧接する。

第4章　サーモフォーミングテクニックの応用

イトレー」を製作することさえすすめられる。
　また、寝たきりになっている高齢者や病院に入院中の患者に対しても、機械的なメインテナンスに付随し、あるいは単独で、残存歯のう蝕予防、歯周病の予防処置に利用することが考えられる。

Q 薬剤によりトレーが変色しない材料は？

A　トレー製作に使用するシートはEVAが主体となる。EVAは繰り返し使用すると、明らかな変質はないものの、変色がみられる場合がある。このため、薬剤の使用を前提にされているシート（たとえばエルコフレックスブリーチ、図4-2）の使用が望ましい。

Q 使用目的によってデザインは異なるのか？

A　ドラッグデリバリートレーの場合には、目的とする部位に薬剤を一定時間以上作用させられるようなデザインが必要になる。
　う蝕予防の目的であれば歯面の全体を対象に考えるべきであり、とくに隣接面はたいせつである。また歯周病の予防・進行抑制では、唇頬側ならびに口蓋側の歯周ポケット部が対象になる。
　これらの部位に対してある程度の量の薬剤を作用させようとすれば、レザボア（液溜め）を設定する必要がある。
　最近ではトレーの製作時に生じる不適合を当然のものとし、レザボアを不必要とする考え方もあると

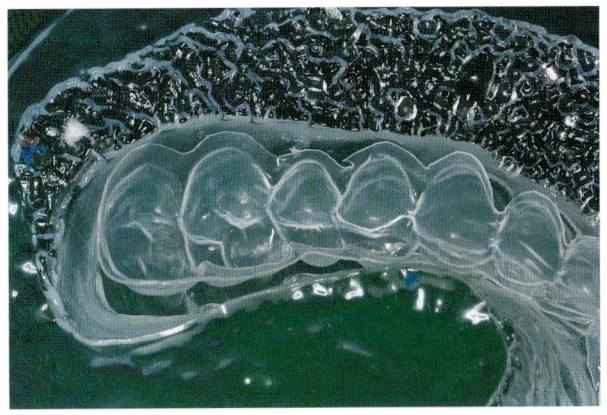

図4-7　エルコレンとエルコフレックスブリーチは、接着しないので簡単に分離できる。

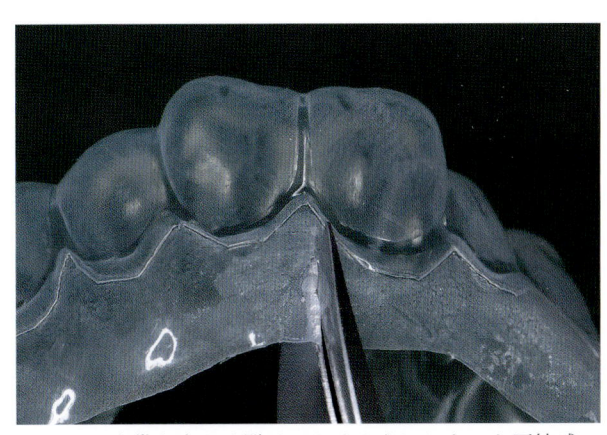

図4-8　小帯を大きく避けておくようにしないと不快感の原因となる。

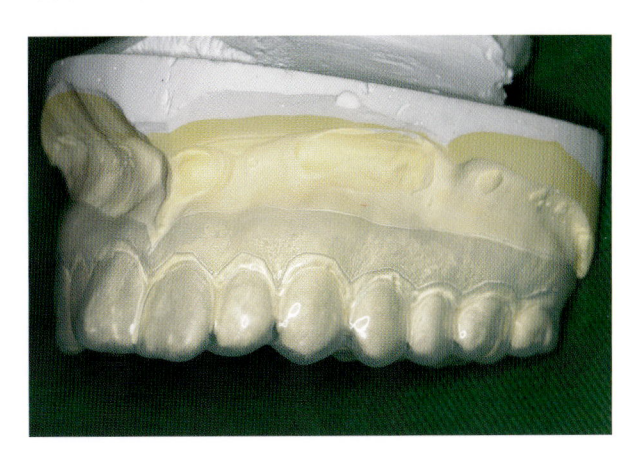

図4-9　3DS用トレーの完成。全歯およびポケットには均一なレザボアが設置されている。咬合調整も必要になる。

されるが、そのような考え方で製作されたトレーでは全体に不適合となり、ジェル状の薬剤であっても貯留することなく短時間に流れ出してしまうので、一定時間使用する意味がない。

Q トレーでも咬合を考慮して作る必要があるか？

A やはり一定時間口腔内にとどめるものなので、楽に閉口でき、かつその位置を保持できるように咬合調整しておく必要がある。

シートが薄い場合や軟質素材の場合には咬合時に変形するため、咬合調整しなくても楽に閉口できるように考えがちであるが、実際にはかなり苦痛である。少なくとも、上下のトレーが左右で安定して接触するように咬合調整する。

上下顎の部分欠損症例で咬合支持がない場合には、上下のトレーには咬合堤状の部分を付与して安定させる必要もある。

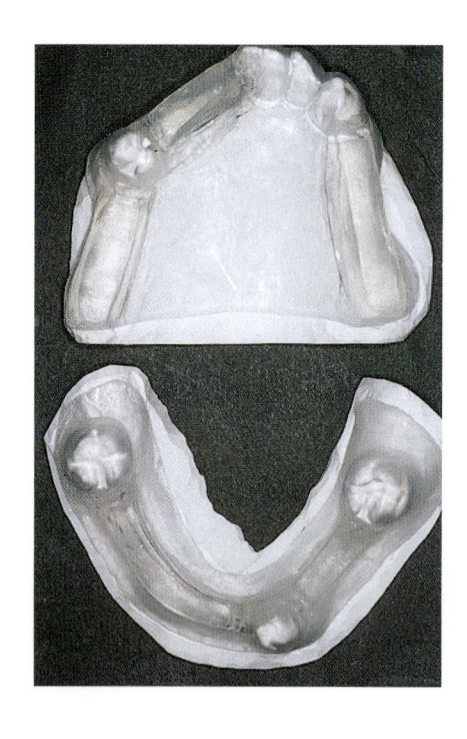

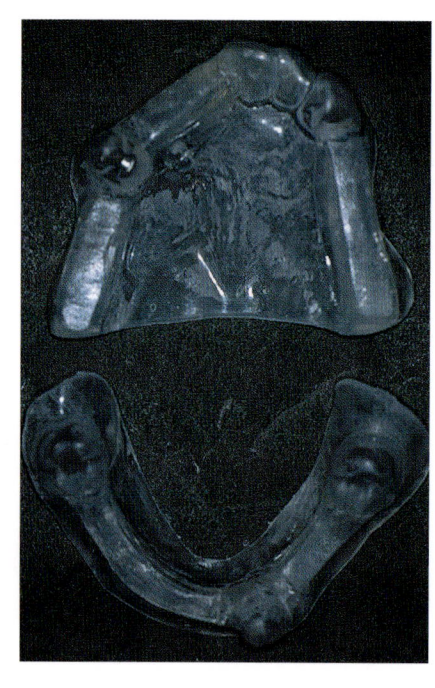

図4-10a、b 部分欠損患者用に製作した3DS用トレー。欠損部は咬合床様にしてある。　　a|b

2）ブリーチング（ホワイトニング）用トレー

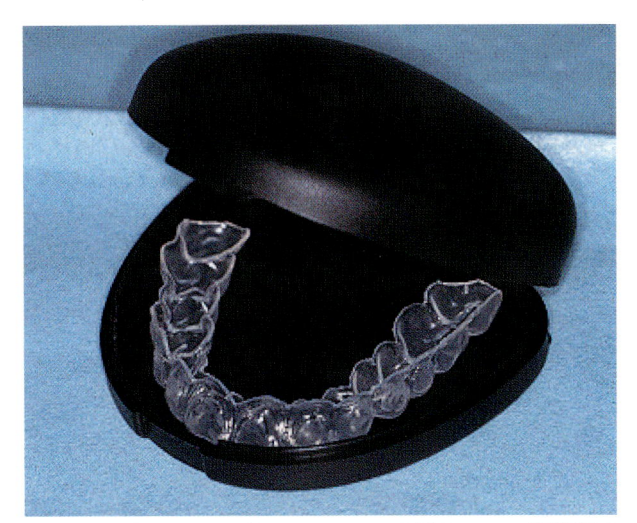

図4-11　ブリーチング（ホワイトニング）用トレー。保管用は清潔な状態でケースに入れる。

（1）背景と使用目的

　歯の白さに対する願望は北米でとくに顕著であり、診療室で行うオフィスブリーチングや家庭で行うホームブリーチングに関する多くの商品が販売されている。すでにVITAシェードA1ではなくA0がその目標になっているほどであり、それにともなってコンポジットレジンなどの色調も変化してきている。2004年度ハワイで開催されたIADRでブリーチングに関するシンポジウムが開かれ、非常に多くの参加者を集めていたことも特筆に値する。

　歯質に対する影響についても、さまざまな報告がみられるようになり、海外の文献においても毎回のようにブリーチングに関する論文が多数掲載されている[4-6]。もちろん、歯肉の違和感などの副作用もないとはいえないであろうが、これまでの報告においては歯質に対する影響はさほどないというのが共通した結果である。

　オフィスブリーチングとホームブリーチングを比較すると、ホワイトニング効果・透明感・安全性・後戻りの点で、ホームブリーチングのほうがすぐれているとされる。ホームブリーチングの薬剤としては過酸化尿素が用いられてきたが、その濃度が10%から22%へと上がり、形状も液状からジェル状となり、効果を上げつつ装着時間を短縮できるようになった。

　しかしながら、現在日本で認可を受けている材料は少なく、2006年4月現在では、オフィスブリーチング用としてのハイライト（松風）、ホームブリーチング用のナイトホワイト（デニックス）とハイライトシェードアップ（松風）などがわずかにあるだけである。

　また、現代の食生活を考えると、歯の着色そのものがけっして自然な加齢現象とはいえないことから、ブリーチングは審美性を求める人に対する治療方法というだけではなく、3DSと同様に各種治療後のメインテナンスの基本と考えてもいいだろう。

　歯冠修復処置において、前処置として必要となる場合も多い。

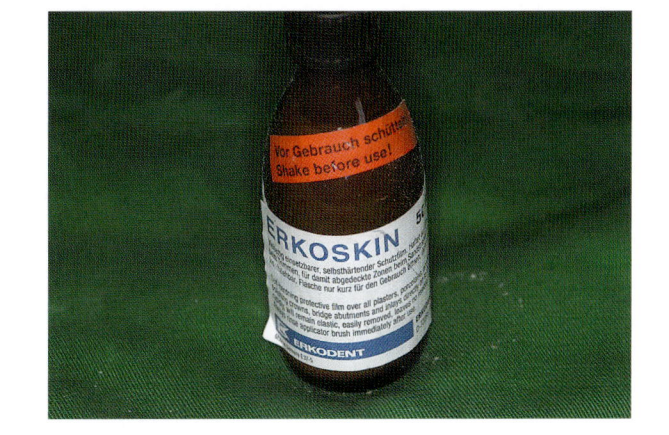

図4-12　レザボアスペースなどに使用するラバー系のスペーサー、ERKOSKIN（ERKODENT，日本デンタルサプライ）。

(2) 適応の範囲

いわゆるトゥースケアステーションなどの開設にみられるような爆発的な市場の拡大は望めないかもしれないが、歯面の漂白に対する希望は根強く、しかも幅広い年齢層においてみられる。とくに、審美性の要求される前歯部の補綴治療においては、変色・着色した健全歯のシェードを改善することは非常に重要になる。

一般的にはまだ若い年齢層が漂白の対象の中心となっているが、その年齢層は大幅に広がる可能性がある。それは、まだ年齢とともに着色・変色が進むことを自覚していない方が多く、これからアンチエイジングの一環としてのブリーチングが、より広く受け入れられる可能性が高いからである。

(3) 製作方法

ブリーチング（ホワイトニング）用トレーの製作方法を以下に示す（図4-12〜15）。

基本的には3DSトレーの場合と同じであるがレザボア（液だめ）の設定が異なってくる。

a. 作業模型の製作

トレーを製作する上で作業模型として必要な部位は歯冠部のみであるが、トレーの維持をするために臼歯部口蓋側・舌側の歯頚部のアンダーカット部が正確に再現されている必要がある。また、前歯部ではブリーチングの溶液がもれないように辺縁を軟組織上まで延ばす必要がある。したがって、作業模型はこれらの点を考慮してトリミングする。

b. 作業模型の前処理

歯間乳頭部の間隙や、ブリッジのポンティック部などはブロックアウトをしておく。

〈ブリーチング用トレー製作のステップ〉

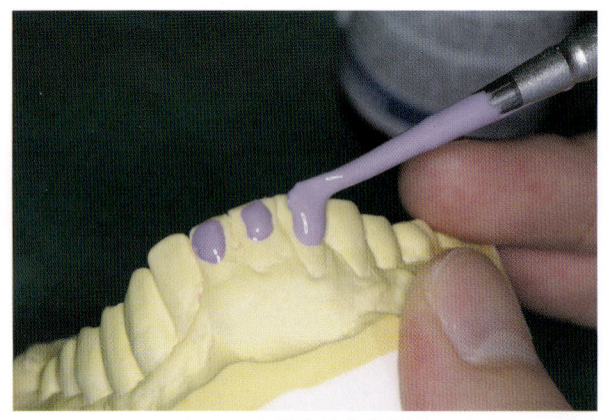

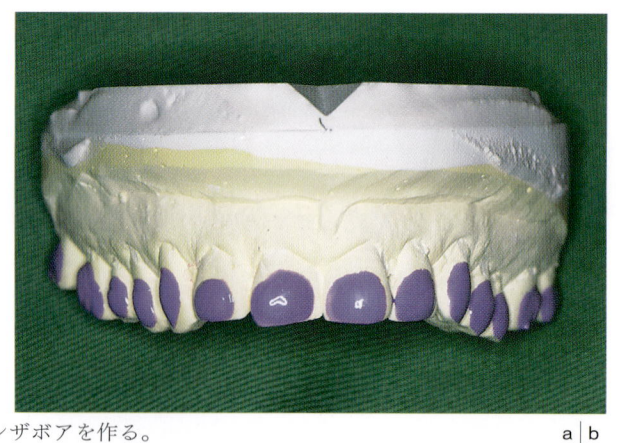

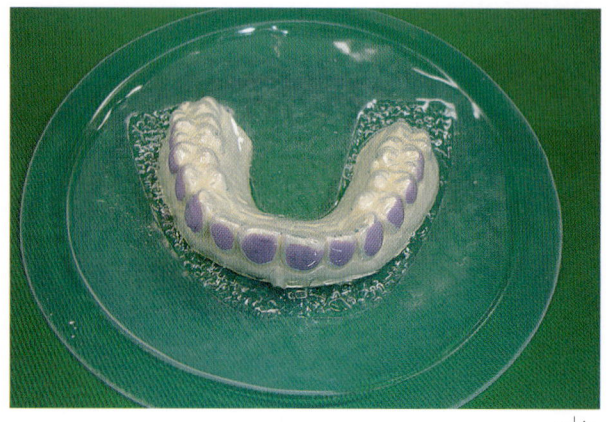

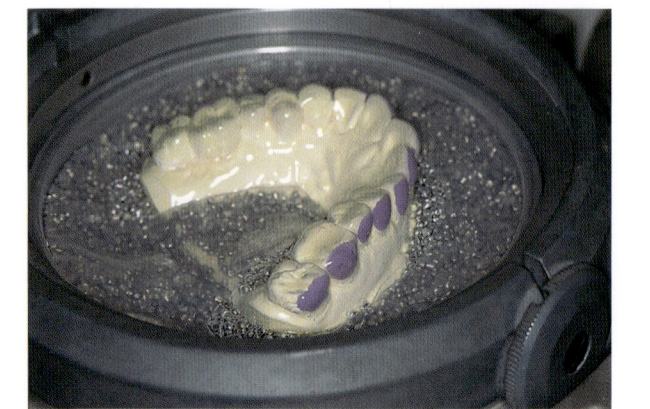

図4-13a、b　ERKOSKINを漂白予定歯歯面にエバンスで塗布してレザボアを作る。　a｜b

図4-14a、b　ERKOSKINの上からシートを成形する。　a｜b

c. レザボアの設定

ホワイトニングの対象となる歯の唇側部にレザボアを設定する。その設定にはラバー系の分離材か光重合レジンを用いる。

レザボアは液が歯面全体に全体に接触するように設定し、厚みは0.5〜1mm程度とする。厚みが大きくなると装着が困難になることも考慮しなければならない。通常は唇側に設定するレザボアではあるが、口蓋側・舌側にも設定した方が効果が高い場合も多いと考えられる。

d. シートの成形

成形には通常のEVAシートを用いることも可能であるが、その場合には成形後の形状の安定を考え0.8mm程度は必要である。

ブリーチング溶液によって変性を起こさない材質のトレー用シートもある(エルコフレックスブリーチ, ERKODENT, 日本デンタルサプライ)。

e. トリミング

シートの外形は3DS用トレーの場合と同様になる。シートの厚みが薄いので、金冠バサミなどで簡単に切り出すことができる。しかし、小帯などは動きを妨げないよう、注意して削除しておく。

f. 咬合調整

使用するシートには厚みは必要がないので薄く、挙上量はさほどでないが、上下同時に装置を入れると、軽く咬合させた時、左右均等に当たらない場合がある。その時は咬合調整する必要がある。

(4) 管理方法

管理方法は3DS用トレーに準拠する。

(5) Q&A

Q ブリーチングトレーの使用方法は？

A 原則的には夜間使用することがすすめられてきたが、昼間に短時間使用することで効果を発揮する過酸化水素が配合された薬剤もみられる。また、オフィスブリーチングとホームブリーチングを併用する方法もあり、それぞれのシステムに合わせて使用することがすすめられる。

Q ブリーチングトレーのデザインは？

A 従来はマウスガードタイプの厚いシートを用いたトレーが使用されていたが、シート材料ならびに薬剤の形状の改良にともない、歯面のみを覆う薄いシートを用いた装置(スキャロプトタイプ)が使用されるようになってきている。

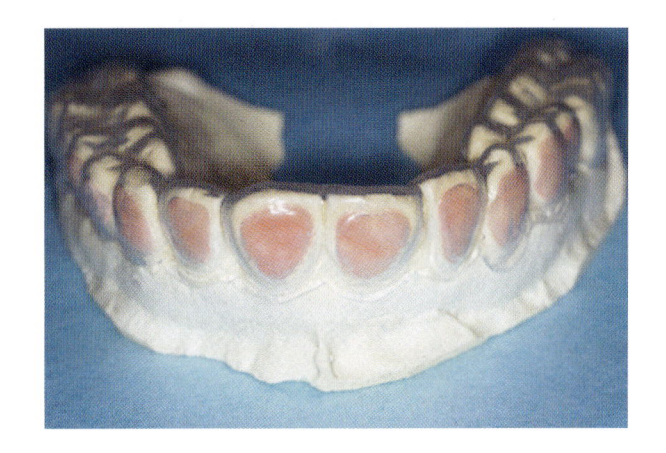

図4-15 常温重合レジンによるレザボアの上からシートを形成したブリーチング用トレー。

3）歯ぎしり・ブラキシズム用ナイトガード

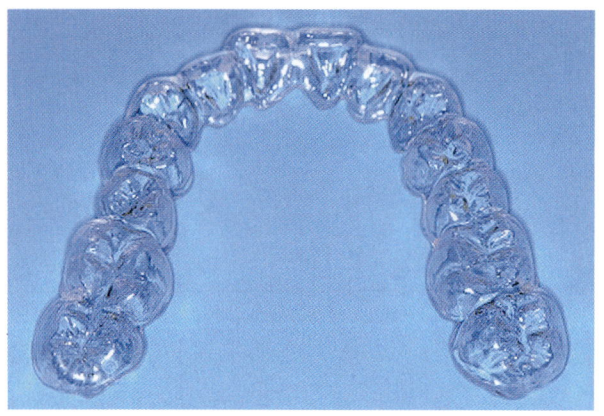

図4-16　ハードシートを用いたナイトガード。

（1）背景と使用目的

インプラントを含めた補綴治療において、ブラキシズムは大きなリスクファクターであるとされている。これは覚醒時とは異なった接触状態で、通常以上の大きな力が作用することにより、陶材がチップしたり、アバットメントスクリューが緩んだり、インプラント体が破折したりすることも報告されているからである[7]。

ブラキシズムについては、そのメカニズム・診断あるいは対処方法にまだコンセンサスはないが、現状ではブラキシズムと共存する形で、ナイトガードを製作して歯や補綴物をその影響から守る方法がもっとも一般的である。

（2）適応の範囲

ブラキシズムは若年者に多く、成人になるとその割合が減少するとされている。ファセットの程度とブラキシズムとはかならずしも比例するとはされていないが、これはブラキシズムそのものに、グラインディングタイプとクレンチングタイプがあることにも関連していると考えられる。

歯頚部に骨の膨隆がみられるような場合（図4-17）には、ブラキシズムにともなう顎骨のリモデリング・骨の添加が疑われる。このようにして口腔内を観察してみると、ブラキシズムを有している可能性をもった症例は多くみられる。

なお、無歯顎症例において、インプラントによる固定性の補綴を行った後に、ブラキシズムがみられる場合もあるとされている。

（3）製作方法

ナイトガードの目的はブラキシズムによる歯質ならびに修復・補綴装置の摩耗・破損の予防である。ブラキシズムにはクレンチング・グラインディング・両者の組み合わせのタイプがあるとされるが、いずれも用いる装置のデザインは同様である。

適合を考慮したナイトガードの製作方法を以下に示す。

a．作業模型の製作

基本的にマウスガードに準じる。

b．作業模型の前処理（外形線の設定）

ハードのシートを使用する場合、唇頬側の外形線

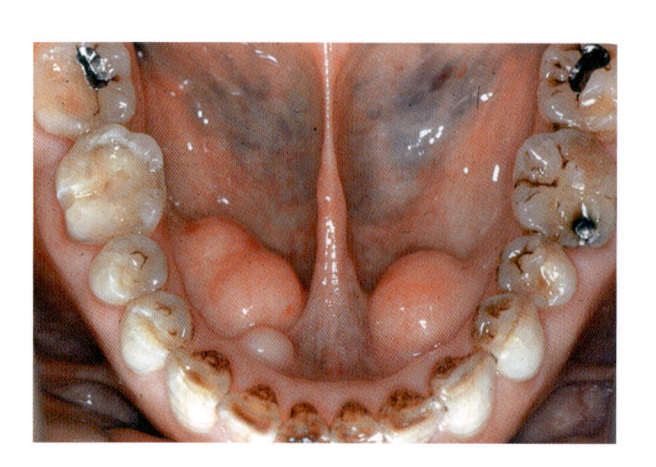

図4-17　下顎に骨隆起が認められる症例ではブラキシズムが疑われる。

は最大豊隆部とするか、それを少し越えるところに、舌側は歯頸線に設定する。ソフトのシートを使用する場合はマウスガードの基本的な外形線とするが、歯だけで十分維持がとれそうな場合は、全周歯頸線で設計することができる（図4-18）。

c. ブロックアウト

サベイヤーで最大豊隆部を測定し、アンダーカットを高融点ワックスやプラスチック粘土（エルコガム，ERKODENT，日本デンタルサプライ）、石膏などでブロックアウトする（図4-19）。

d. シートの成形、シートの厚み、模型の設置

ハードシートを使用する場合、シートの切り出しが煩雑な操作となる。そのため、切り出しが容易になるようにシートを圧接することが成形のポイントとなる。よって、ナイトガードになる部分以外の箇所は、なるべくペレットに埋めてしまう（図4-20）。

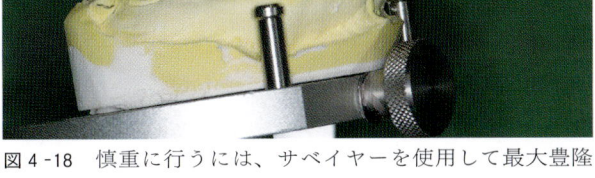

また、前歯部や模型後縁部をエルコガムなどでブロックアウトしておくと、シートを取り出しやすくなる（図4-21〜23）。

シートは厚み0.8〜4.0mmのものを使用する。歯面がソフト材、咬合面がハード材の2層構造になったシート（たとえば、エルコロックプロ，ERKODENT，日本デンタルサプライ）も使用することができる。

e. トリミング

厚み0.8mm程度のハードシートは金冠バサミで切り出すことが可能であるが、それ以上の厚みでは超音波カッター・エルコカッター・HSSドリルなどの切り出し用バーを用いる（図4-24、25。26、27ページ参照）。切り出しの際にはバーが折れる危険性があるため、ゴーグルを使用するか、研磨ボックスで切り出す。

図4-18 慎重に行うには、サベイヤーを使用して最大豊隆部を計測することが望ましい。

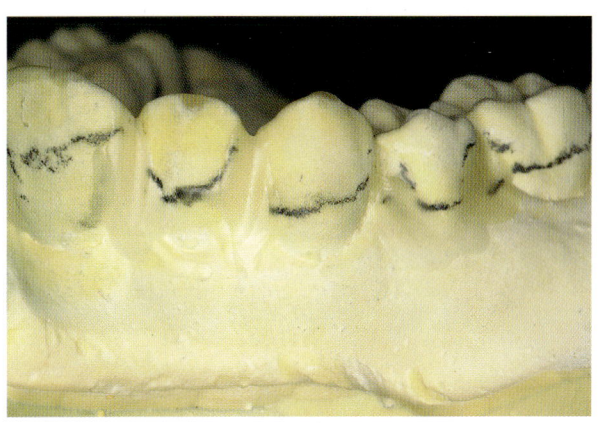

図4-19 アンダーカット部は、高融点ワックスなどでブロックアウトしておく。

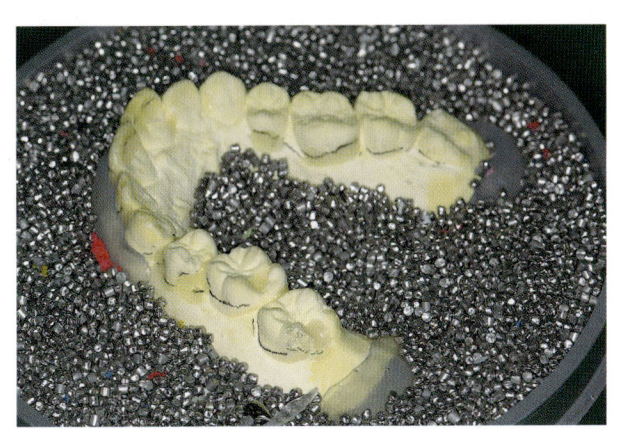

図4-20 最終外形以外は、なるべくペレットに埋め込む。

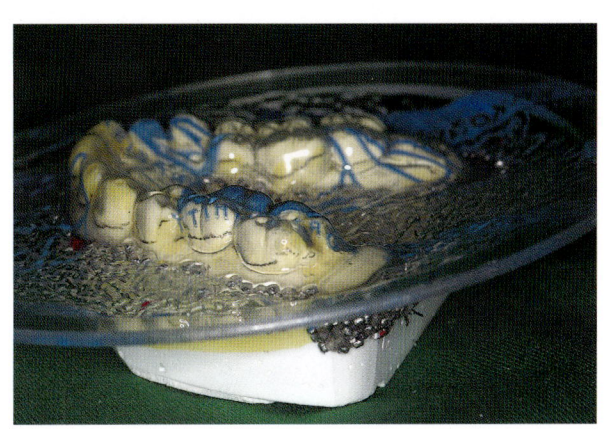

図4-21 圧接されたエルコデュール2.0mm（ハードシート）。

f. 咬合調整

作業用模型を咬合器に装着し、全歯列が均等に接触するように咬合調整する（図4-26、27）。厚みの不足している箇所は即時重合レジンを添加する。

（4）管理方法

3DSトレーに準拠するが、咬合面の磨耗にはとくに注意し、穿孔がみられるまで磨耗するようであれば再製が必要である。

（5）Q&A

Q 素材はハードかソフトか？

A アプライアンスが摩耗することにより歯や修復・補綴装置が守られるという考えから、ソフトな素材が用いられた時期があった。しかしながら、前述したように、ソフトな素材の使用はかえって筋活動を活発化し、咬合力が均一化され大きなストレスが生じる部位が発生するので避けるべきである。したがって、一般的にはハードな素材を用いて製作することがすすめられる。

Q ナイトガードブリーチングとは？

A ナイトガードブリーチングなることばが存在する。おそらく、ナイトガードはソフトな材料で作るものだとの固定観念をもつ人が考えたことばだろう。しかし、ソフトなナイトガードを長期に使用し

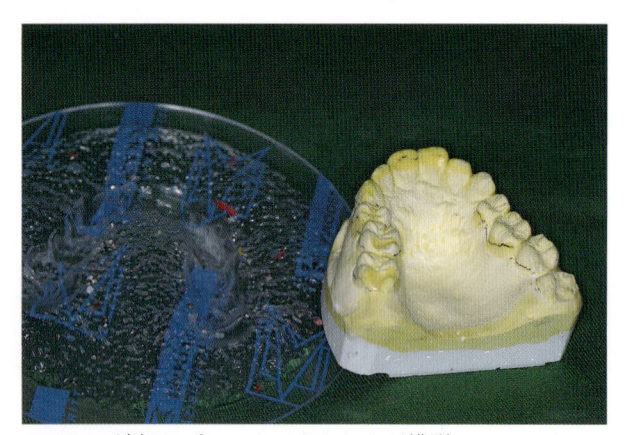

図4-22 適切にブロックアウトおよび模型のステージへの設置をすることで、シートを模型より簡単に外すことが可能となる。

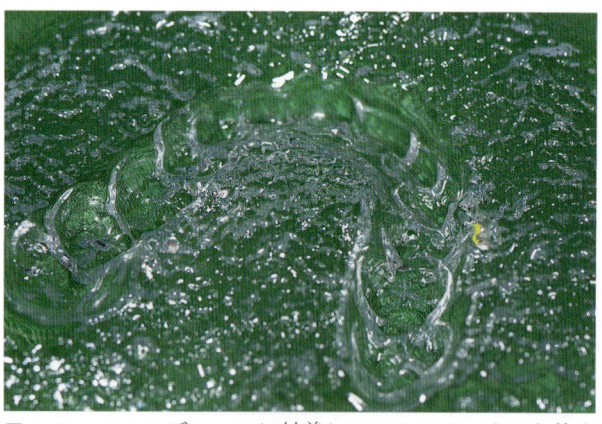

図4-23 エルコデュールに付着しているスペーサーを外すと、印象面はガラス様の輝きを放っている。

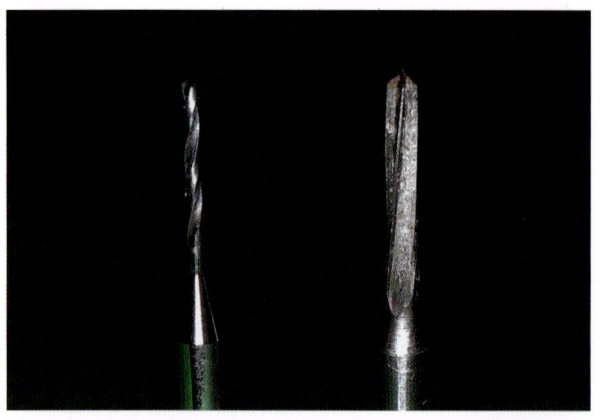

図4-24 右：シートの切り出しを行うエルコカッター（ERKODENT，日本デンタルサプライ）。左：細かな切り出しができるHSSドリル（ERKODENT，日本デンタルサプライ）。

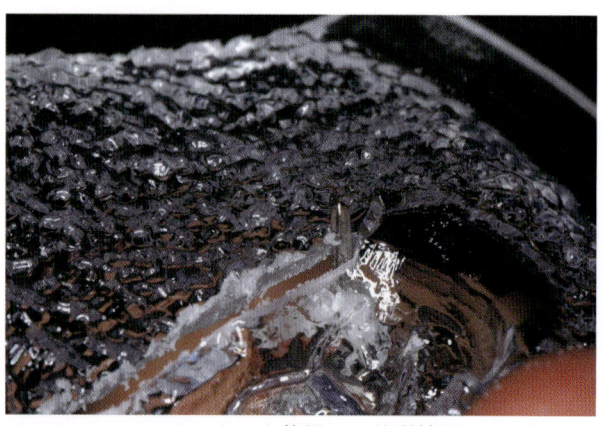

図4-25 エルコカッターを使用し、外形線近くまで切り出す。

第4章 サーモフォーミングテクニックの応用

たがために歯が移動してしまった症例もある。長期の使用には向いていない。

Q 咬合の調整は？

A まず中心咬合位での上下顎の接触と、側方での干渉の除去が第一となる。ミシガンタイプのバイトプレーンに従い、犬歯部のガイドを与える。

図4-26 咬合器上で咬合調整を行う。臼歯部の挙上量は1mm程度になるように、切歯指導ピンを調整して行う。また、ガイドが不足するところには常温重合レジンを追加する。

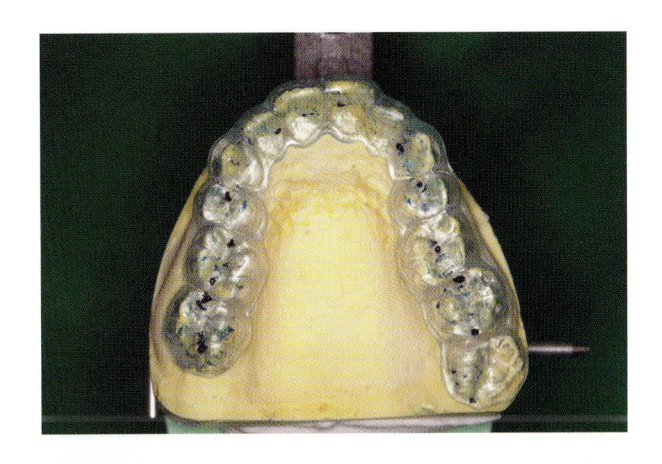

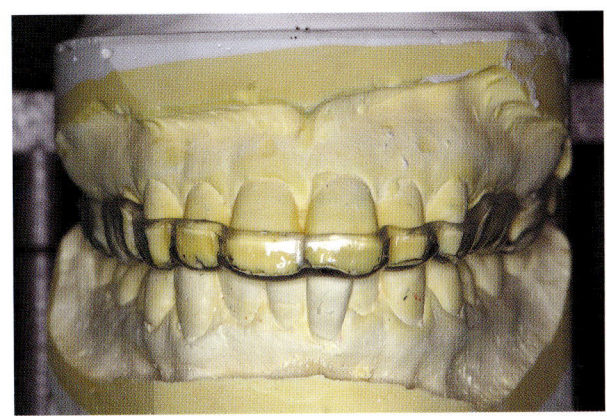

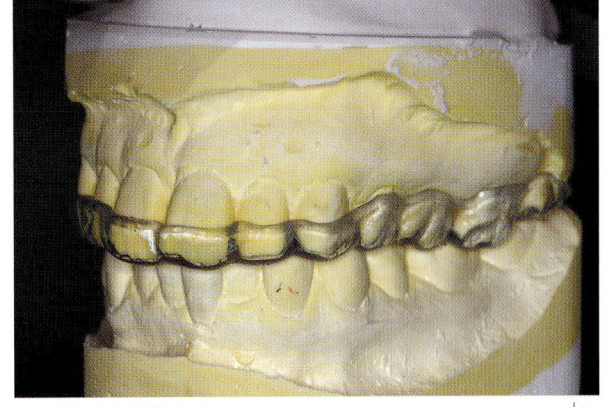

図4-27a、b 完成したナイトガードの正面観(a)・側面観(b)。口腔内で再度咬合調整をする。　　a|b

4）クレンチング（噛み締め）防止装置

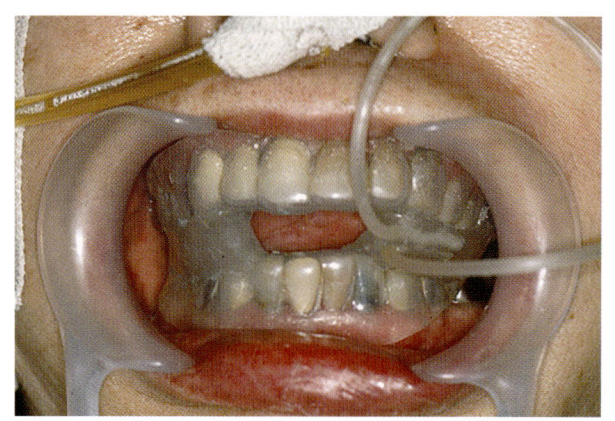

図4-28 口腔内に装着し、テープで皮膚に留めたクレンチング防止装置の例。

（1）背景と使用目的

　クレンチング（噛み締め）防止装置はナイトガードの一種であるが、装着が容易で軟組織を傷つけないという理由から、あえて軟性材料で製作することがある[8]。

　それは、病院などで意識レベルが低下し、なおかつクレンチングがある場合などである。このような症例では、クレンチングにより欠損顎堤部の軟組織に咬傷を生じて感染する可能性がある他、清掃が困難になり誤嚥性の肺炎にもつながるので、吸引が容易にできるようにしておかなければならない。

　また、高齢化が進むなか、少数の残存歯や無歯顎で寝たきりとなっている老人が多くみられる。さらに意識が明確でなく筋の剛直をともなっていると、介護者が開口させて口腔内を清掃することが困難であるばかりでなく、対合する顎堤粘膜を傷つけることになる。そこで、噛み締めていても吸引などが可能な高径を保つことができる装置（図4-28）が有効となる。

　安易に咬合面をカバーする装置を装着させると、かえって誤嚥のおそれもあるので、上下一体型の装置で、しかも自然な開口時の誤嚥を防止する機構を付与する必要がある。

（2）適応の範囲

　少なくとも上下顎に残存歯が存在し、装置が固定できること、また、上下の歯の臨床歯冠までの印象が採得できることが条件になる。

　印象採得時には印象材の誤嚥を防止するなどの注意が必要であるが、軟性材料を用いるので、咬合採得ができなくても咬合を挙上した状態でも装着は容易である。

　年齢を選ばず適応できるが、装着後のメインテナンスができる環境にあることが必須の条件になる。

（3）製作方法

　クレンチング防止装置の製作方法はマウスガードに準じる。上下顎に装置を製作し、その間を固定することになる。

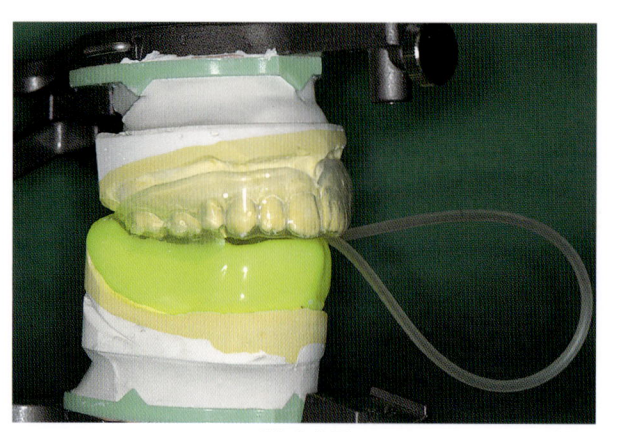

図4-29a、b　クレンチング防止装置は、あえてソフトで製作する。

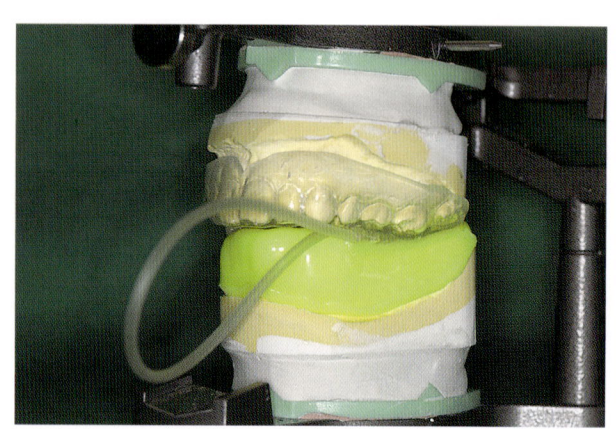

a | b

a. 印象

印象採得はもっとも困難なステップである。上下顎の残存歯の歯頸部までの印象が採得できればよいので、フルアーチのトレーが使用できない場合には、局部トレーあるいは後述する咬合平面板のようなものを利用してもよい。

印象は上下別に採得する。また、印象材を誤嚥しないように必要最小限の量の印象材を使用することがたいせつである。

b. 模型の製作

基本的にマウスガードの作業模型の製作に準じる。模型が残存歯の歯頸部をある程度越えたところまでは正確に再現するように製作する。

上下の模型を咬合器に中心咬合で装着するが、チェックバイトを採得できない場合には、口腔内の状況から咬合を挙上した状態を予測して装着してもよい。

c. 作業模型の前処理(外形線の設定)

外形線はマウスガードの外形線に準じるが、クレンチングによるEVAのたわみを考慮して、舌側も歯頸線より長く設定してもよい。

d. シートの成形、シートの厚み、模型の設置

意識レベルの低下している患者に上下一体型のハード装置を装着させるのは困難であるので、EVAを使用する。厚み4.0mmのものを使用するとよい。

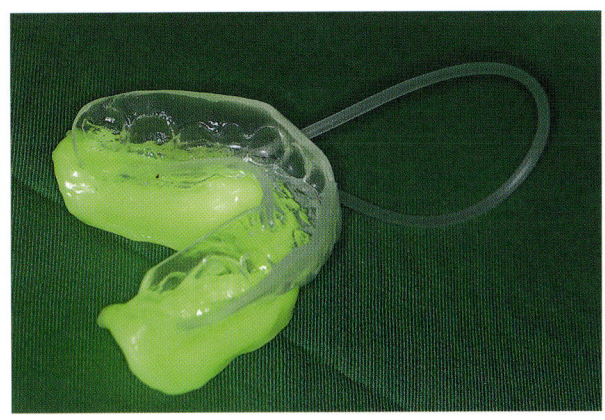

図4-30 上下を一体化し、かつ誤嚥を防止するためのカテーテルチューブを埋め込み、これを口腔外に延ばして皮膚にテープで固定するようにする。

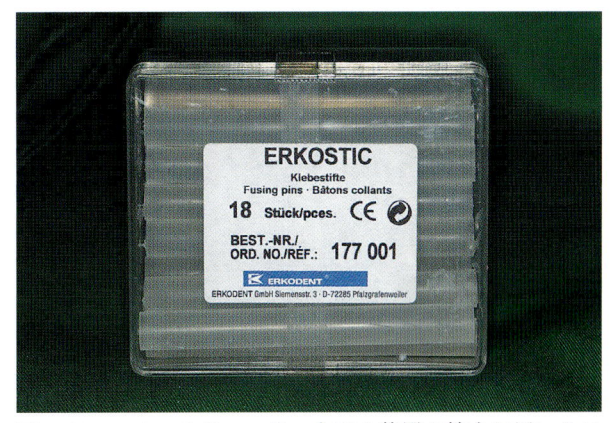

図4-31 エルコスティック。上下の装置の接合に用いるスティック状の素材。エルコフレックスと同じEVAでできている。

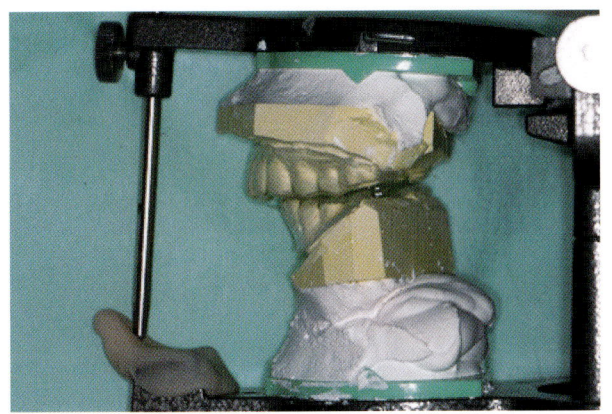

図4-32 上下装置のトリミングの後、咬合器上で咬合を挙上するが、その量は必要に応じて行う。

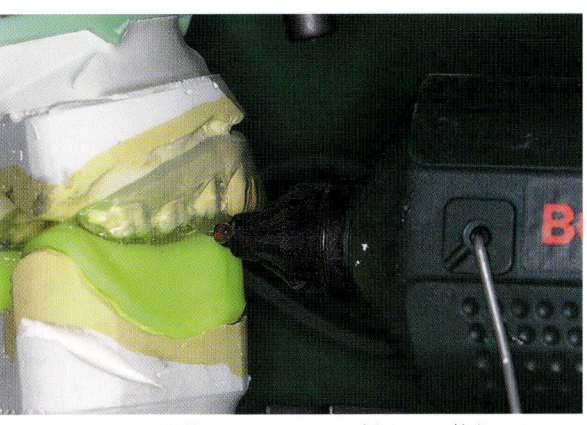

図4-33 できた間隙にエルコガンを挿入し、軟化したエルコスティックを注入して接合する。同時にカテーテルチューブを埋入するが、外れないように結び目を作り、その部位を埋め込むとよい。

エルコフレックス95などの硬度の高い素材を用いるとたわみの対策となるが、装着は前者のほうが容易である。

e. トリミング

上下顎にシートを圧接し、マウスガードの製作方法と同様にトリミング・研磨する。

f. 咬合調整

作業用模型を咬合器の咬頭嵌合位に装着し、必要に応じて切歯指導ピンを挙上し、エルコガンで軟化したエルコスティックを上下の装置に添加する。

その時、クレンチング防止装置が外れて飲み込むことのないよう、胃管用のカテーテルを組み込んでおく。カテーテルは脱離しないよう、結び目を作って填入する材料に埋め込む必要がある（図4-29～33）。

（4）管理方法

清掃は重要である。清掃方法は3DSトレーに準拠する。管理は介護者が担当することが多いので、簡便かつ安全な清掃方法を指導すべきである。

咬合面の磨耗にはとくに注意し、穿孔がみられるまで磨耗するようであれば再製が必要である。また、意識レベルの回復あるいはクレンチングの頻度の低下によって、咬合高径を調整し、上下を別に装着できるようにすることが必要になる場合もある。

オクルーザルスプリントあるいはバイトプレーンは、顎関節症に対する治療や、顎位が不安定であり安定した顎位を求める場合に使用する。

（5）Q&A

Q クレンチング防止装置製作の要件は？

A 製作の要件は以下のとおりである。
①着脱が容易（介護者や看護師にとっても）。
②クレンチングにより軟組織に傷害を与えない。
③脱離しても誤嚥しない。
④装着したままでも吸引操作が容易にできる。

これらを満たす方法としては、少なくとも残存する歯の歯頸部のアンダーカットで維持する軟性材料による上下のオーラルアプライアンスを連結固定するとともに、開口部を設定することが考えられる。

5）顎関節症用スプリント（バイトプレーン）

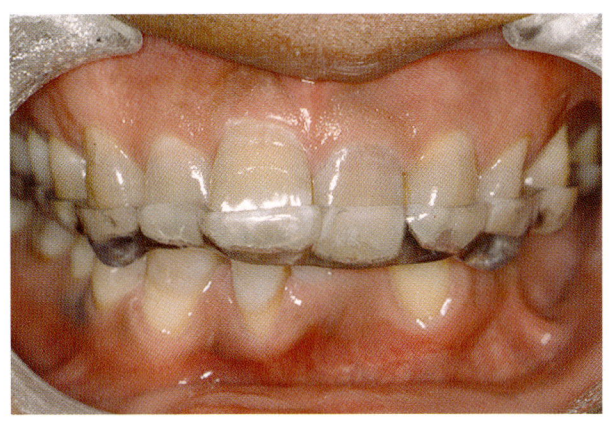

図4-34 ミシガンタイプの顎関節症用スプリント装着例。

（1）背景と使用目的

顎関節症が学会や雑誌の中心的な話題であった時期に比べれば注目度はかなり下がったとはいえ、顎関節症の3大兆候をともなった症例はまだまだ臨床で多く遭遇する。

ただ、治療に対する考え方がより保存的な方向へ、また病態自体が self-limiting なものであるとの認識が広まってきたことにより、積極的な外科的介入や、補綴的な咬合の改善などの治療はあまり行われなくなってきている[9]。

それと同時に顎関節症用スプリント（バイトプレーン）の使用方法に関しても、考え方が変化してきている。例えば、基本はミシガンタイプのスタビリゼーション（図4-34）を使用するが、開口障害がある場合には前歯部にランプを付与した前方誘導タイプを短期間のみ使用し、その後にスタビリゼーションタイプに戻す。

スプリントの使用期間は3ヵ月間をめどとする。症状が改善している場合は徐々に脱スプリントを図り、また改善がみられないとすれば他の治療方法に変更する必要があるとされている。長期間使用することはできるだけ避けるべきである。

なお、スプリントの作用機序についてはまだ不明な点が多いが、ハードタイプを装着した場合には、
①閉口筋の筋活動が減少する、
②下顎の前方ならびに上方への移動を制限する、
という点から、関節部におけるストレスを減少させる効果があるものと考えられる。

（2）適応の範囲

関節症状（痛み・開口障害）が強い場合には、投薬とともにスプリントの使用が考えられる。第一選択はハードタイプのスプリントになる。これは咬合調整が容易であることに加えて、前述の安静効果が期待できるからである。

症状が重篤で口腔内でのスプリントの咬合調整が困難な場合には、短期間のみソフトな材料を用いたスプリントを適応することもある。しかしながら、ソフトタイプを長期間使用することは歯の移動、顎位の不安定、さらには歯への負荷の増大などの危険性があり、避けるべきである。

開口制限のある症例にスプリントを製作する場合、その印象は困難になる。しかし、後に紹介する印象法とサーモフォーミングを用いることにより、使用しやすいスプリントを短時間に製作することができる。

（3）製作方法

基本的にはナイトガードの製作方法に準じてシートを成形し、必要な部位に常温重合レジンを追加して誘導面や咬合接触関係を調整する。

Ⅰ．開口障害により印象採得が困難な場合

顎関節症状が強く開口障害があり、既製トレーを用いた印象採得が困難な症例において、短時間にスプリントを製作する方法を以下に記す。

a．印象

このような症例では既製のトレーを挿入することすら困難である。そこで、咬合器のフェイスボウのバイトフォークをトレーとして、まずこれにシリコーン印象材のパテタイプを上下に盛り、上下顎の歯の歯頸部付近までが被覆されるように閉口させて

印象を採る。

　硬化後、取り出してトリミングし、インジェクションタイプを盛ると同時に口腔内の咬合面に薄いスパチュラなどで塗りつけ、バイトフォークを口腔内に戻して閉口させる。これにより、上下顎の歯頸部までの印象とバイトが同時に採得できる。この印象に石膏を注入するが、バイトフォークからは外さない（図4-35〜38）。

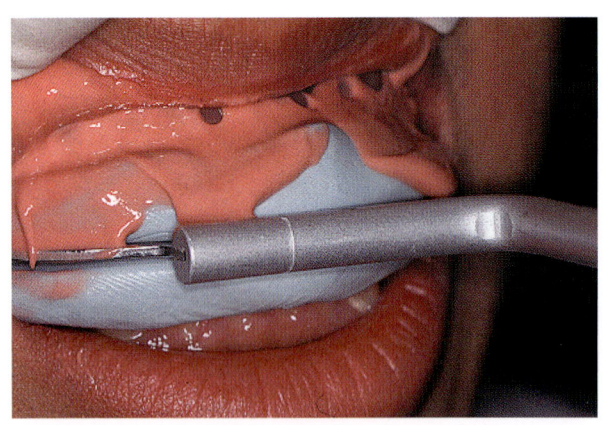

図4-35　バイトフォークを用いて上下顎を同時に印象する。

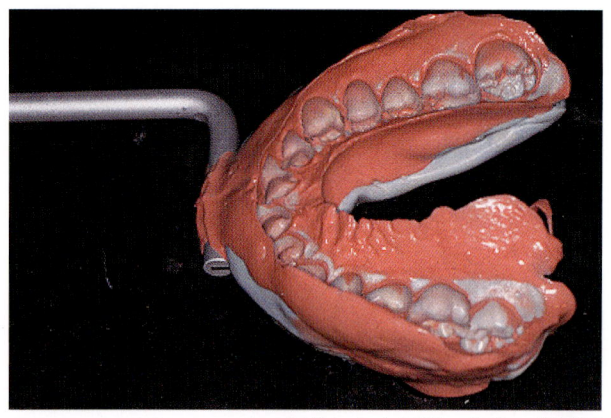

図4-36　バイトフォークで採得した上下顎の印象。歯冠部までが再現されていればよい。

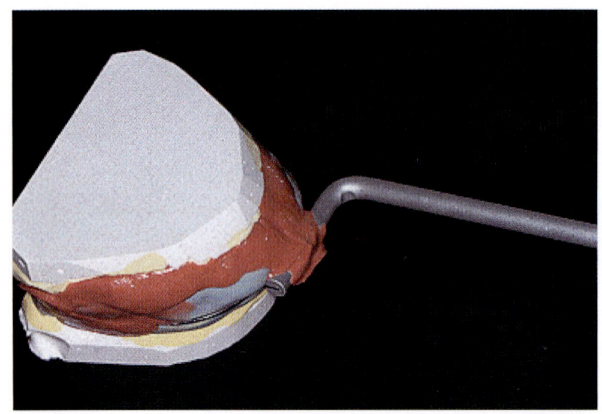

図4-37　上下顎の印象に石膏を注入する。

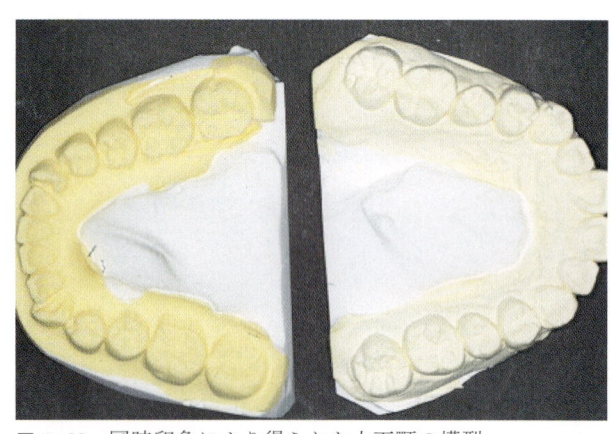

図4-38　同時印象により得られた上下顎の模型。

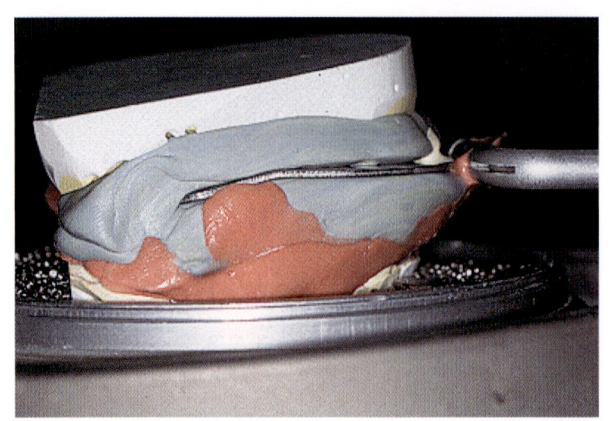

図4-39　バイトフォークを介してエルコフォームに上下顎の模型を設置する。この時、スプリントを製作する上顎の模型を付属の固定装置で取り付ける。

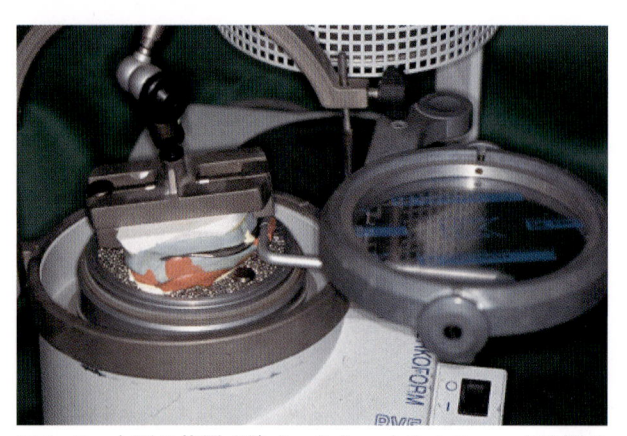

図4-40　上顎の位置が決まったら、オクルフォームを閉じて下顎を固定装置にセットする。

第4章 サーモフォーミングテクニックの応用

b. 模型の成形器への装着

この方法では、採得したバイトを介して対合歯を装着でき、成形時に対合歯との咬合接触を再現できる成形器とアタッチメントを使用する(エルコフォームならびにオクルフォーム，ERKODENT[43～46ページ参照])。

模型の固定は専用の模型固定用のアタッチメントを用いてまず上顎を下部に取り付け、次いでバイトフォークを介して下顎をオクルフォームに取り付ける。その関係を保持するようにオクルフォームのガイドピン部を調節する(図4-39～41)。

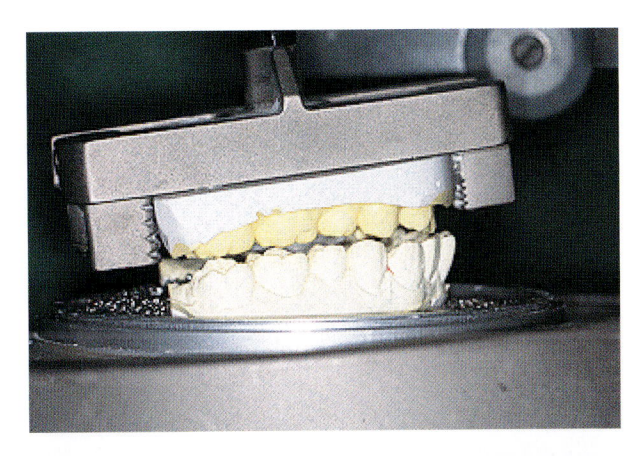

図4-41 バイトフォークを撤去すると、上下顎模型の間にスペースが確保されていることがわかる。

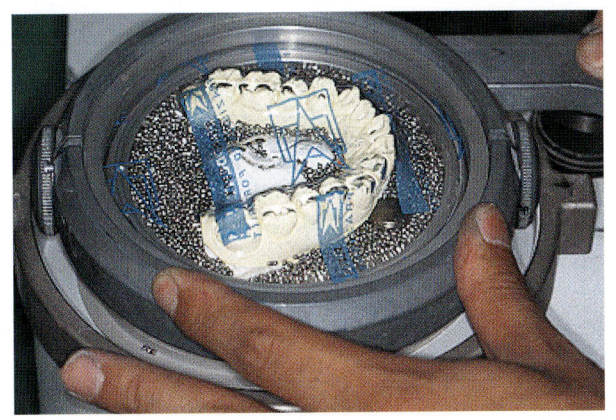

図4-42a、b 上顎の模型にハードシートを軟化して圧接成形する。がシートの表面に印記されるように圧接する。まだ軟らかいうちにオクルフォームを閉じて、下顎の咬合面

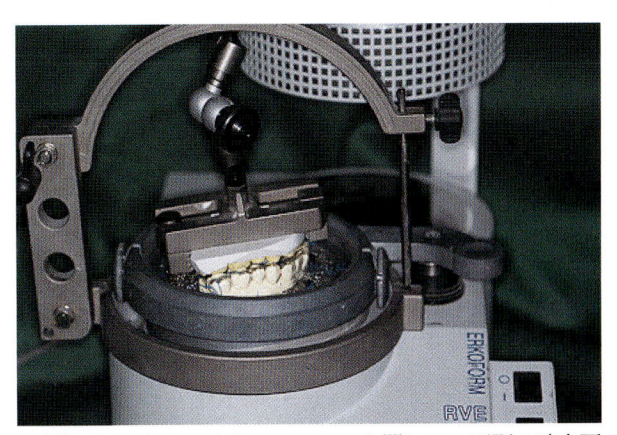

a|b

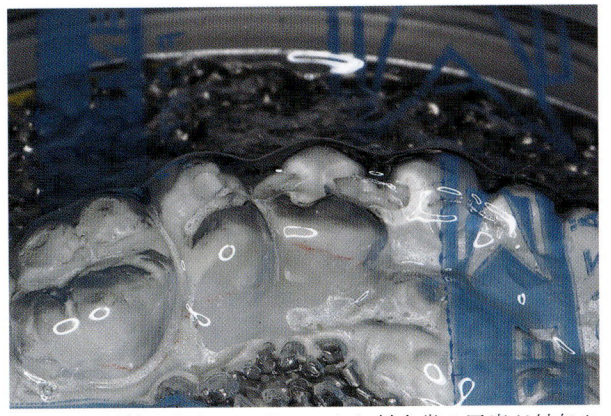

図4-43 圧接されたハードシートに対合歯の圧痕が付与されている。

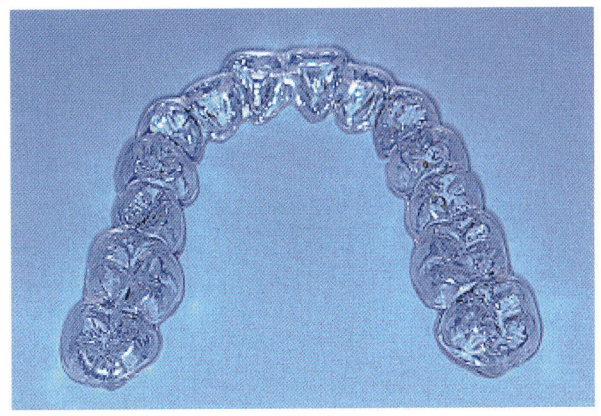

図4-44 トリミングして完成したスプリントの咬合面観。ここまで約90分でできる。

c. 作業模型の前処理（外形線の設定）

ナイトガードの製作方法に準じて行う。なお、対合歯となる下顎の模型には分離材を塗布する必要がある。

d. シートの成形、シートの厚み、模型の設置、オクルフォームの利用

成形に関してはナイトガードの製作方法に準じるが、シートを上顎の模型に圧接したら、すぐにオクルフォームを閉じて下顎の模型をシートの咬合面側に圧接し保持する必要がある（図4-42）。成形後のトリミングについては前述のナイトガードのトリミング方法（71ページ参照）に従う。

e. 咬合調整

咬合面には対合歯の形態が印記されているので（図4-43）、これを基に81ページの「スプリントに与える咬合は？」の必要条件に従って、接触点を残し他の部分は削除する。また、不足な部分や、犬歯誘導ガイド面の製作には、即時重合レジンを添加する（図4-44）。

II. 有床義歯患者に顎関節症状が出た場合

有床義歯患者において顎関節症状が発生した場合にも、サーモフォーミングによるスプリント（オーバーレイスプリント）は有効である。その製作方法を以下に示す。

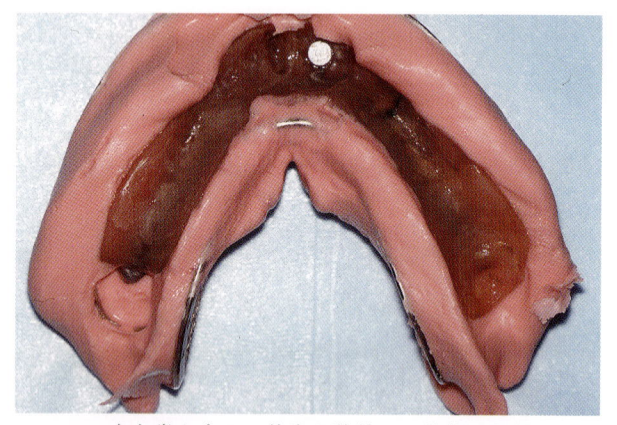

図4-45　支台歯を含めて義歯を装着した状態で既製トレーを用いてアルジネート印象を採得する。

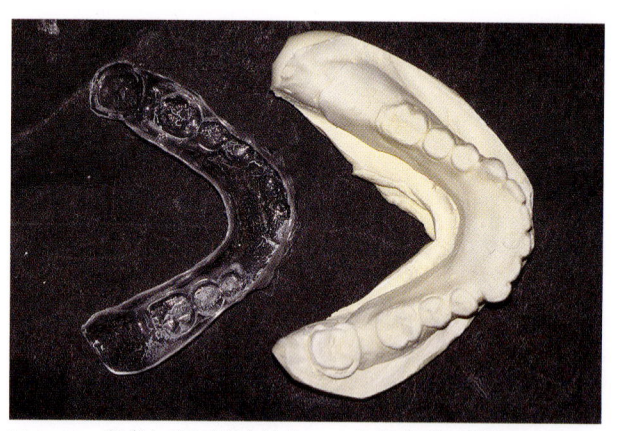

図4-46　印象に硬石膏を注入し、作業模型を製作する。この模型をトリミングした後、着脱が容易でかつ頬舌側にかさばらないように0.8mmのシート（エルコデュール）を用いて成形する。トリミングは天然歯の場合と同様に、人工歯の最大豊隆部をわずかに越えたところにとどめる。

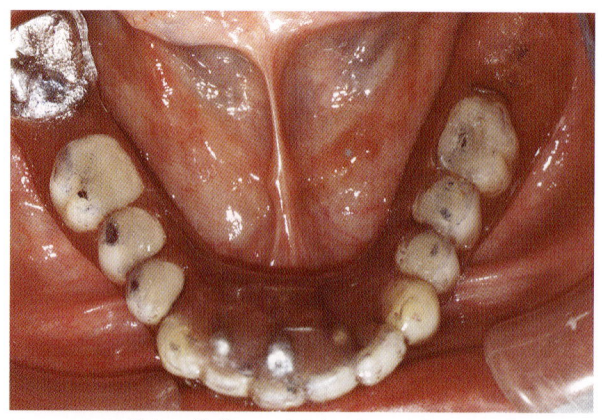

図4-47　口腔内に装着し、必要に応じて常温重合レジンを咬合面に筆積みした後、咬合調整を行う。調整の方法は天然歯列の場合と同様である。

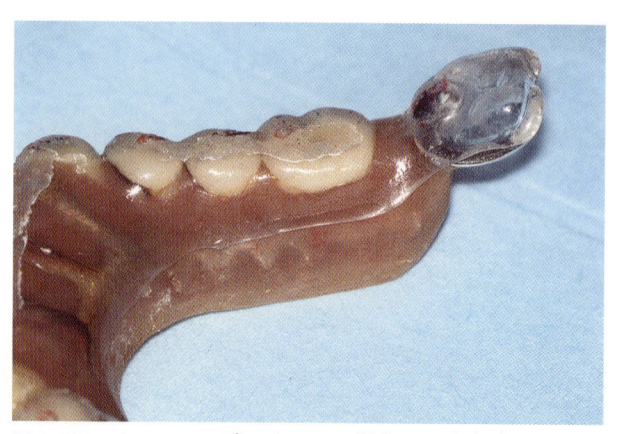

図4-48　パーシャルデンチャーの場合には支台歯も同時にカバーするようにする。

a. 印象
口腔内に義歯を装着した状態で印象(オーバーインプレッションを行う)(図4-45)。

b. 模型の製作
作業模型を硬石膏で製作する(図4-46)。

c. シートの圧接
挙上量を考慮してハードシートの厚みを選択する(通常、厚さ0.8〜1.0mmのものを使用)。これを模型に圧接成形する(図4-47)。

d. トリミング
外形は残存歯を含めて人工歯の歯頸部を越えるところまでとするが、維持を考えて外形を設定しなければならない(図4-48)。

e. 装着と咬合調整
義歯の上からの着脱ができるか確認し、通法に従い咬合調整する。

(4) 管理方法
3DSトレーに準拠するが、咬合面の磨耗にはとくに注意し、穿孔がみられるまで磨耗するようであれば再製が必要である。

(5) Q&A

Q スプリントの種類にはどのようなものがある?

A スプリントには以下のようなものがある。
①スタビライゼーション型スプリント
②前方整位型スプリント
③ピボット型スプリント
④前歯部型スプリント
⑤ミニスプリント
　①〜③は全歯列を被覆した装置を基本にそれぞれの目的に応じた接触関係を与えるものであり、④・⑤は部分的に歯列を被覆するものである。したがって、サーモフォーミングにおいては、いずれのタイプの装置でも容易に製作できる。

Q スプリントに使用するシート材料は?

A スプリントの材料はハードシートが基準となるが、状況によってはソフトシートを用いることもある。ハードシートの場合には装着時に咬合調整を行うことが前提となるのだが、調整時に痛みを感じる場合や咬合が不安定で調整が困難な場合などに、必ず期間を限定して使用しなければならない。長期にわたって使用すると、歯の移動などの問題が生じてくる。

Q スプリントに与える咬合は?

A スプリントに与える咬合の基本は、以下のようになっている。
①全下顎歯の咬頭がフラットな平面に均等に接触。
②前方運動時:両側犬歯が均等接触(切歯の接触は可)。
③側方運動時:作業側犬歯のみが接触(作業側小臼歯までの接触可)。
　また、前方整位型スプリントでは、閉口時に下顎が前方に誘導されるように、スプリントの前歯部に誘導用の傾斜面(ランプ)を付与する。

Q スプリントの使用期間は?

A スプリント療法の目安は3ヵ月とされ、それでも効果がみられなかった場合には、他の治療方法を考えるべきであるとされている。

6）いびき・睡眠時無呼吸症候群用スリープスプリント

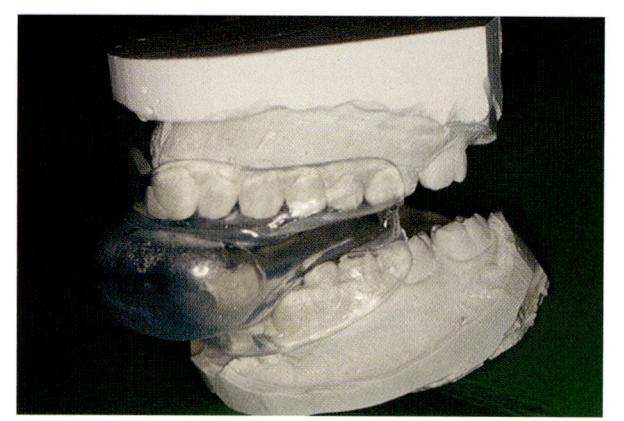

図4-49 舌位整位タイプのスリープスプリント。

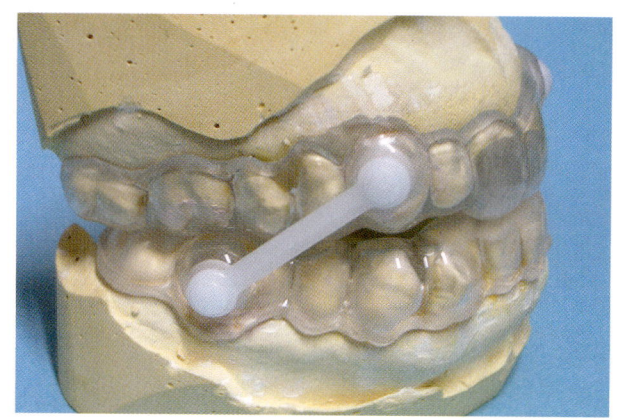

図4-50 開口許容タイプのスリープスプリント。

（1）背景と使用目的

睡眠障害の中でも無呼吸症候群あるいはそれにつながるとされるいびきは、本人ならびにパートナーの睡眠の質を低下させるばかりでなく、恒常的な眠気、高血圧の悪化、記憶の低下など、さまざまな続発症につながるおそれがあり、単なる習慣としては見逃せない。

睡眠時無呼吸については、睡眠1時間あたりの10秒以上の呼吸停止（無呼吸）回数を無呼吸指数（Apnea Index：AI）とよび、AIが20以上の場合、生命予後は不良といわれる[10]。

医科においては、積極的にポンプを用いて空気を供給するCPAP（Continuous Positive Air Pressure）という装置の使用が第一選択とされている。しかしながら、睡眠時無呼吸症候群の原因の多くが、睡眠時に舌根が沈下することにより上気道が狭窄する通気障害に由来するものである。

したがって、舌を前方に誘導する、あるいは下顎を前方に誘導して間接的に舌を前方に誘導する装置（オーラルアプライアンスまたはスリープスプリント）が有効とされている[11,12]。

（2）適応の範囲

いびきをかく人は国民のほぼ5人に1人であり、また睡眠時無呼吸症候群はとくに40、50代の男性に多いとされる。

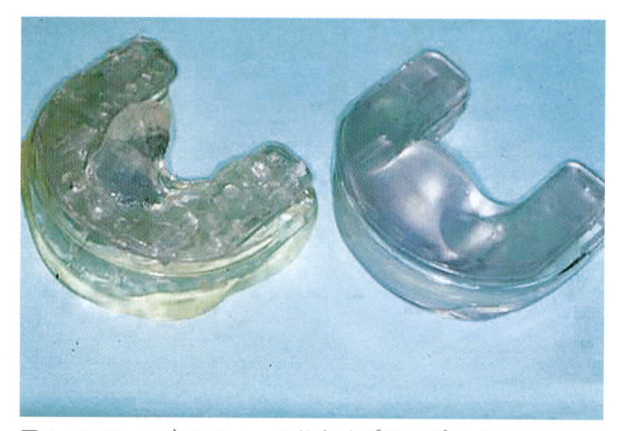

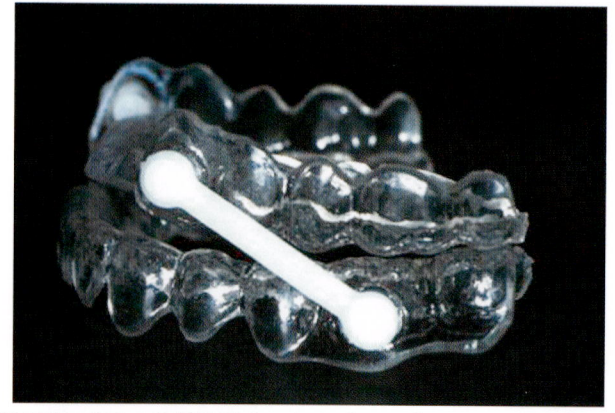

図4-51、52 マウスフォームドタイプのアプライアンス（51）と、上下顎の開口をある程度許容するタイプのアプライアンス（52。サイレンサー，ERKODENT，日本デンタルサプライ）。

医科において睡眠時無呼吸症候群の診断がついている場合は、歯科的装置の適応にも保険が適用される。また、CPAPを使用している場合、その空気圧を低くして使用しやすくしたり、旅行の際に使用できるなどの点から、歯科的装置の併用も効果があるとされている[13]。

いびき・睡眠時無呼吸症候群の抑制に関して、オーラルアプライアンス(ここではスリープスプリントとする)が有効であることは数多く報告されている。また、スリープスプリントは種類も多数そろっている[11, 14, 15]。

スリープスプリントには下顎整位型と舌位整位型がある。下顎整位型には、①上下顎型、②上顎型、③下顎型があるが、主に使用されているのは①・②である。

①にはさらに、上下に装置が装着され、しかも連結され固定されている上下一体型や、上下の固定位置を調整できるタイプ、さらにそのうえに開口が許容されているタイプがある(図4-51〜54)。

舌位整位型のスリープスプリントは、舌位の保持が不確実で、かつ異物感が大きいため、あまりすすめられない(図4-55、56)。

(3)製作方法

適合を考慮したサイレンサーの製作方法におけるポイントを以下に示す。

a. 作業模型の製作

全歯列の歯が印象された乾燥した石膏模型を用意し、模型の鋭利な部分や、気泡を取り除いておく。

b. 作業模型の前処理(外形線の設定)

外形線は、ハードシートの場合は最大豊隆部からそれを少し越えたところで外形線を設定する。ソフ

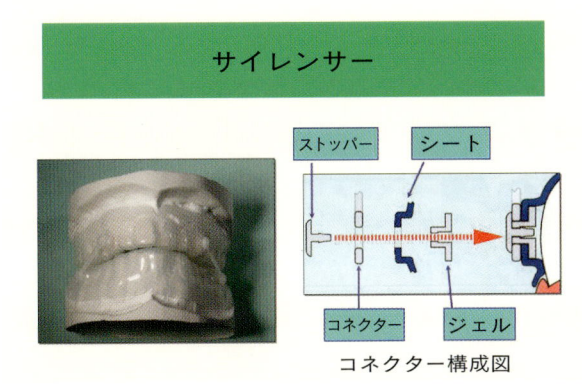

図4-53 サイレンサー(図5-52)では、両側の上顎の犬歯と下顎の臼歯部に、上下を連結するコネクターを留めるジョイントがある。コネクターの長さは変更・調整できる。

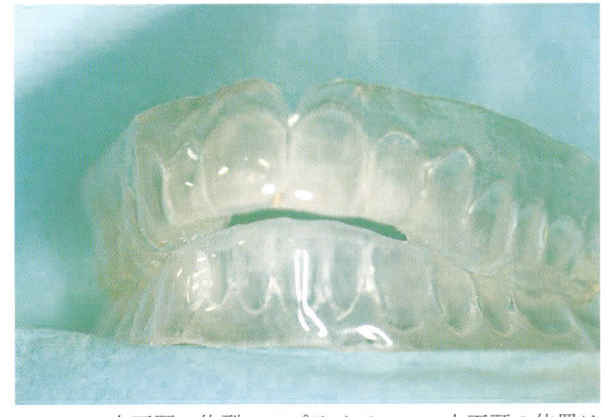

図4-54 上下顎一体型のアプライアンス。上下顎の位置は調整できない。

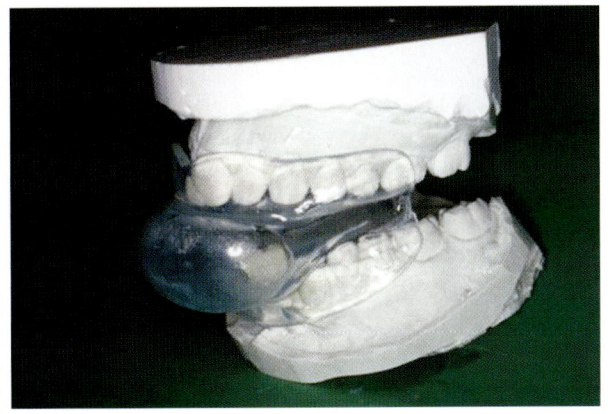

図4-55、56 舌を前方に吸引して保持するタイプのアプライアンス。

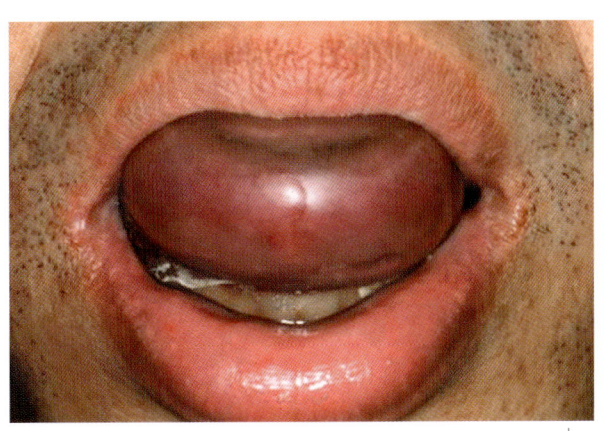

トシートの場合は、唇頬側は歯頸部より4mm離し、舌側は歯頸部で設定する。小帯は大きく避けておく。

いずれの場合も、上下をつないでいる可動部周囲は大きな負荷がかかるため、その部分は外形線を避けておく。そのため、上顎の場合などは外形が歯より浮いた場所に設定される場合がある。

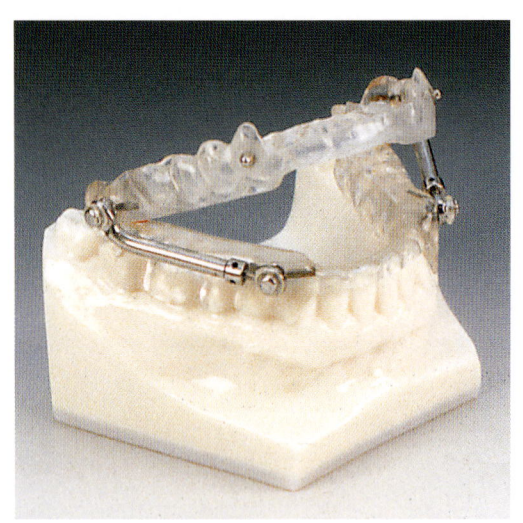

図4-57 開口許容型のアプライアンス。上顎の臼歯部と下顎の犬歯部に設定したジョイントを、内部にオープンコイルを有するHerbestのデバイスで連結している(IST-Appliance (Kit), Scheu-Dental, モリタ)。

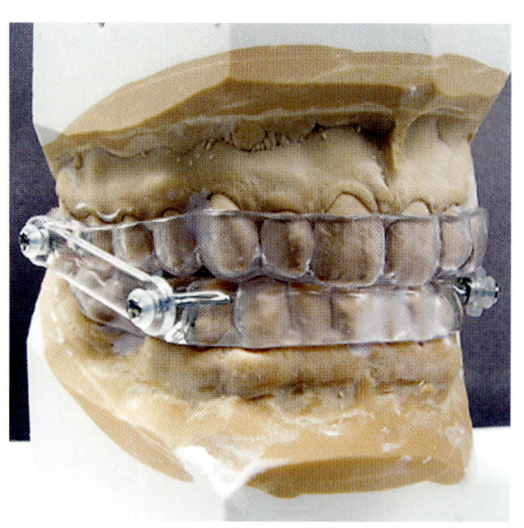

図4-58 開口許容型のアプライアンス。上顎の臼歯部と下顎の犬歯部に設定したジョイントをコネクターで連結するタイプである(OPM-Kit, Scheu-Dental, モリタ)。

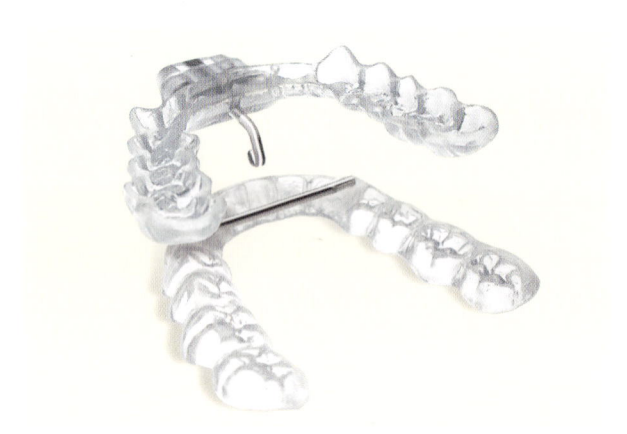

図4-59 上下顎に装置を装着し、上顎のフックを下顎前歯のワイヤーに引っ掛けることで下顎の後退を防止するタイプ(TAP, Scheu-Dental, モリタ)。

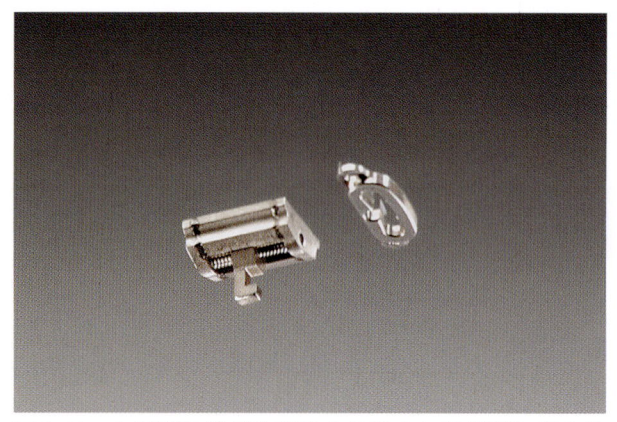

図4-60 上下顎に装置を装着する場合に前歯部に組み込むフック。左右の動きとわずかな前後の動きを許容する(TAP-T, Scheu-Dental, モリタ)。

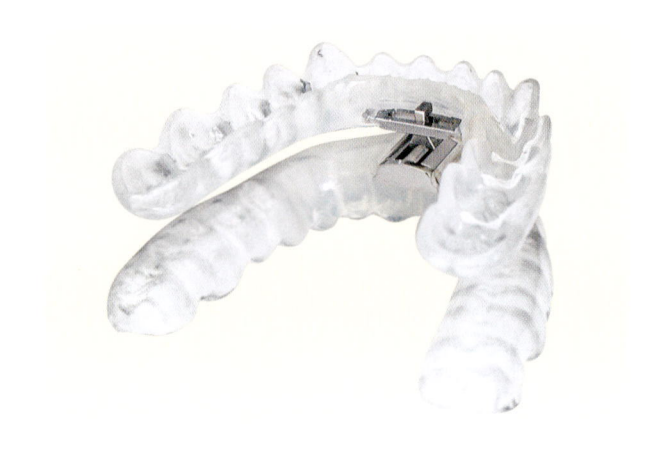

図4-61 図4-60を上下に組み込んだアプライアンス(TAP-T Splint, Scheu-Dental, モリタ)。

c. ステージの設定

上下の可動部をシートに印記しなくてはならないが、専用のテンプレートで設定する。また、そこに、シート内面からの固定具を設置するスペースを製作するためのスペーサーを置く。ポイントは左右対称な場所にステージを設定することである。

設定時、下顎第一大臼歯部のステージの位置が、歯冠部より咬合面寄りに設定されたり、歯肉部にかかってしまったりする場合があるが、問題はない。最終的には咬合面に上下顎2枚のシートで挙上されるからである。

d. シートの成形

使用するシートは、ソフトシートの場合はエルコフレックス95の2.5mmで、ハードシートの場合はエルコデュール2.0mmを使用する。また、ソフトシートとハードシートの2層構造であるエルコロックプロ3.0mmも使用できる。

e. トリミング

圧接後、スペーサーを取り除き、それぞれ研磨の後、上下装置をコネクターで接続する。

f. 咬合調整

大臼歯部だけでも左右同時に接触するように咬合調整をしておく。実際に口腔内に装着されたサイレンサーの精密な開閉路は、技工室では把握できないので、装置装着時に咬合調整する。

(4) 管理方法

撤去した際に流水で十分に清掃して、乾燥した状態で保管するようにする。洗口剤を水で希釈したも

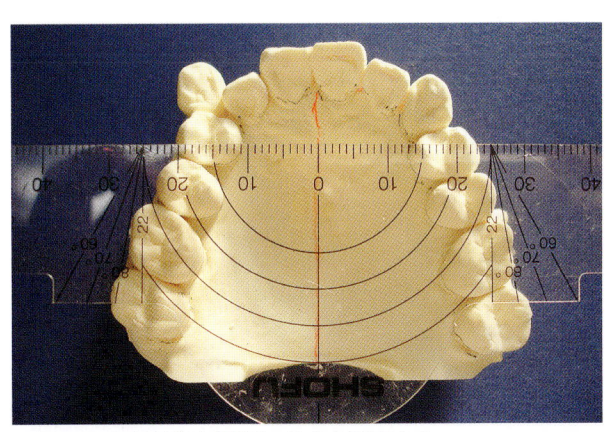

図4-62 左右対称な場所に支点を設定する。

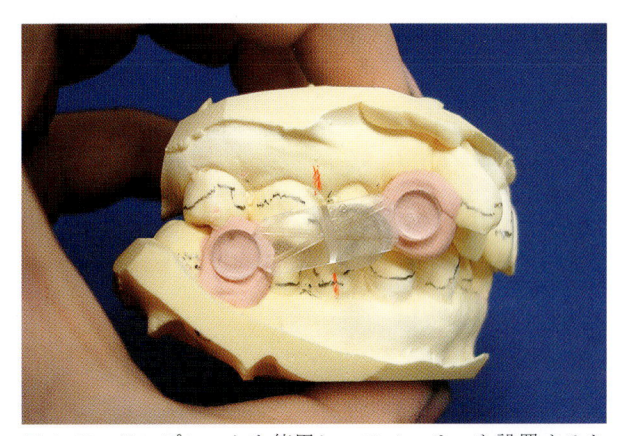

図4-63 テンプレートを使用し、スペーサーを設置するための石膏ステージを製作する。

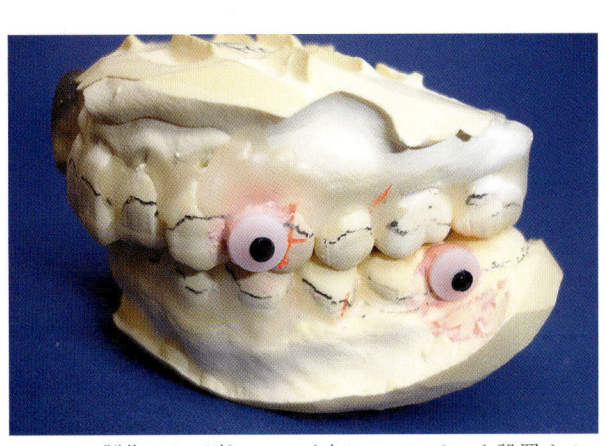

図4-64 製作した石膏ステージ上にスペーサーを設置する。

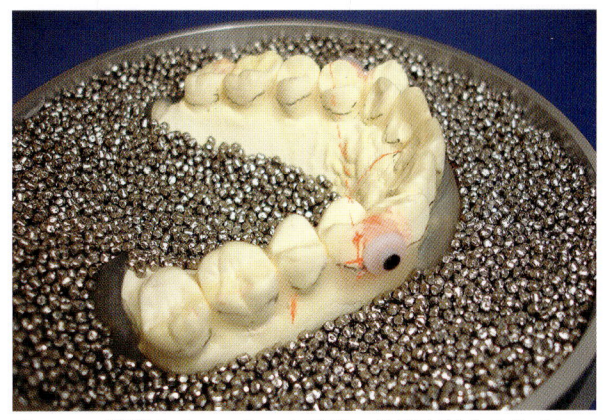

図4-65 模型のペレットへの設置。必要な部分のみペレットより出す。

のに浸漬して保管する方法も、においなどを防ぐうえで効果的である。いずれにせよ、高温のお湯で洗ったり高温の場所に置いたりすることは避けるように指示しなければならない。

(5) Q&A

Q スリープスプリントのメカニズムは？

A いびき・睡眠時無呼吸症候群の原因は、まだ明確にされているとはいいがたいのだが、これまでのところ、睡眠時に舌あるいは下顎が後退することで気道が狭窄することが要因のひとつになっていると考えられている。

したがって、スリープスプリントは舌や下顎が後退することを防ぐ、あるいは積極的に前方に誘導する構造になっているものが多い。

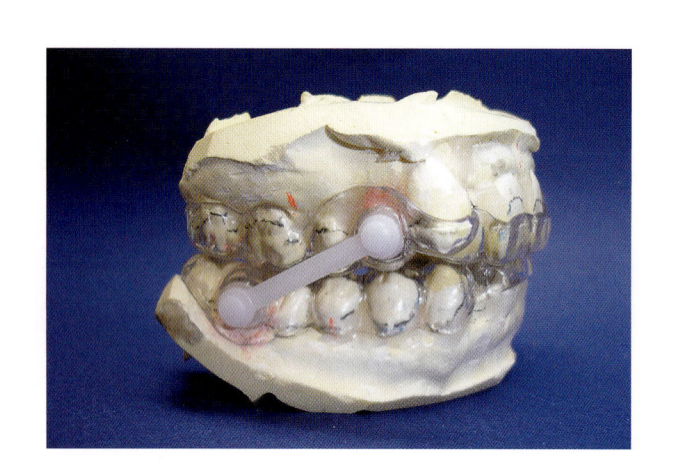

Q スリープスプリントの設計の注意点は？

A 舌や下顎全体が後退することで気道が狭窄するとの考えから、これまで下顎を前方に誘導する必要があると考えられてきているが、けっしてそうとは限らない。下顎が咬頭嵌合位付近にあるように保持するだけでも改善する可能性があることが報告されている。

さらに、多くのスリープスプリントでは咬合をかなり挙上しているのだが、それによって開口することが、実は下顎を後退させている場合が多く、それで気道が狭窄している可能性がある。いいかえると、そのような装置であれば、開口した状態で前方位をとらせて固定する必要があるのはうなずける。したがって、各装置の咬合挙上量により、必要な前方移動量も変えなければならないことになる。

図4-66 支点周囲のシートは、補強のために外形線を広くとる。

7）マウスガード

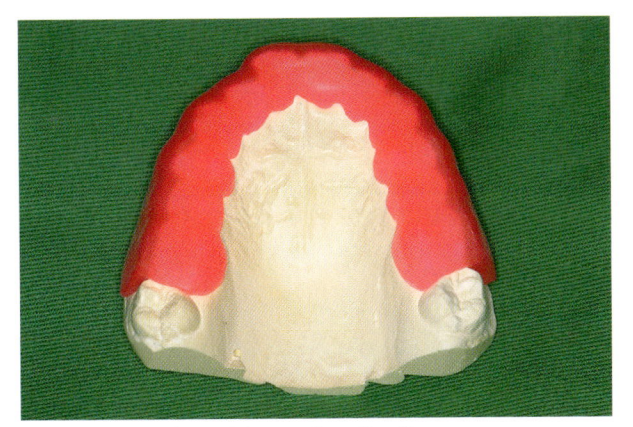

図4-67　シングルレイヤーマウスガード。

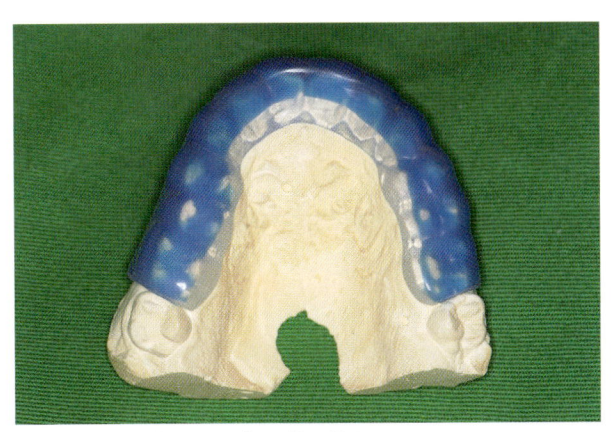

図4-68　ラミネートマウスガード。

（1）背景と使用目的

マウスガードを装着することによってスポーツ活動時の外傷予防を減少させることができるのは明らかである。

パフォーマンスの向上を期待して装着することもあるようだが、種類や個人の条件によっても異なること、またドーピングとの関係もあることからすすめられない。

衝撃の吸収効果を考え、EVAあるいはポリオルフィンなどの軟質材料を用いて、
①シングルタイプ（図4-67）
②ラミネートタイプ（図4-68）
を製作することができる。

設計には外傷防止効果を向上させるとともに、装着が呼吸・発音の妨げとならないような配慮が必要になる[16]。

〈1〉シングルレイヤーマウスガード

シングルレイヤーマウスガードは、通常1枚のシート材から成形されるマウスガードを意味しており、その点ではマウスフォームドタイプにもっとも近い形状を有している。それだけに、
①初めてマウスガードを装着しようとする選手、
②これまでマウスフォームドタイプを使用してきた選手、
③大きな衝撃を受けることはないが、自分自身の歯で粘膜にけがをしやすい競技の選手（水球など）、
に適したタイプである。

〈2〉ラミネートマウスガード

一方、ラミネートマウスガードの「ラミネート」（Lamination：積層）、および「マルティプルレイヤード」（Multiple layered：多層）は積層することを意味している。これらも基本的にはシングルレイヤーのマウスガードと変わりないが、積層することには以下のような利点がある。

a. 希望する厚みを獲得することができる

シングルレイヤータイプでは成形後に厚みが減少するので、たとえば、前歯部の唇側部の厚みを確保しようとすると、それ以上に厚いシートを用いる必要があり、不必要に臼歯部の厚みも増すことになる。とくに、受傷しやすい前歯の切端部付近での厚みの減少が問題となる（図4-69）。

しかしラミネート法であれば、1層目を形成した後、必要な部分のみが適切な厚みとなるように、つぎの層となるシートを選択してさらに成形可能である（図4-70）。

b. 部分的に色を変えることができる

1層目に選手が望む色を用い、その上に透明の2層目を積層することで部分的に前歯部色を変えるこ

とができ、カスタムメイドならではのデザインが可能である。

c．硬さの異なるシートを組み合わせることができる

硬い材料は加えられた力を分散する効果があり、軟らかい材料は衝撃を吸収する効果が高い。そこでこれらの特徴を考慮してハイブリッドにすることがある。ただし、両者を組み合わせると必ずしも衝撃吸収機能が増すわけではない。

ハイブリッドではなく、1層目の前歯部には衝撃吸収を期待して軟らかな材料を、臼歯部には咬合の安定を期待して比較的硬い材料を用いることも可能である。

d．層の間にネームやロゴ、シールなどを入れることができる

さまざまな素材を用いて、使用者の名前やチームのロゴなどを入れることは、カスタムメイドならではの付加価値となる。

（2）適応の範囲

ボクシング・ラグビーやアメリカンフットボールなどコンタクトスポーツには必須のアイテムであろうと考えられるのだが、すべてのコンタクトスポーツで義務化されているわけではない[17]。

また、コンタクトスポーツ以外にもマウスガードが有効なスポーツは多い。学校検診や日常の診療を通じて、つねに情報を提供し続けることがたいせつである。

（3）製作方法
〈1〉シングルレイヤーマウスガードの製作

適合・外形・咬合を考えて設計・製作をしなければ、マウスフォームドタイプとなんら変わらないものになってしまう。カスタムメイドの良さがすぐに実感してもらえるよう、設計と製作には細心の注意が必要となる。

I．基本のデザイン

シングルレイヤーマウスガードの基本デザインは、同時にラミネートマウスガードの基本デザインでもある。

i ）外形（アウトライン）
a．唇頬側

有床義歯とは異なり、けっして歯肉頬移行部に辺縁を設定してはならない。歯肉縁に沿って辺縁を設定すると、マウスガードが動いた場合に遊離歯肉を刺激することになり、痛みにつながるおそれもある。

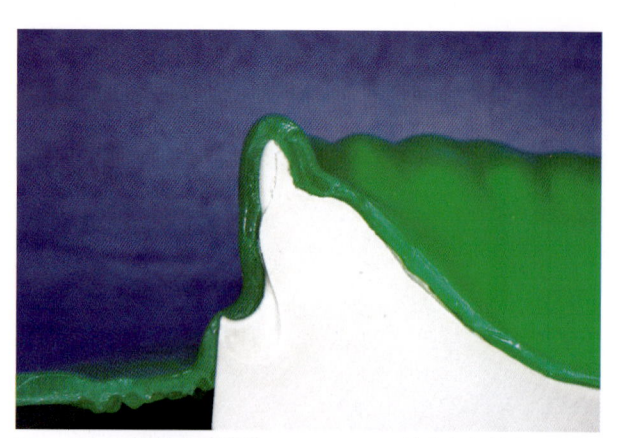

図4-69　1層目の成形時においては、前歯部切端部の厚さが薄くなる。

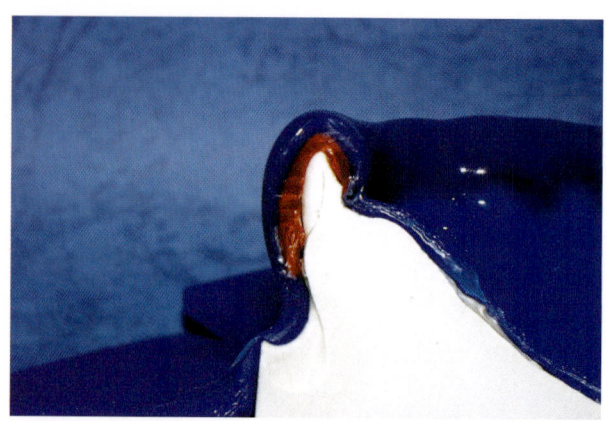

図4-70　ラミネートの2層目では、比較的均一な厚みが得られる。

また、唇頬側の歯肉を外傷から守るために、歯頸部から4mm以上離して外形を設定する(図4-71)。その際、小帯部からは2〜3mm離す必要がある。顎骨の最大豊隆部と外形線は一致させないようにし、それよりも少し低位に(長く)外形線を設定する(図4-72)。

犬歯が唇側に転位している場合で、かつマウスガード以外の防具を使用する競技の場合(たとえばアメリカンフットボールや男子のラクロスなど)では、逆にその部分を短くすることも可能になる(図4-73)。

b. 口蓋側

原則として、歯頸部に外形線を設定する(図4-74)。これは発音や異物感に対しての配慮からである。維持力の増加を期待し、口蓋側に延長して外形が設定されている場合も見受けられる。しかし、適合の良いマウスガードでは、維持力のほとんどが歯冠のアンダーカットから得られるので、その必要はない。

前歯部のデザインとしては、歯頸部を基本とし、さらに前歯部が狭窄している場合やマウスガード以外の防具を使用する競技の場合には、犬歯間の口蓋側を歯冠の1/2まで削除することも可能である(図4-75)。

c. 咬合面

後縁は第一大臼歯の遠心部に設定することを基本とする。これは、それより後方に設定した場合には異物感の原因となることが多いためである(図4-76)。

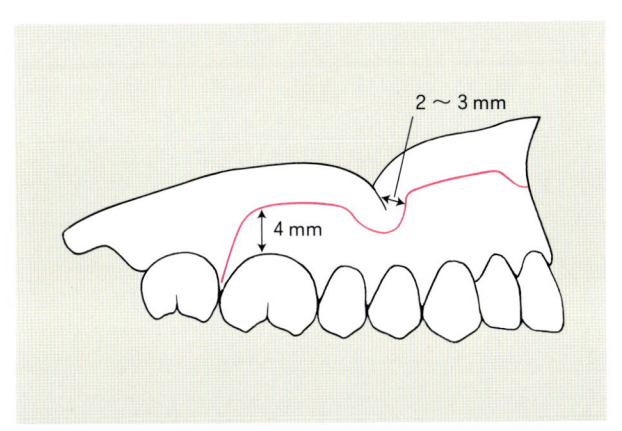

図4-71 唇頬側は歯頸部から4mm以上離して外形を設定し、小帯は十分に避ける。

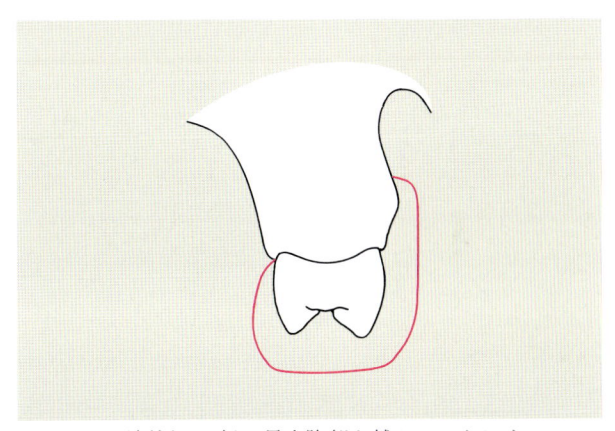

図4-72 唇頬側の辺縁は最大隆部を越えるようにする。

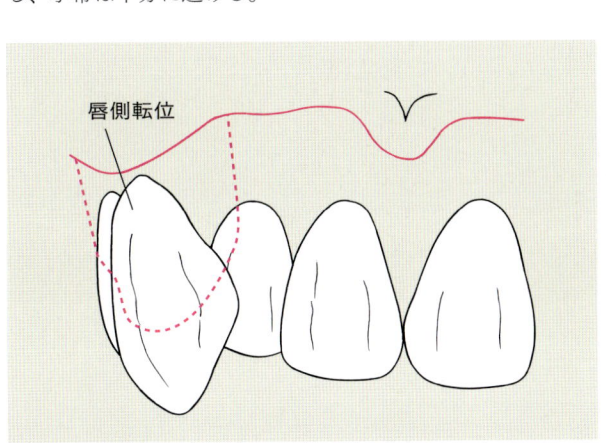

図4-73 唇側転位した歯ではその部分を露出させることもできる(点線)。

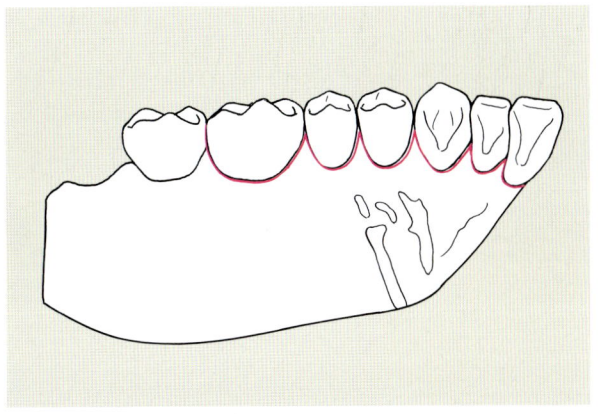

図4-74 口蓋側は歯頸部にとどめる。

ii) 厚み

現在市販されているシート材のほとんどは EVA であり、その衝撃吸収能力は厚みが増すほど向上し、少なくとも 2 mm 以上は必要であると考えられる[18]。

a. 唇頬側

外傷の発症率のとくに高い部位は上顎の前歯部である。そこで、ボクシング・ラグビー・女子ラクロスでは前歯唇側の厚みを少なくとも成形後 2 mm 以上、できれば 3 mm は確保する。

ただし厚くした場合には、口唇が閉じられるように形態を修整する必要がある。フェイスガードを併用する競技や水球では、前歯部で成形後 2 mm を基本とする。臼歯部の頬側の厚みについても 2 mm を基本として、選手の希望に合わせて異物感が少ないように設定する。

b. 口蓋側

口蓋側に関しては、異物感や発音を考慮し、容易に変形しない範囲で可能なかぎり薄くする。容易に変形すると維持力が失われることになる。

c. 咬合面

安静空隙内の咬合挙上量となるように厚みを設定する。通常は臼歯部で1.5～2.0mm となるので、前歯部ではより厚くなる。製作の手順のところで述べるが、軽い咬合接触時には前歯部は接触させないように調整する。

iii) 辺縁の移行形態

唇頬側・口蓋側ともに滑らかに軟組織に移行するように辺縁形態を付与するが、ナイフエッジ状にすると裂けやすくなるので、逆シャンファー状になるように調整する（図 4 -77）。

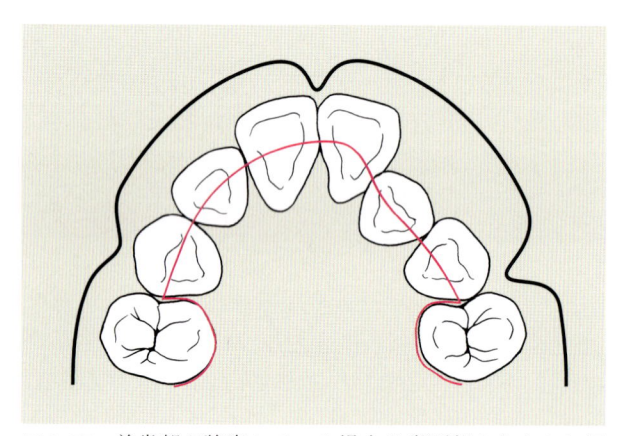

図 4 -75　前歯部が狭窄している場合は歯頸部よりさらに短くする。

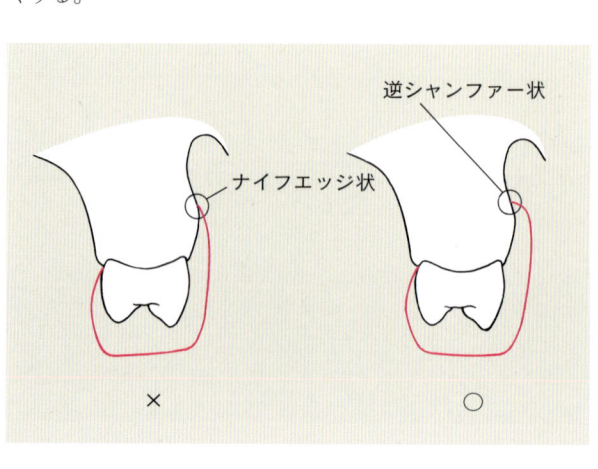

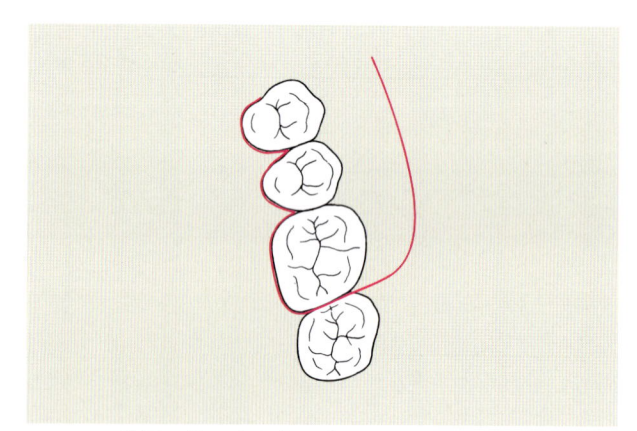

図 4 -76　後縁は第一大臼歯の遠心にとどめる。

図 4 -77　辺縁は少し厚みをつけて移行させる。

Ⅱ．製作の術式とポイント

シングルレイヤーマウスガードの基本的な製作術式を紹介する。

a．模型の準備

採得したアルジネート印象による上下顎の石膏模型と咬頭嵌合位でのチェックバイトを用意する（図4-78）。

模型基底部のトリミングは、前歯部の歯軸が模型基底面と可能なかぎり垂直となるように行う。これは、シートの圧接時に歯槽部でのシートの厚みを確保し、前方からの衝撃吸収性を保つためである。

圧接はステージに対して垂直方向より行われるため、これに対して大きな角度をつけると圧接不良を招きやすい（図4-79）。したがって、圧接が必要な各部に対して適切な角度を模型基底部のトリミング

〈シングルレイヤーマウスガード製作のステップ〉

図4-78　上下顎の石膏模型と咬頭嵌合位でのチェクバイトを用意する。

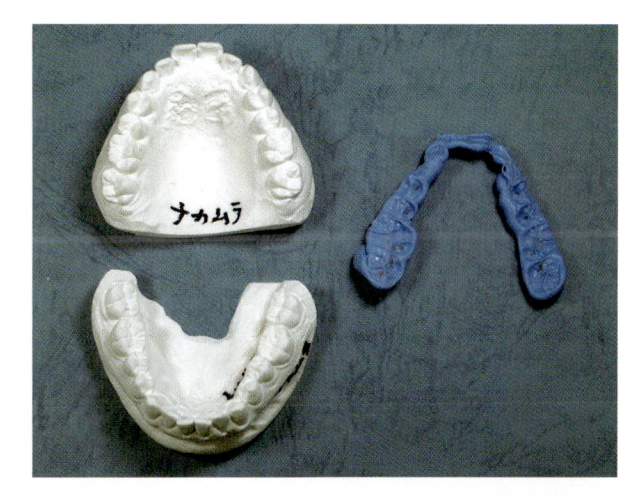

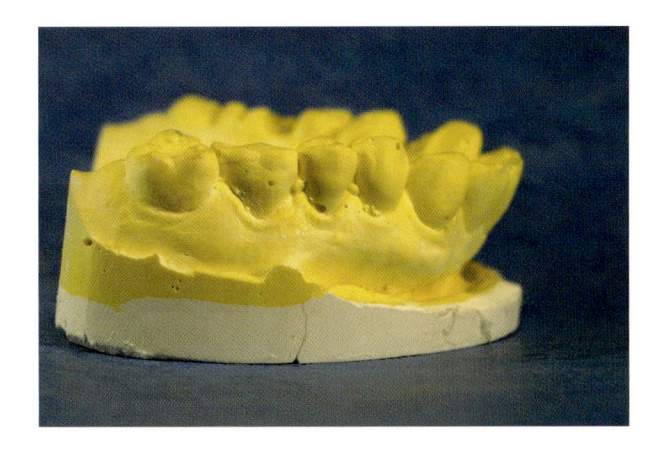

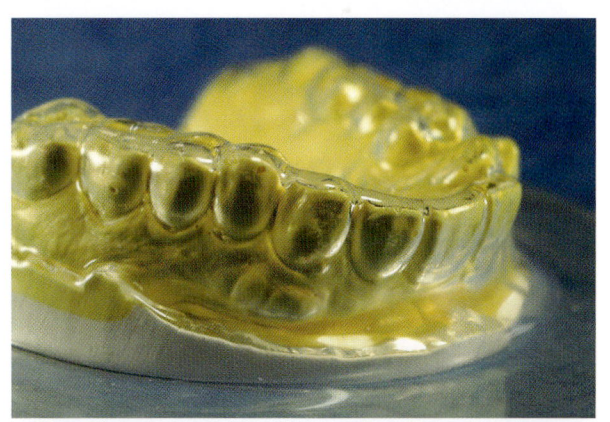

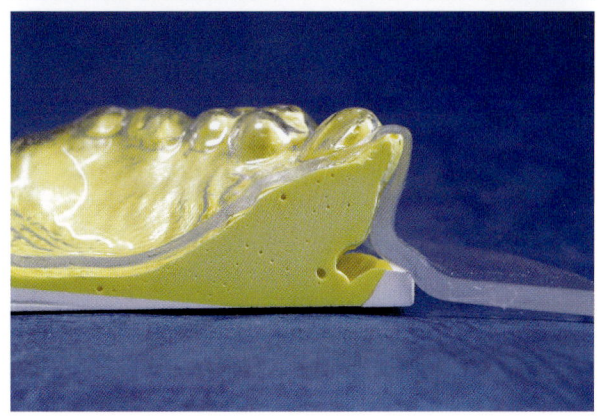

図4-79a〜c　適切な模型基底部のトリミングがされなかったため、圧接不良を招いた例（歯槽部にシートが圧接されていない）。

により付与することが重要である（図4-80）。

　ブリッジのポンティック部にみられるような大きなアンダーカットや治療中の部位は、あらかじめ石膏やブロックアウト専用のワックスやシリコーン材を用いて修整しておく（図4-81）。ステージに対して模型を移行的な形態とするため、辺縁の鋭利な部分は削除しておく（図4-82）。

　これらさまざまな模型の調整が終了した後、圧接作業に備え、模型を十分に乾燥させておく。これは圧接状態が模型の通気性に大きく影響されるためである。

　前述した基本のデザインに従って外形線を記入し（図4-83）、分離剤（アルギン酸分離剤）をできるだけ薄く塗布する（図4-84）。

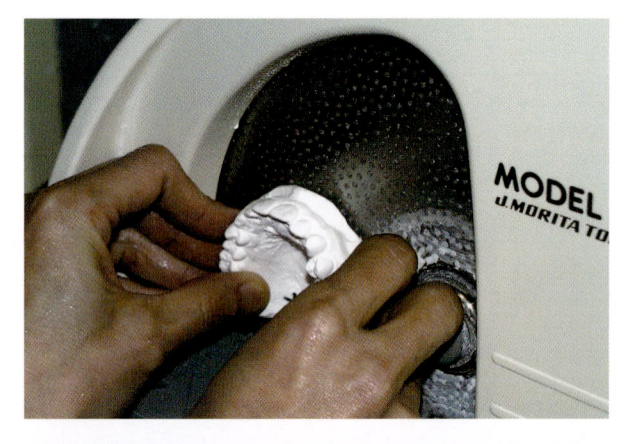

図4-80　圧接を容易にするために模型の厚みはなるべく薄く調節する。また、前歯部に大きなアンダーカットができないように模型基底部と前歯部の角度を調節する。

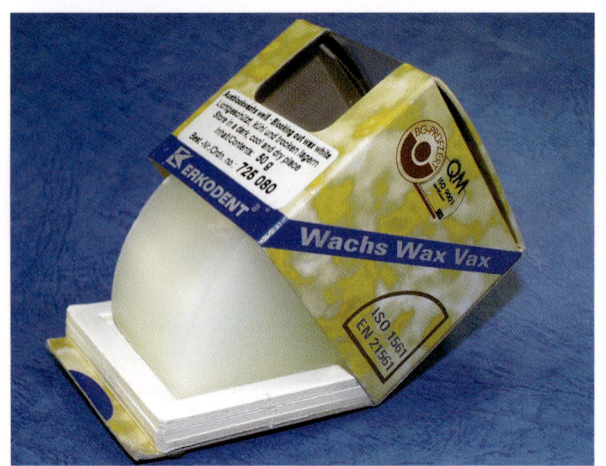

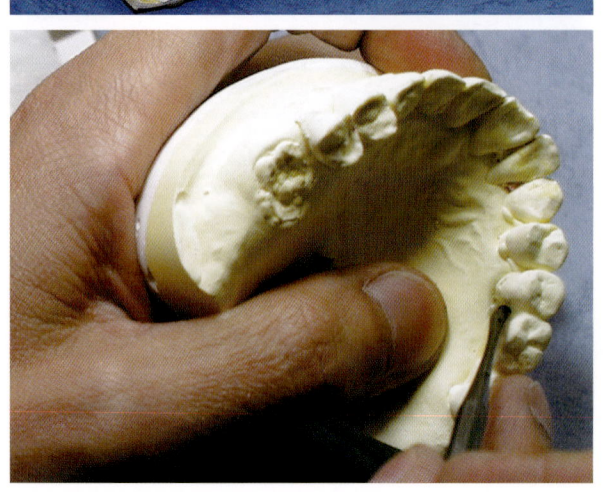

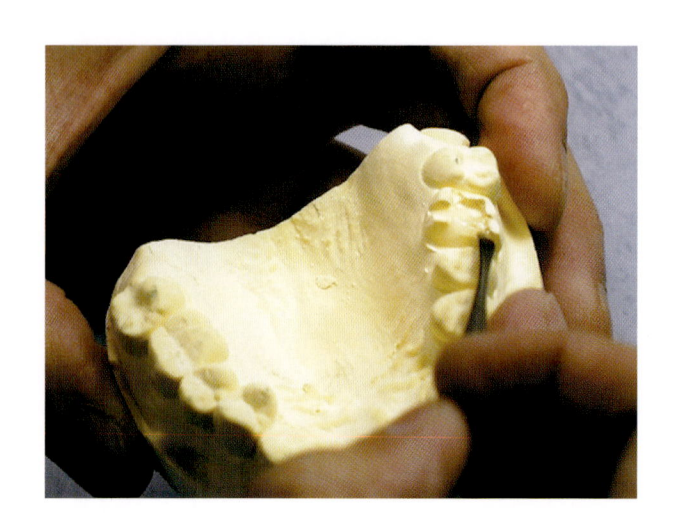

図4-81a〜c　大きなアンダーカット部や治療中の部位は、ブロックアウト専用ワックス（モデリングワックス，ERKODENT，日本デンタルサプライ）などを用いてブロックアウトしておく。

a	
b	c

第4章　サーモフォーミングテクニックの応用

図4-82　辺縁の鋭利な部分はトリミングする。修整後、模型は十分に乾燥させておく。

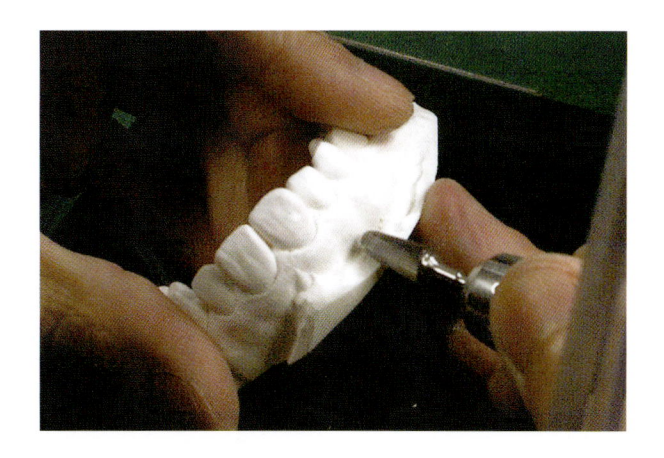

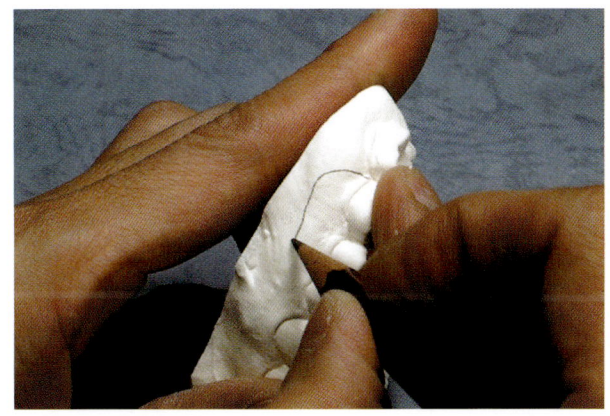

図4-83a、b　外形線の記入。　　　　　　　　　　　　　　　　　　　a|b

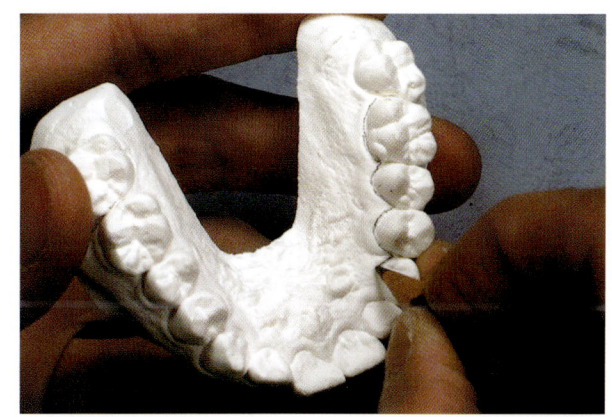

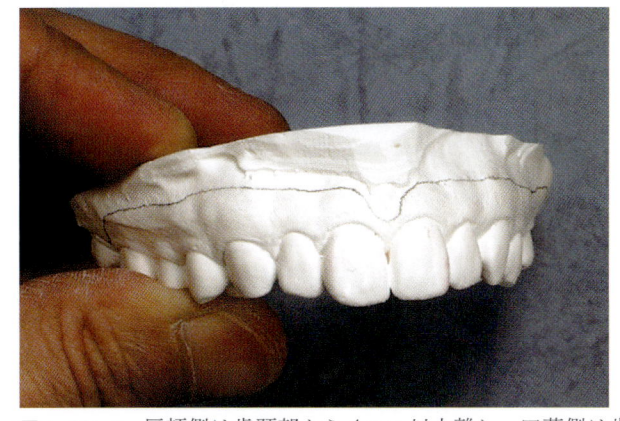

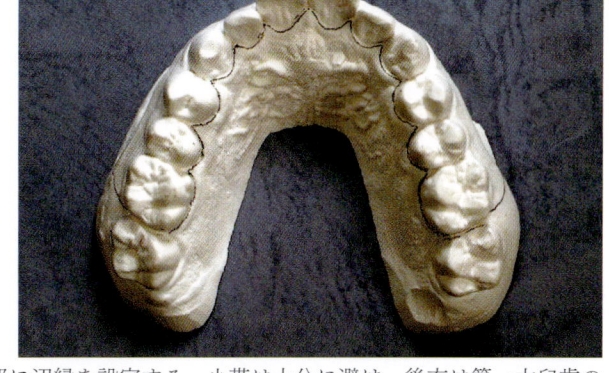

図4-83c、d　唇頬側は歯頚部から4mm以上離し、口蓋側は歯頚部に辺縁を設定する。小帯は十分に避け、後方は第一大臼歯の遠心までとする。　　　　　　　　　　　　　　　　　　　　　　　　　　c|d

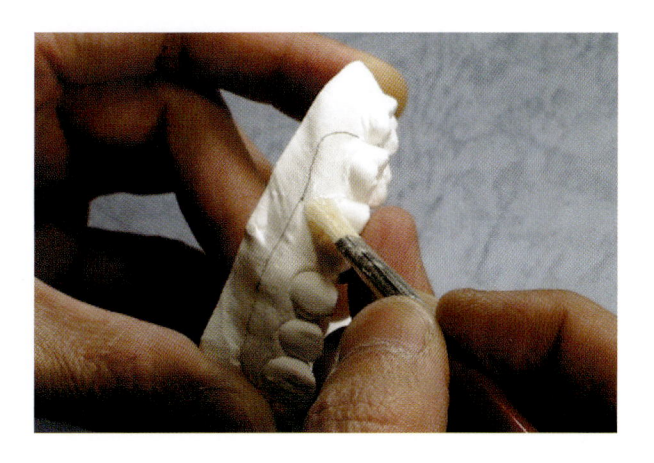

図4-84　分離剤塗布（アルギン酸分離材）。

b. シートの圧接

作業用模型をステージへ設置する際には、圧接時にシート中央部が前歯と接する位置となるよう調整する(図4-85)。

つぎに、技工指示に沿って適切なシートを選択し(図4-86)、シートホルダーに挟み込んで固定した後(図4-87)、熱源部をシートホルダー上部に移動し、加熱を開始する(図4-88)。加熱が進行してシー

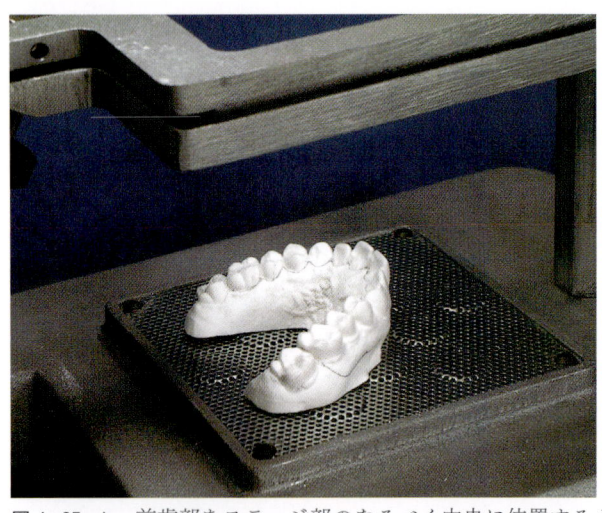

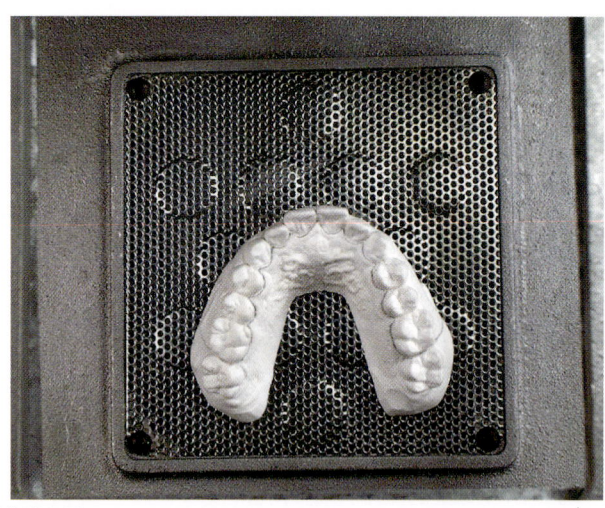

図4-85a、b　前歯部をステージ部のなるべく中央に位置するように模型を置く。　　a|b

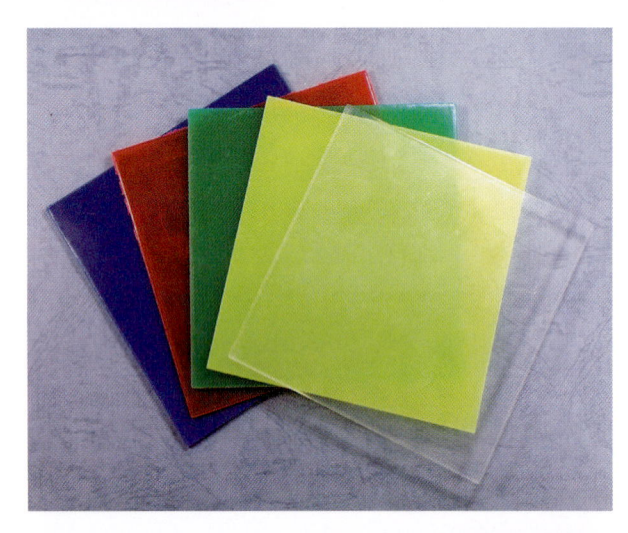

図4-86　シートは色・形状・厚みの異なるものが用意されている。

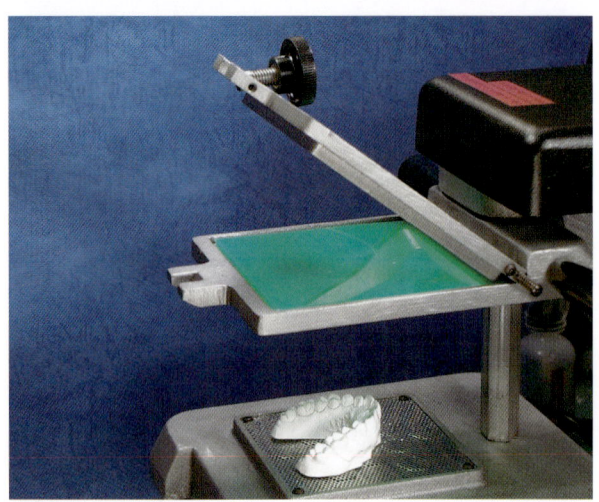

図4-87a、b　シートホルダーにシートを固定。　　a|b

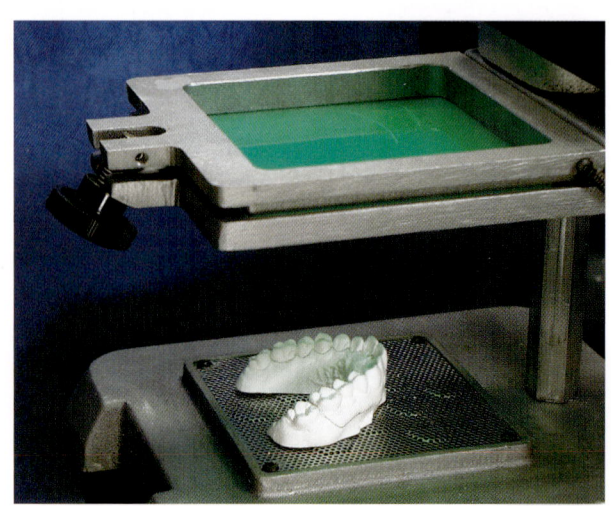

第4章 サーモフォーミングテクニックの応用

トが軟化され、適切なタイミングとなった時に圧接を開始する(図4-89)。

圧接はまず、熱源部をシートホルダー上部より外し、次いでバキュームスイッチを入れた後(図4-90)、シートホルダー横のハンドルを両手で持ち、すばやくシートホルダー部をステージまで押し下げ

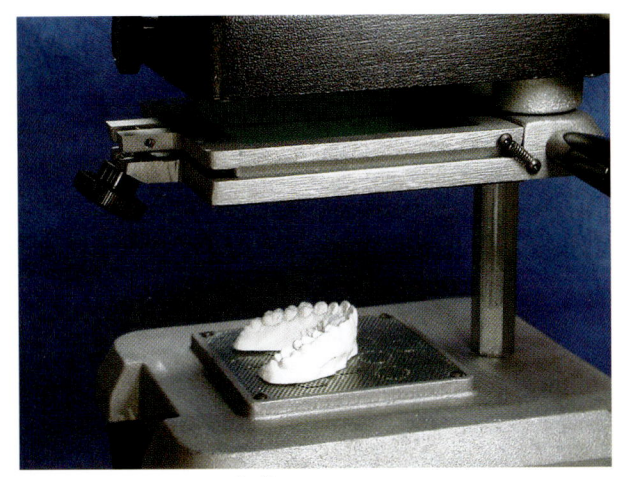

図4-88a、b　シートを加熱。

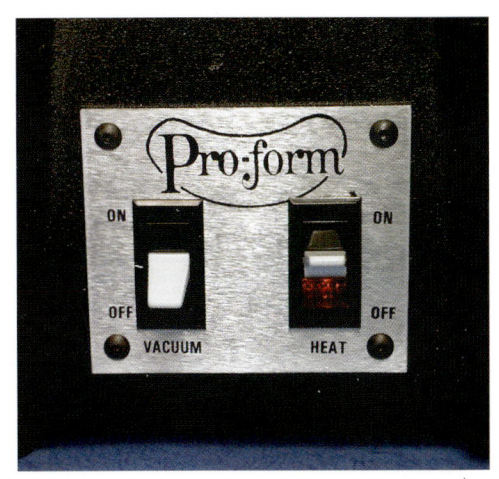

a|b

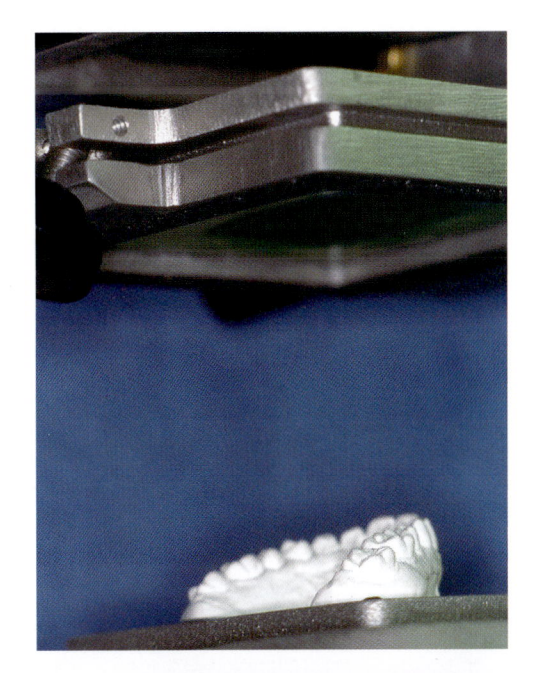

図4-89　加熱されたシートは中央部が垂れ下がってくるが、それが一時止まる時期がある。この時にスプリングバック現象が生じていると考えられ、成形のタイミングの目安となる。

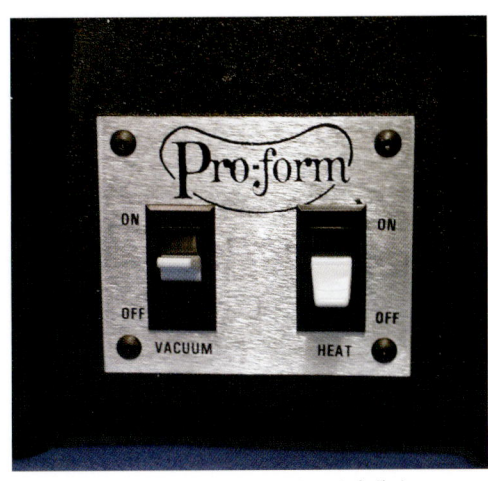

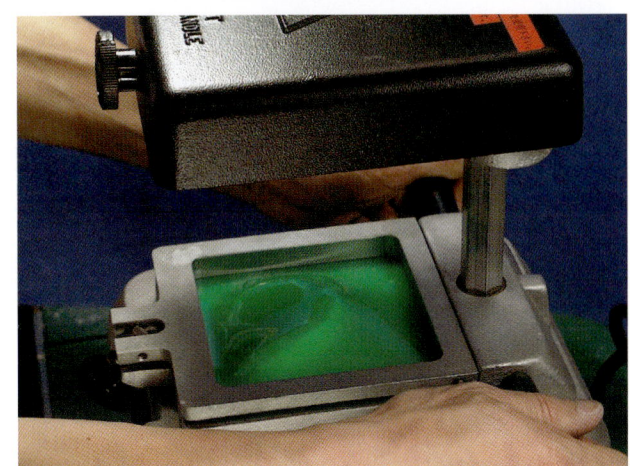

図4-90、91　バキュームのスイッチを入れ、シートホルダー部を両手ですばやくステージに重ねる。

90|91

る(図4-91)。この時、吸引力でシートが模型に密着していく様子が観察できる。

吸引は数分間以上行って、シートが自然に冷却されるのを待ち、急冷は避ける(図4-92)。その後、吸引を停止し、シートホルダーよりシートおよび模型を取り外す(図4-93)。

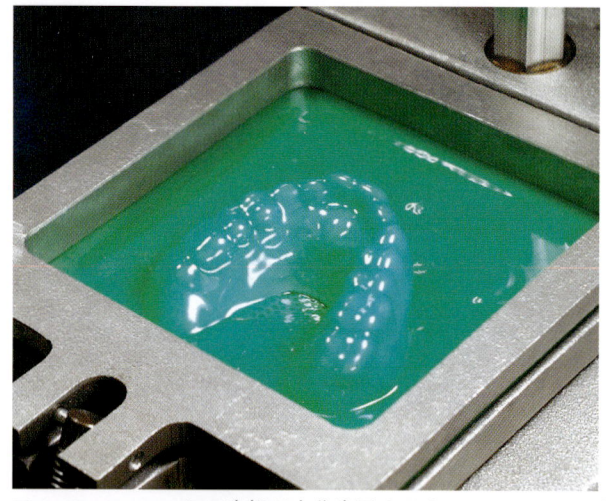

図4-92a、b　シートの冷却が十分完了するまで、バキュームを引き続ける。　　　　　　　　　　　　　　　　　　　a|b

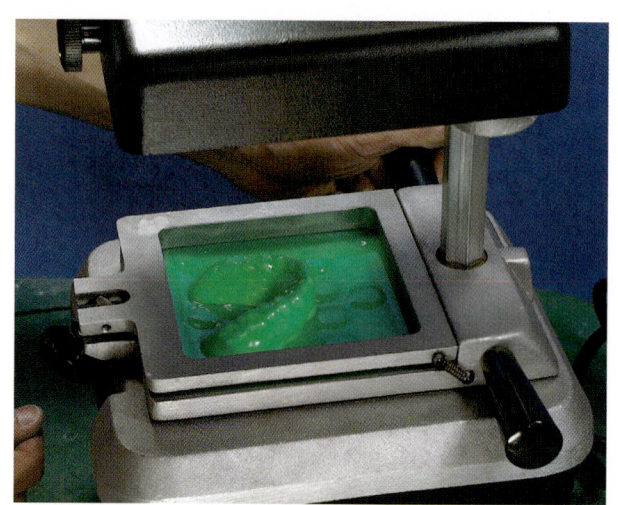

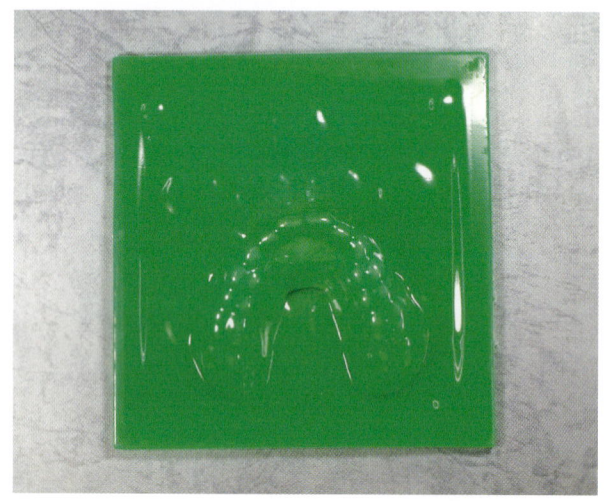

図4-93a、b　バキュームを停止し、シートを模型ごと外す。　　　　　　　　　　　　　　　　　　　a|b

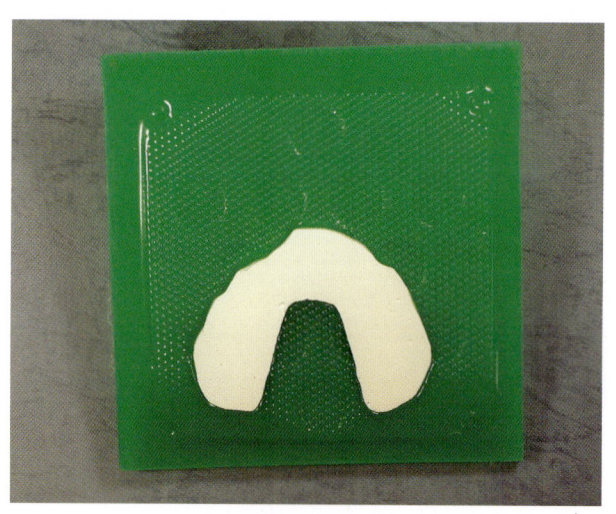

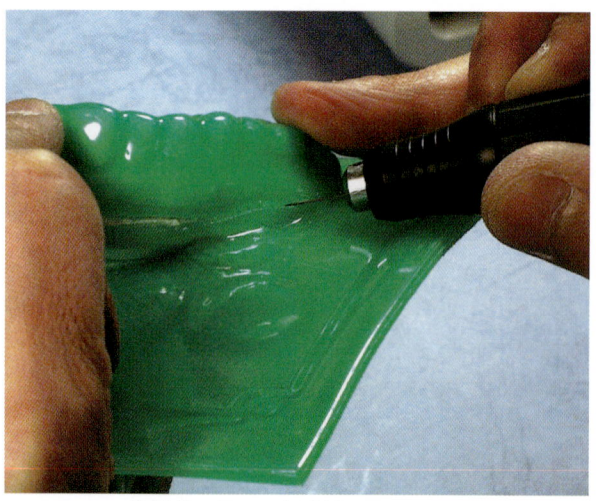

図4-94a、b　外形線に沿って超音波カッターにて切断。　　　　　　　　　　　　　　　　　　　a|b

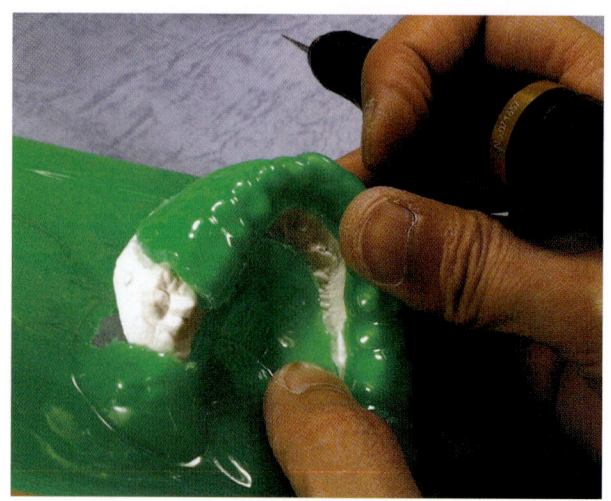

第4章　サーモフォーミングテクニックの応用

c. 外形の調整および研磨

　無理やり模型から取り外したりしてマウスガードを変形させないよう配慮する必要がある。そのため、金冠バサミで外形線に向かって数箇所に切れ目を入れたうえで撤去する方法がすすめられる。撤去したら外形線に沿ってシート材を切り抜く（図4-94）。

　歯頸部などの複雑な箇所の調整や辺縁形態を歯肉に移行的に仕上げるために、軟性レジン専用タングステンカーバイドバー（KOMET，モモセ歯科商会）などを用いると良い（図4-95）。次いで、軟性レジン専用研磨ディスク（リスコS，ERKODENT，日本デンタルサプライ）などで辺縁を整える（図4-96）。

　最後に咬合調整を行う準備として、チェックバイトを用いて上下顎の模型を適切に平均値咬合器に装着する（図4-97）。この時、第一大臼歯部での挙上量が安静空隙内に収まるように（通常1.5〜2.0mm程度）、切歯指導釘を調節する（図4-98）。

　咬合調整は通常、臼歯部のみで咬合するように、軟性レジン専用タングステンカーバイドカッターを用いて調整する。また、側方運動を大きく阻害する部分は削り落としておく（図4-99）。次いで、軟性レジン専用研磨ディスクにて調整した箇所を整えておく。

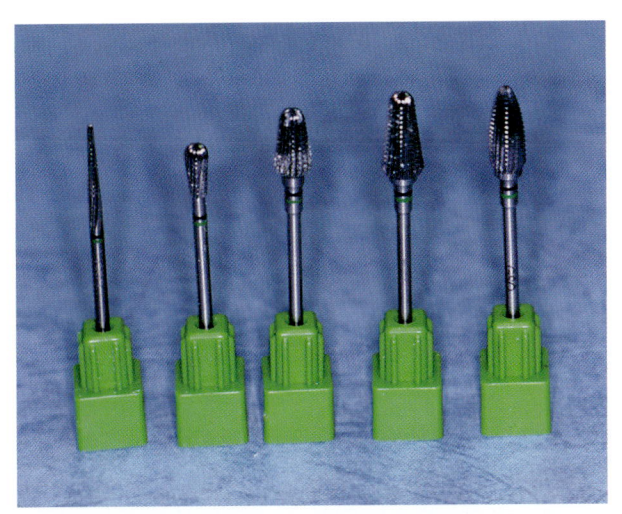

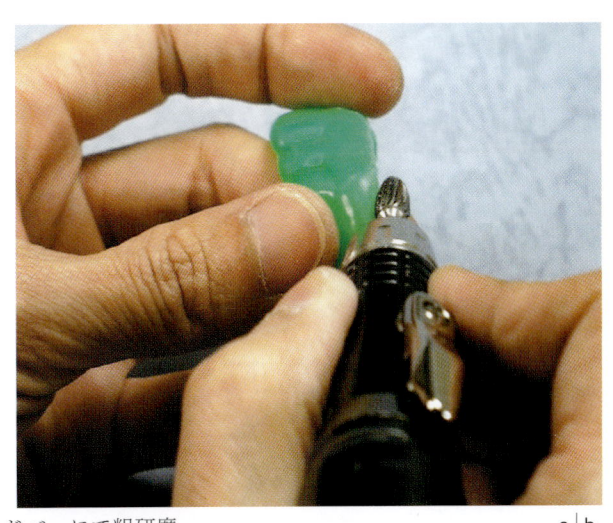

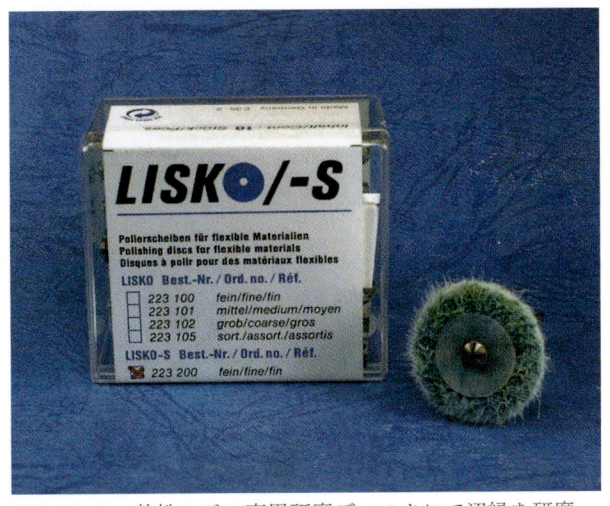

図4-95a、b　歯肉に移行的に、軟性レジン用タングステンカーバイドバーにて粗研磨。　a|b

図4-96a、b　軟性レジン専用研磨ディスクにて辺縁を研磨。　a|b

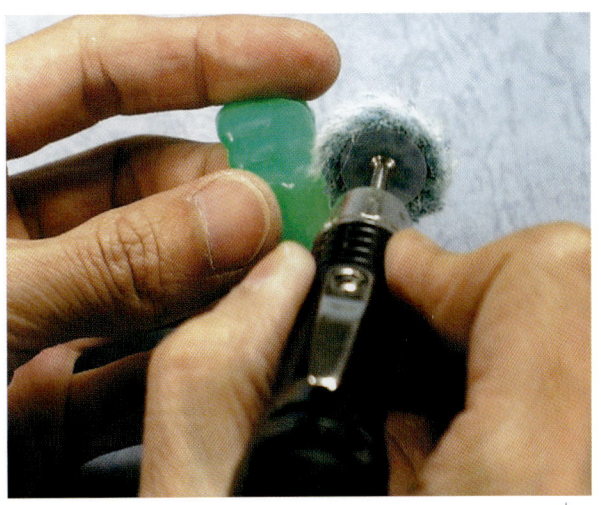

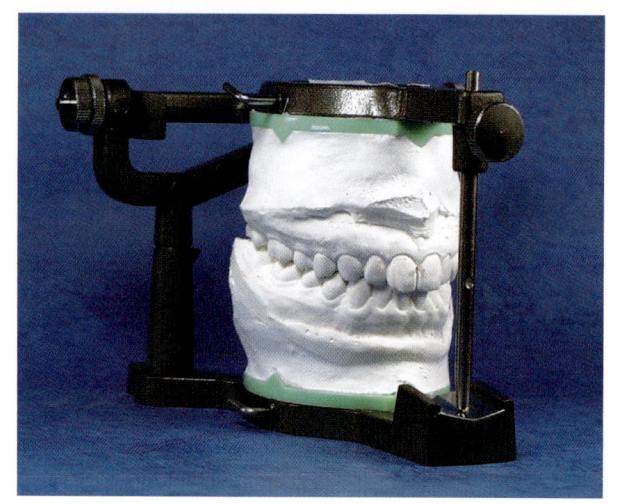

図4-97 咬合器に模型を装着。

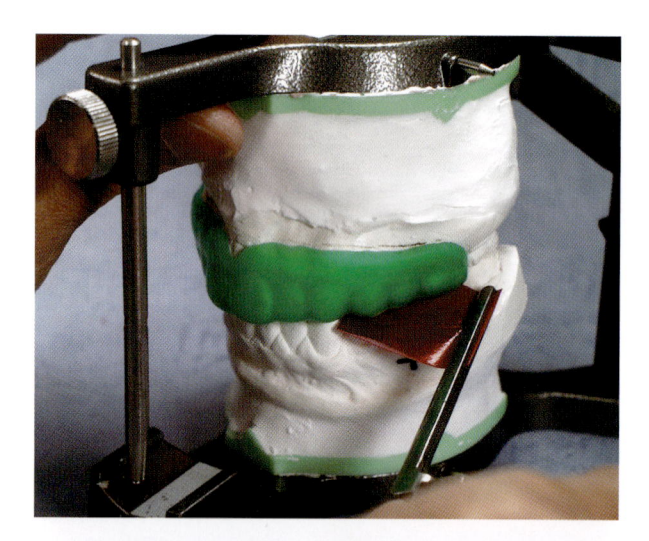

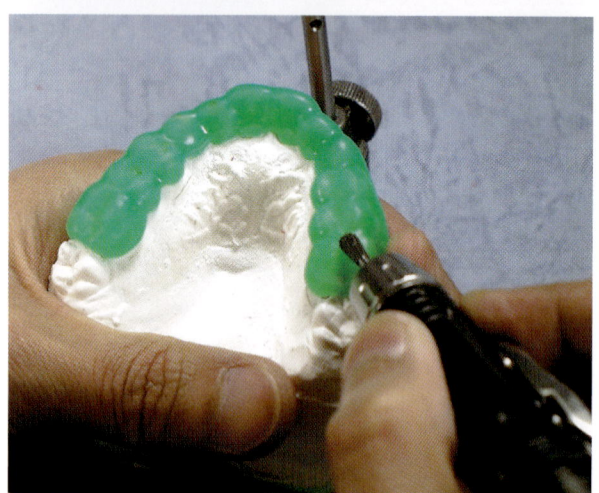

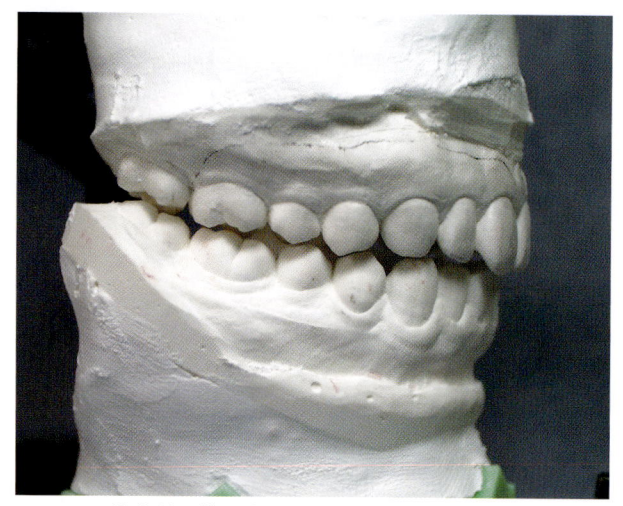

図4-98 挙上量は第一大臼歯部で、約1.5〜2.0mm(安静空隙内)に設定する。

図4-99a〜c 咬合調整は、軽くクレンチングした際に臼歯部で接触し、強くクレンチングした際に前歯部も軽く接触するようにする。また、基本的には側方への動きを妨げる部分は削除する。

a	
b	c

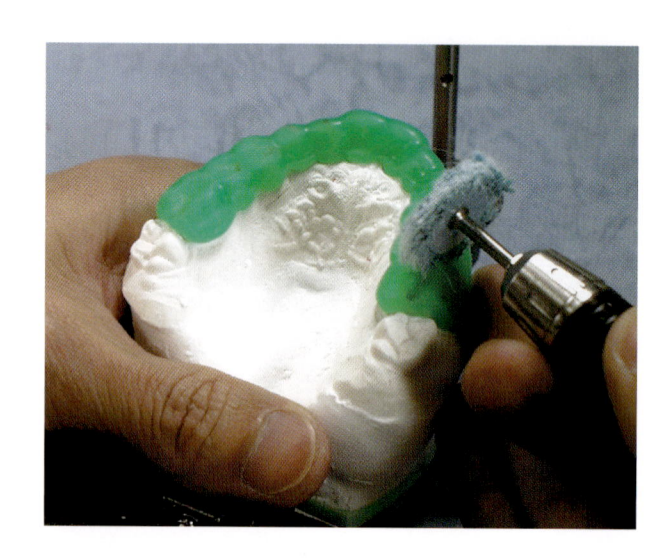

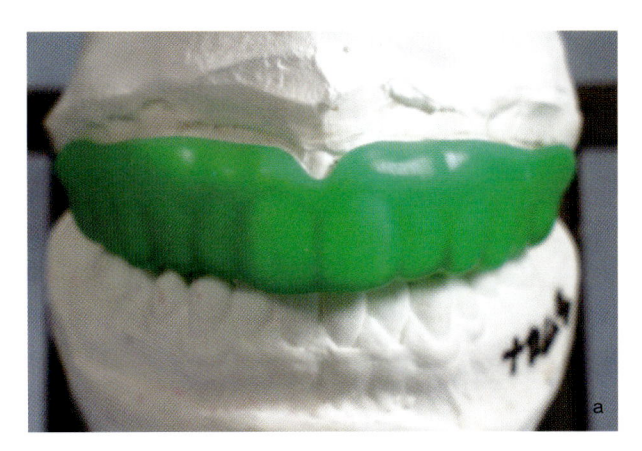

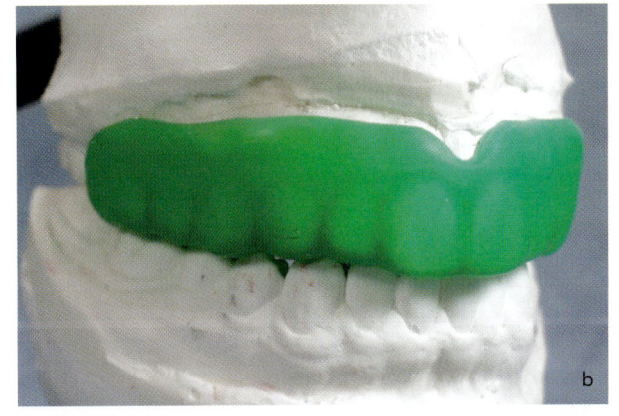

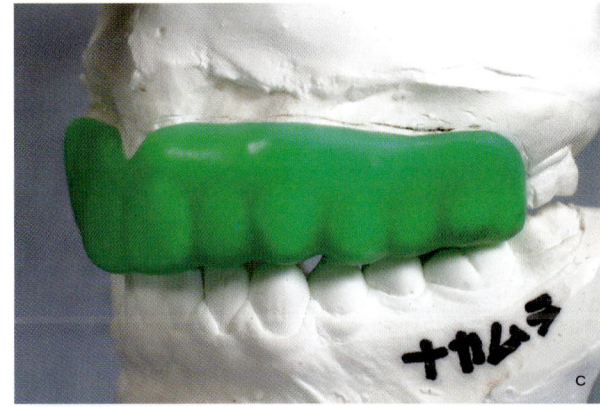

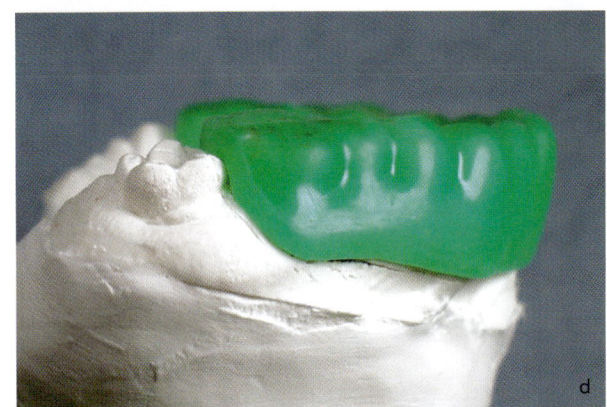

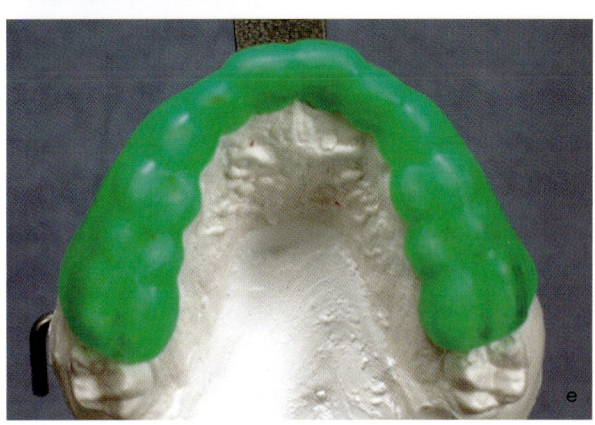

第4章 サーモフォーミングテクニックの応用

図4-100a〜e 完成。調整の終わったマウスガードは臼歯部に浅い圧痕跡が残る。

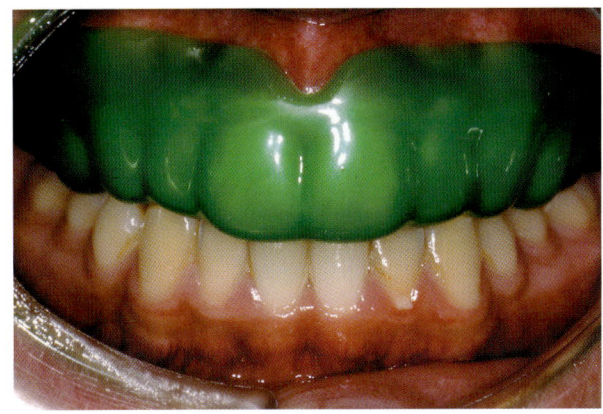

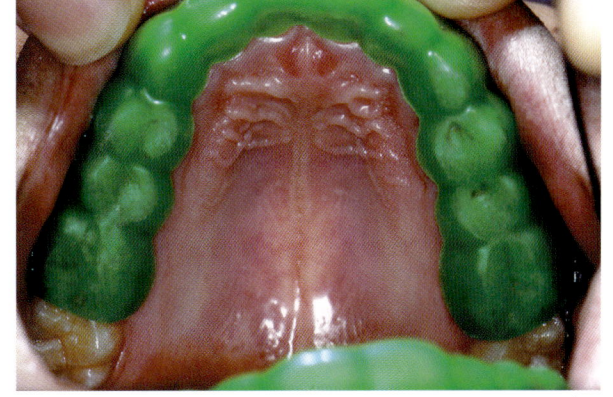

図4-101a、b 口腔内装着。

a|b

〈2〉ラミネートマウスガードの製作
1. 基本のデザイン

ラミネートマウスガードの基本デザインはシングルレイヤーと同じであるが、ラミネートする部位により、以下のタイプに分けることができる。
① 前歯部のみをラミネートする(図4-102)。
② 前歯部と、臼歯部の咬合面をラミネートする(図4-103)。
③ 前歯部と、臼歯部の咬合面と頰側面をラミネートする(図4-104)。

なお、②・③の場合には、咬合面と口蓋側との移行部の隅角での厚みが大きくなり、違和感の原因となるので、1層目の形態修整が必要になる(図4-105)。また前歯部の口蓋側についても、シングルレイヤーと同様に歯頸部の1/2まで削除可能である(図4-106)。

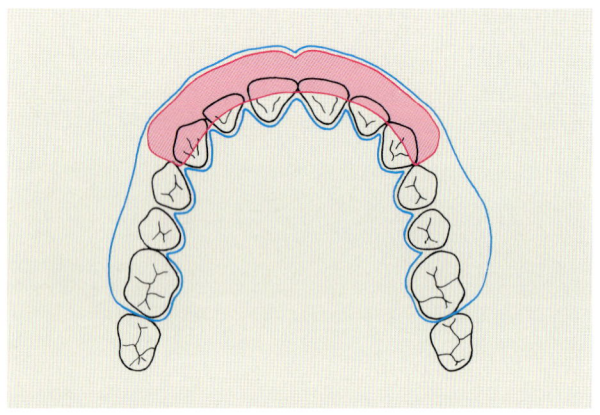

図4-102 前歯部のみをラミネート。

図4-103 前歯部と臼歯部の咬合面をラミネート。

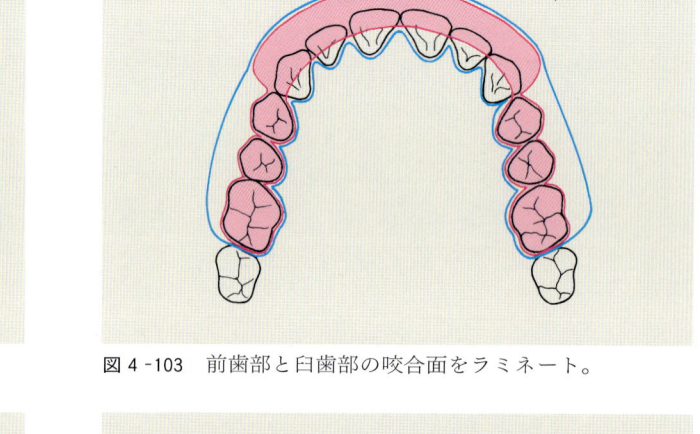

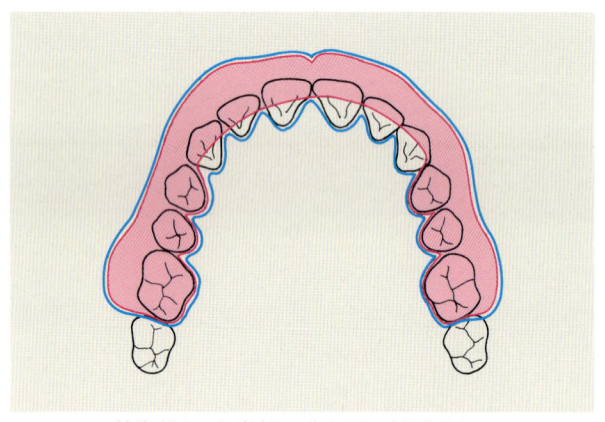

図4-104 前歯部と、臼歯部の咬合面と頰側面をラミネート。

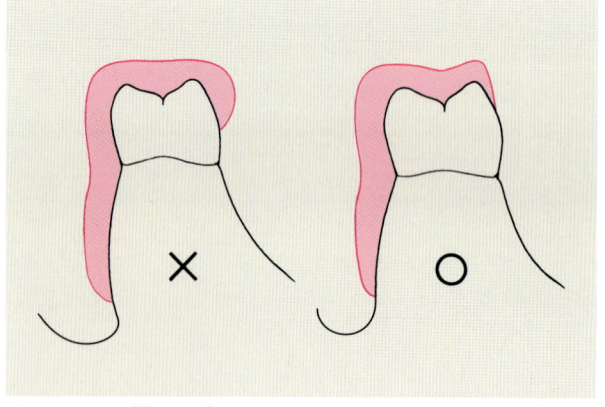

図4-105 1層目は歯牙より移行的に立ち上がった形態に修整する。

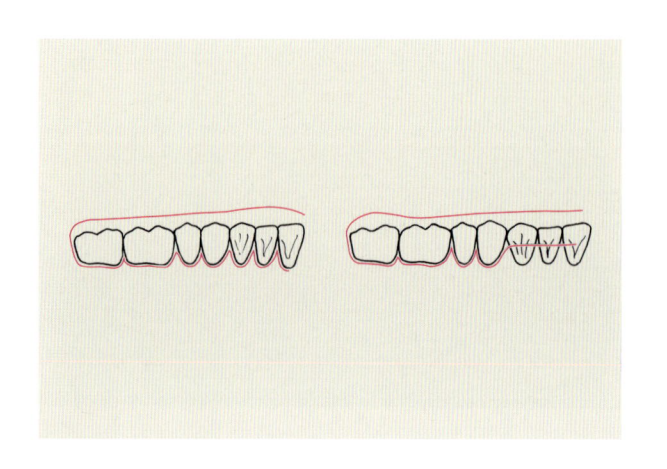

図4-106 口蓋側は歯頸部にとどめる。前歯部口蓋側は歯冠の1/2まで削除可能。

II. 製作の術式とポイント

ⅰ）注意点

ラミネートマウスガードの製作においては、積層するシート間の接着がもっとも重要となる。接着が不十分だと使用中にはがれてくるからである。そのため、つぎのような点に注意する必要がある。

a. 表面温度を高めること

基本的には、ある程度加熱されたEVAシートは表面処理を行わなくても互いに接着する可能性がある。積層して成形する前には、1層目のシートの表面を予備加熱しておく必要がある。

b. シートの表面処理を行うこと

操作中に手指の汚れや脂肪成分で汚染されると、シート間の接着効果が減弱する。表面の汚れを完全に除去する意味では、有機溶媒や専用の溶液（エントフィッター・ユーカリオイル）を使用することが望ましい。

c. 成形に必要なパワーを確保すること

上記の条件を満たせば、吸引型成形器を用いてもラミネートマウスガードは製作可能である。しかしながら、短時間に圧接成形が行われないと層間に空気を残留させてしまうおそれがある。したがって、

〈ラミネートマウスガード製作のステップ〉

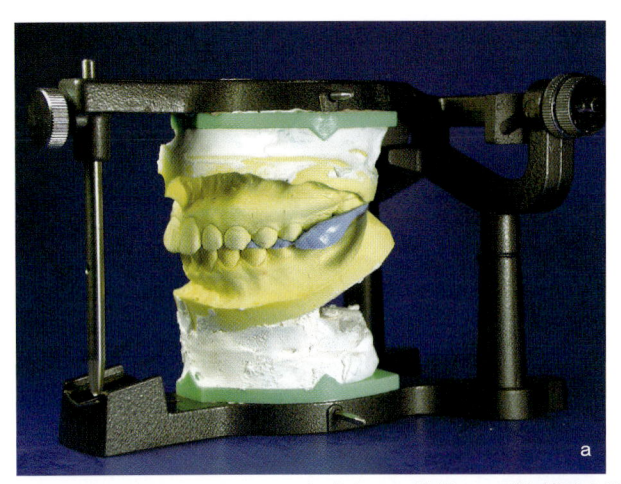

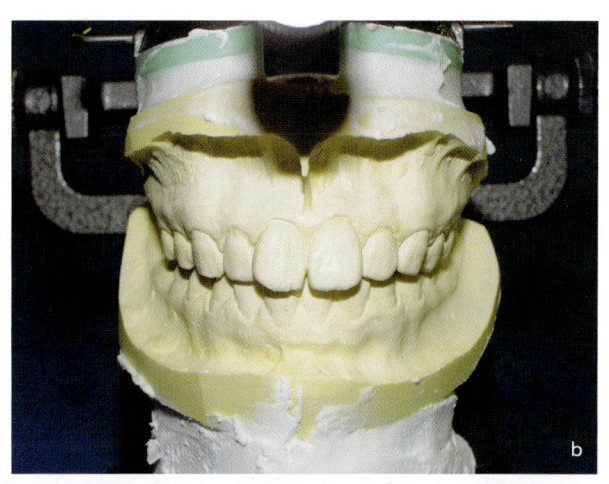

図4-107a、b　チェックバイトを咬ませた状態で、平均値咬合器に装着する。模型辺縁などの処理は、さほど気にする必要はない。

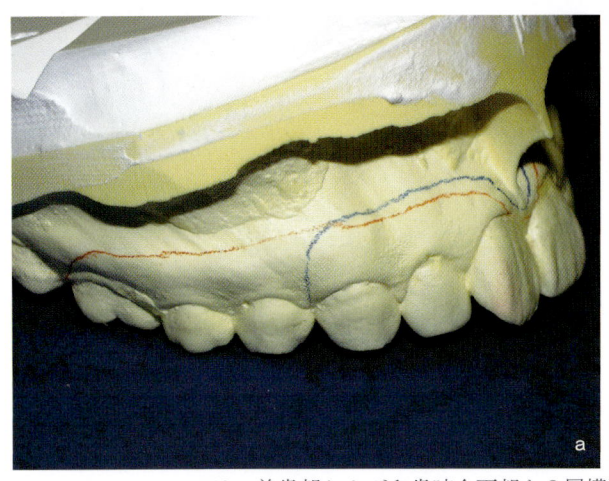

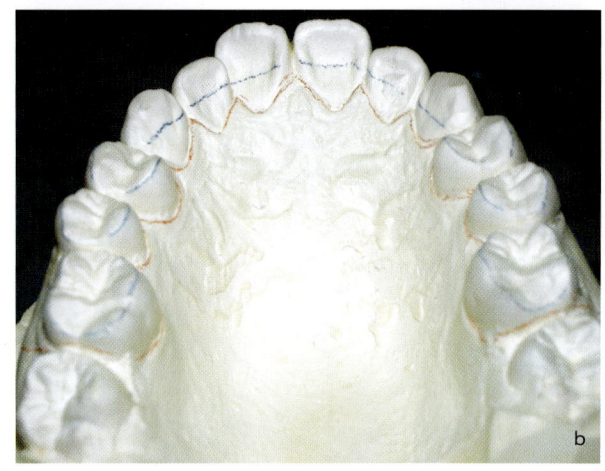

図4-108a、b　ここでは、前歯部および臼歯咬合面部を2層構造とする。1枚目のシートの設計は、前歯部では、完成時の外形線より少し延ばした状態で設定する。前歯舌側部では切端を覆う程度にする。臼歯部では、咬合面部のみ覆うように設定する。

短時間に圧接成形を行うパワーを有した加圧成形器・改良吸引型成形器で行うほうが確実である。

ⅱ）製作の術式

ここでは、加圧製成形器であるエルコプレスES200‐Eを用いて、製作の術式を咬合器装着（図4-107）から説明する。

<u>a．模型の準備</u>

模型の準備に関しては、シングルレイヤーマウスガードと同様である。加圧成形器は、平面のステージ以外にも、ビーズなどを用いて模型を固定できるタイプのステージが付属で用意されている機種が多い。それを使用すれば、圧接が必要な各部に対して適切な角度を付与するため模型の基底面をトリミングする必要がない。

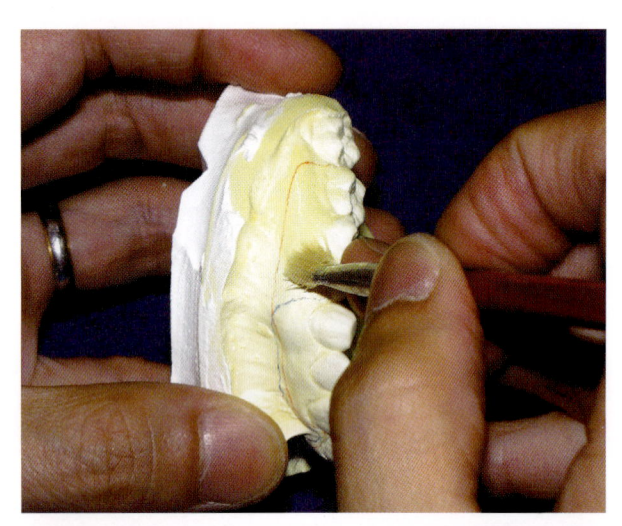

また、スプリットキャストが付いている状態やアンダーカットの強い箇所など、圧接に不必要な部分をビーズなどに埋没させることができるので、より確実にシートを圧接することが可能となるなどの利点を有している。

<u>b．シートの圧接（1層目）</u>

技工指示に沿って、1層目のシートを選択する。1層目のシートは、完成時にどこを2層構造にしたいのか、どこに厚みをもたせたいかを考慮して外形を設定する。名前やイラストなどの識別物を埋入したい場合、その箇所も2重構造にする必要がある（図4-108）。

作業用模型のステージへの設置は、基本的にビー

図4-109　アルギン酸分離剤の塗布。

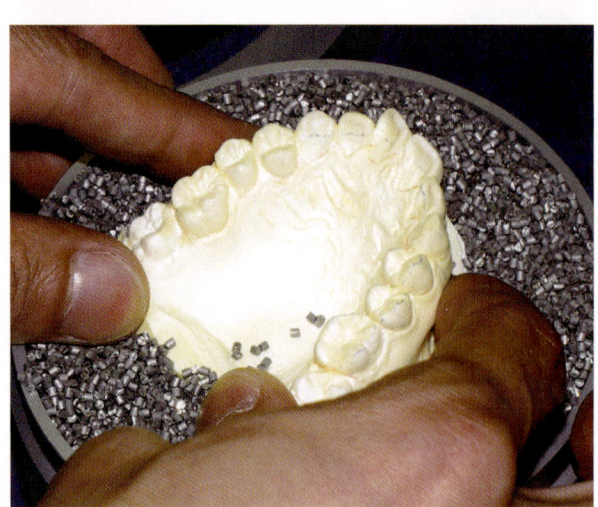

図4-110　作業用模型を、ビーズ（散弾）を利用したステージに埋没する。この時、模型の角度を調節することにより圧接ミスを防ぐことができる。

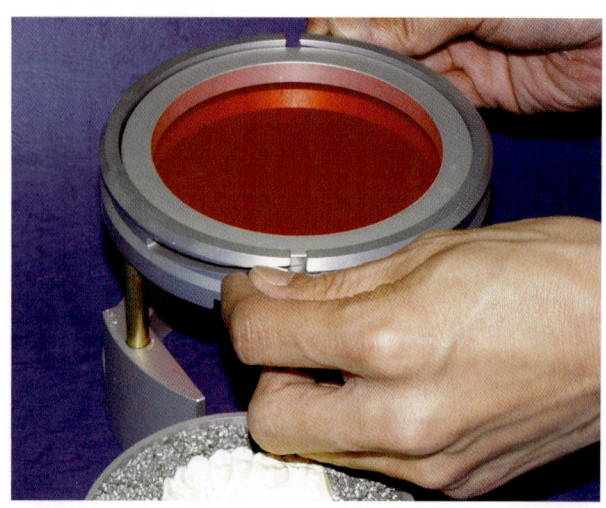

図4-111　シート材をシートホルダーに固定する。固定リングがねじ込み式なのでシートが確実に固定できる。

第4章　サーモフォーミングテクニックの応用

ズを使用する。シート圧接時に、そのシート中央部が前歯と接する位置に調節する（図4-110）。

　シートホルダーにシートを固定し、次いで模型をビーズステージにセットして、ステージのセッティングを終える（図4-111）。

　シート指定の加熱時間をヒータータイミングスイッチにより入力し（図4-112）、ヒータースイッチを押すと、ヒーターの予備加熱が開始される（図4-113）。予備加熱が終了するとブザーが鳴るので、ステージをヒーター下部に移動し、加熱を進行する（図

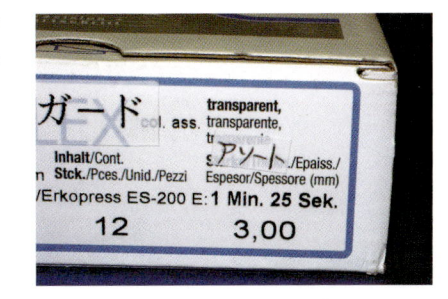

図4-112a、b　シート材（エルコフレックス，ERKODENT，日本デンタルサプライ）指定の加熱軟化時間を入力する。

a｜b

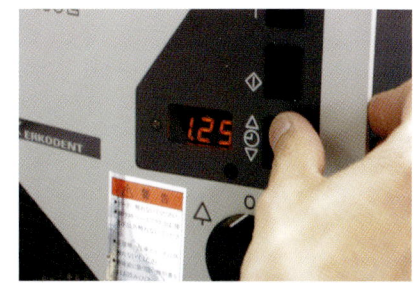

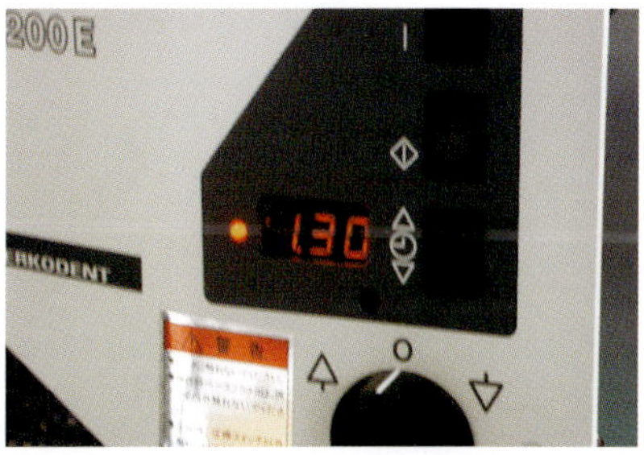

図4-113a、b　ヒータースイッチを押すと、初回1分45秒、インターバル時1分30秒の予備加熱が開始される。

a｜b

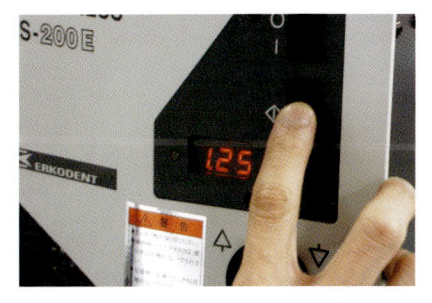

図4-114a〜c　ステージを熱源部にもっていくと、スイッチにより自動的に軟化が開始される。

a
―
b｜c

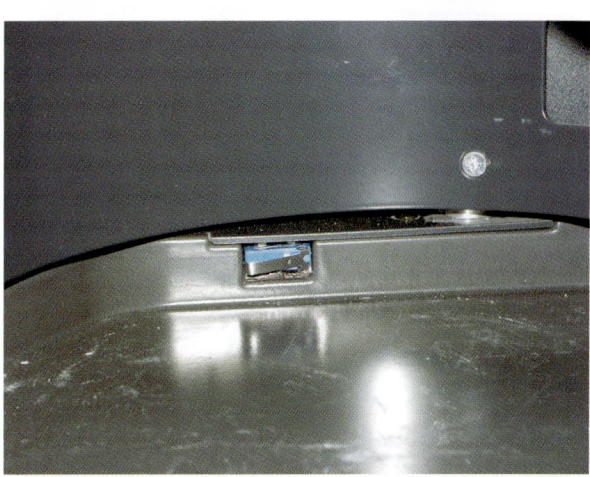

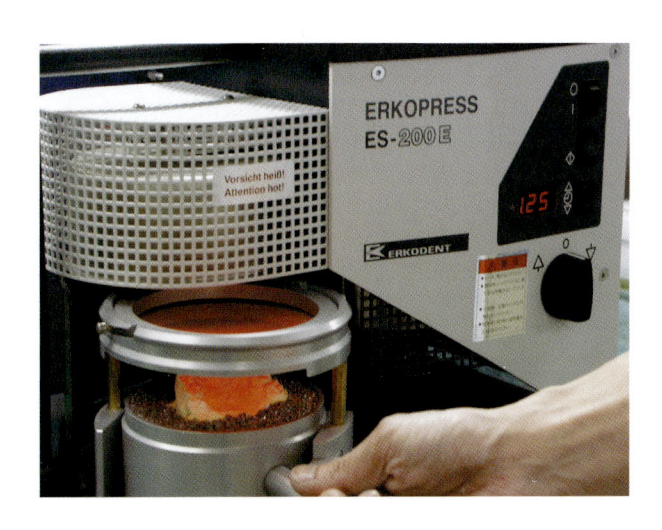

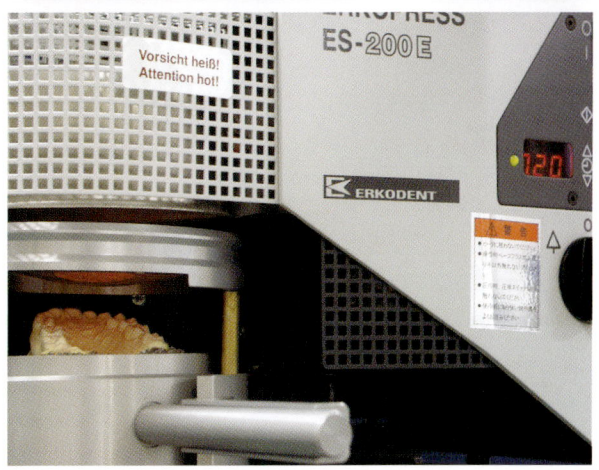

4-114)。指定の加熱時間が経過するとブザーが鳴り、圧接の適切なタイミングとなるので、圧接を開始する(図4-115)。

　ステージをステージ移動ガイドに沿って加圧部まで移動させ、加圧を開始する(図4-116)。この時、加圧経過時間がディスプレイに表示される(図4-117)。シートが冷めるまで加圧を続ける。シートが冷めたところで圧を開放し、ステージを取り出す(図4-118)。

c. シートの調整および研磨(1層目)

　模型に傷をつけないように、1層目の外形線に沿ってシート材を切り抜く。辺縁は歯肉・歯冠に移行的になるように、軟性レジン専用タングステン

図4-115　軟化時間到達後、ブザーにより圧接タイミングを知らせてくれる。

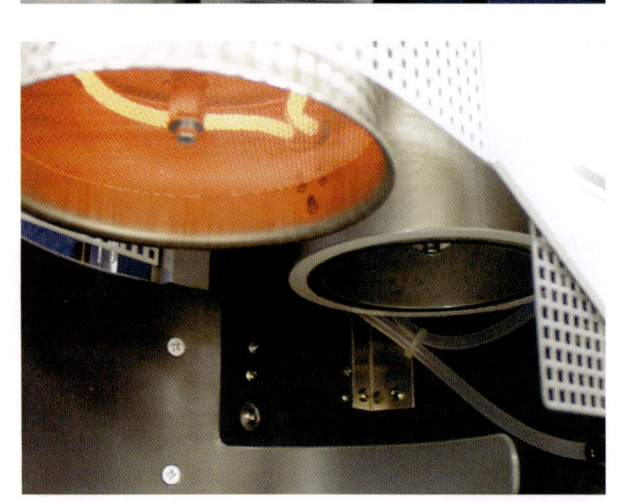

図4-116a、b　熱源部と加圧部(a)。ステージを加圧部まで移動させ、加圧を開始する(b)。　　　a|b

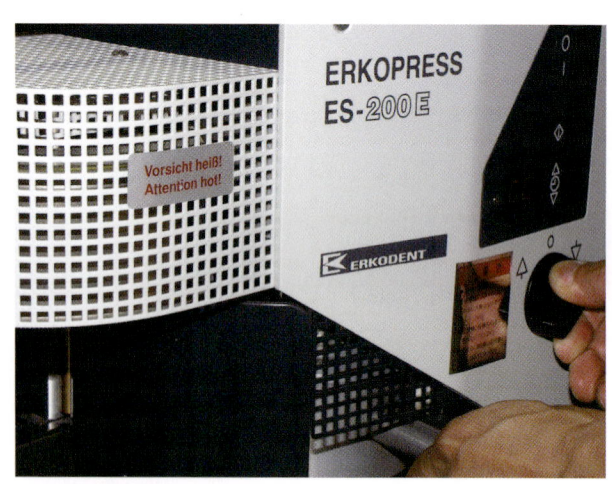

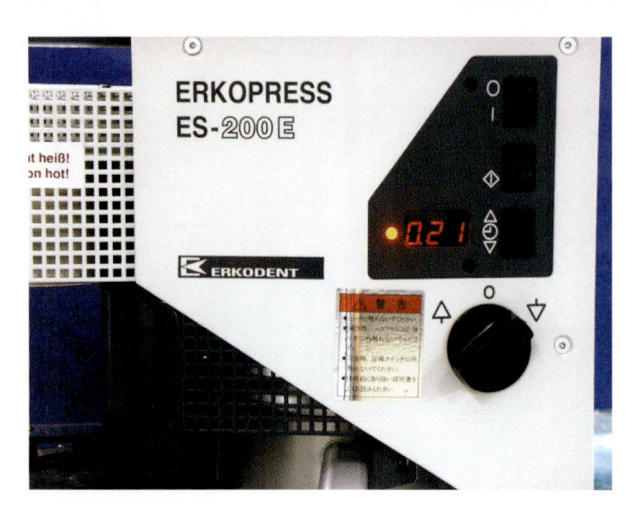

図4-117　加圧時間が加算表示される。

第4章 サーモフォーミングテクニックの応用

カーバイドバーにより処理する。シート表面の凹部は、平らにしておく（図4-119）。

d. 接着処理

1層目と2層目のシートがそれぞれ接する面にEVA表面清掃剤（エントフィッター，ERKODENT，日

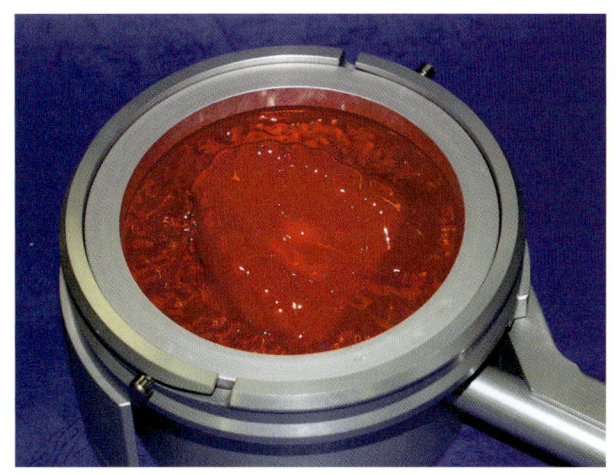

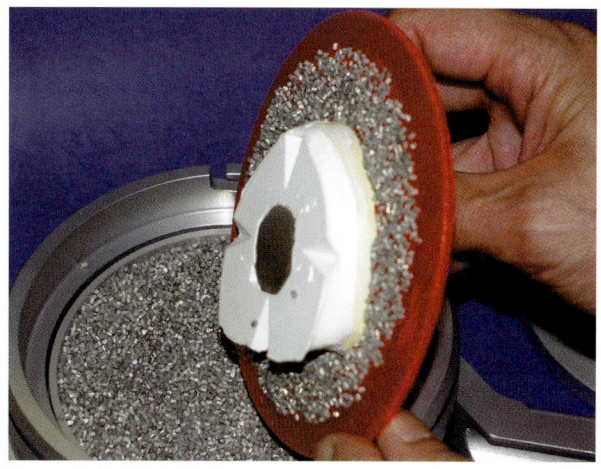

図4-118a,b　シート材が冷めたところで、フラスコより作業用模型とシート材と取り外す。　　a|b

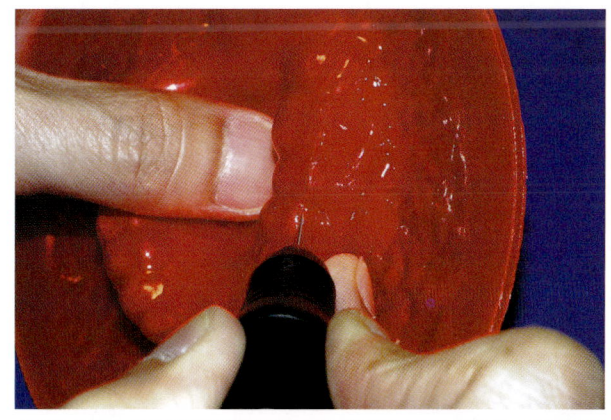

図4-119a〜f　超音波カッターにて、外形線どおりに切り取る。シートの辺縁は、歯肉および歯冠に移行的に調整する。また、シート表面の凹凸（歯冠間の凹凸の跡）を削り落としておく。

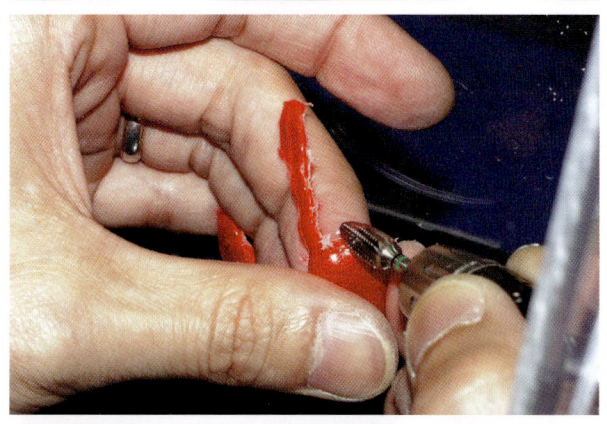

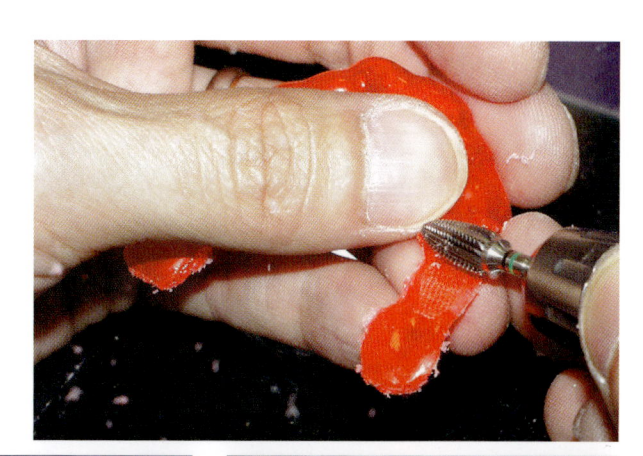

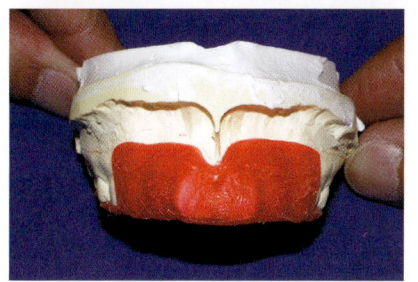

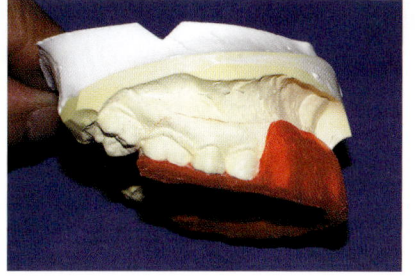

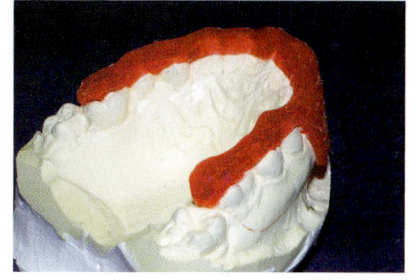

a	
b	c
d	e	f

105

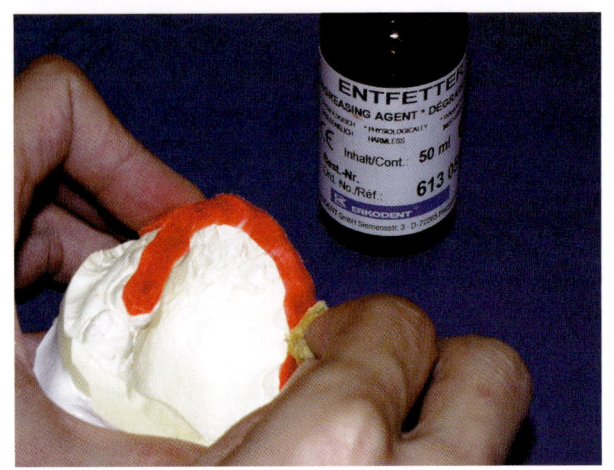

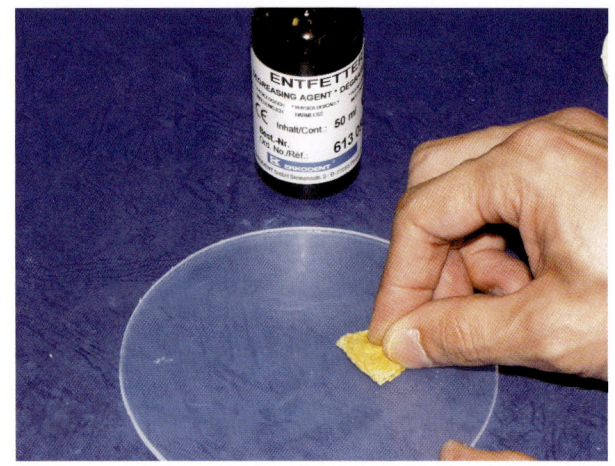

図4-120a、b　EVA表面清掃剤(エントフィッター，ERKODENT，日本デンタルサプライ)にて、1枚目のシートおよび2枚目のシートそれぞれ接する面に接着処理をする。

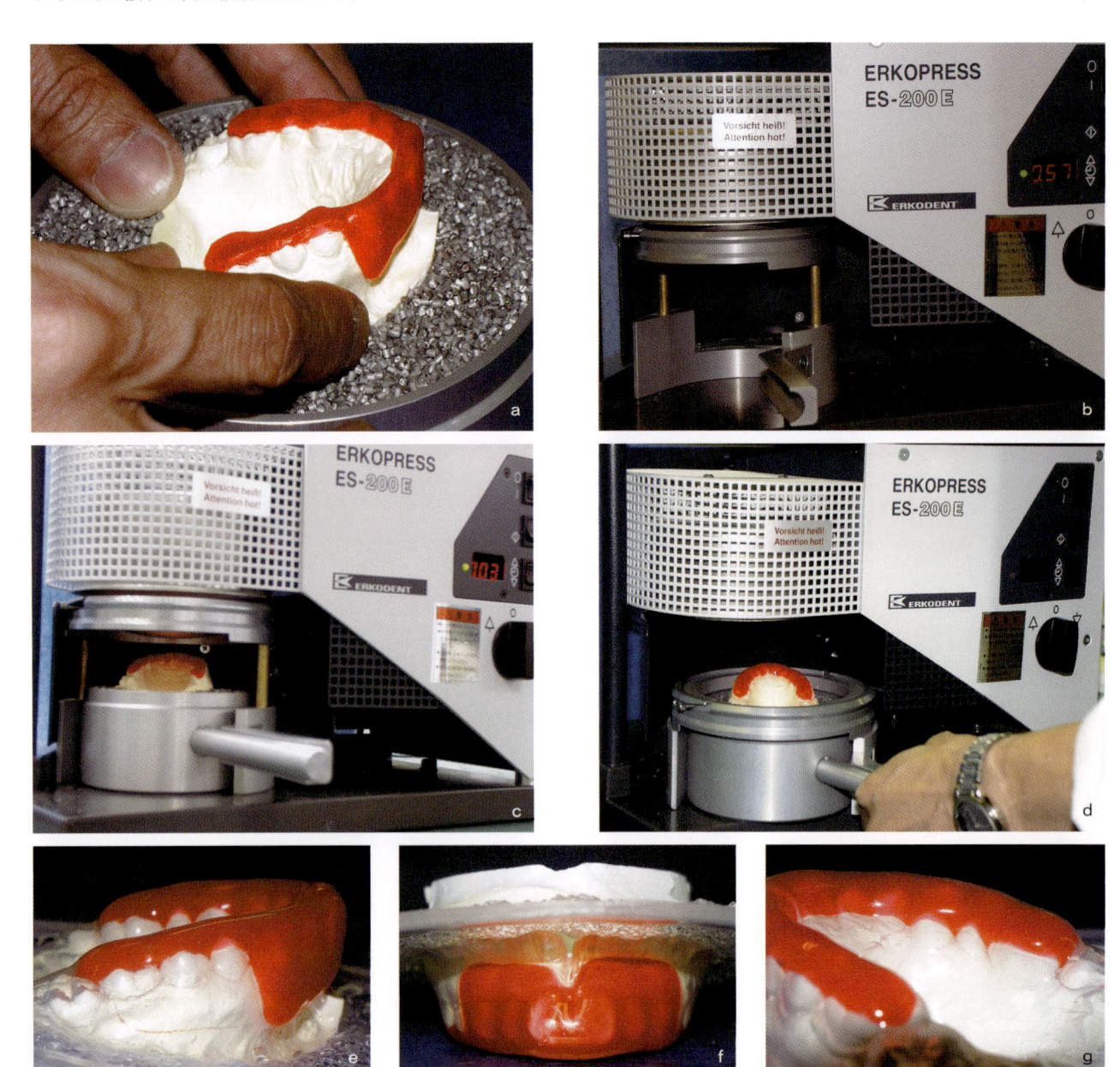

図4-121a〜g　ステージへの作業用模型の埋没は1層目と同様に行う。また、シートホルダー部とステージは分割式であるので、作業用模型の埋没操作と同時進行でシートの軟化も行えるので、効率的に作業を進めることができる。

第4章 サーモフォーミングテクニックの応用

本デンタルサプライ）を、とくに1層目の辺縁部は確実に、エントフィッター付属のスポンジにより塗布する（図4-120）。

e. シートの圧接（2層目）

1層目のシートを模型に装着したまま、2層目のシートを、表面清掃剤を塗布した面を模型側にして、1層目の圧接手順と同様に圧接する。シートが常温に冷めてから、ステージより取り外す（図4-121）。

f. 外形の調整および研磨・咬合調整

外形の調整および研磨・咬合調整に関しても、シングルレイヤーマウスガードと同様である（図4-122）。

ホットエアバーナー（図4-123）を使うことにより、辺縁を滑沢に仕上げることができる。

（4）管理方法

マウスガードの使用環境はけっして清潔とはいえない。使用後は必ず水洗い、あるいは洗浄剤での清掃を指示しなければならない。また、熱を加えると変形することから、車のダッシュボードなどに置いておかないように注意しなければならない。

使用頻度あるいは選手によっても異なるが、長期使用による変形が維持力の低下をきたすことがある。「緩み」を感じたら再製の時期であることを認識させておく必要もある。

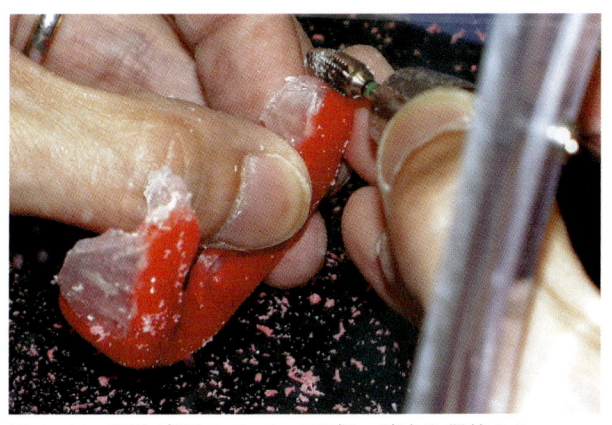

図4-122　EVA専用のバーにて辺縁・咬合を調整する。

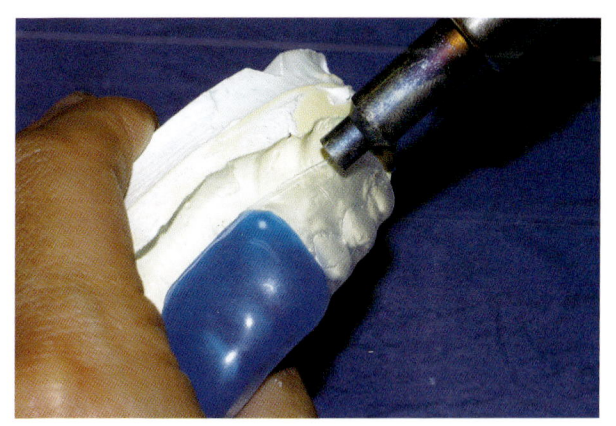

図4-123　ホットエアバーナー（ERKODENT，日本デンタルサプライ）を使用すると、削り跡を滑沢に仕上げることができる。

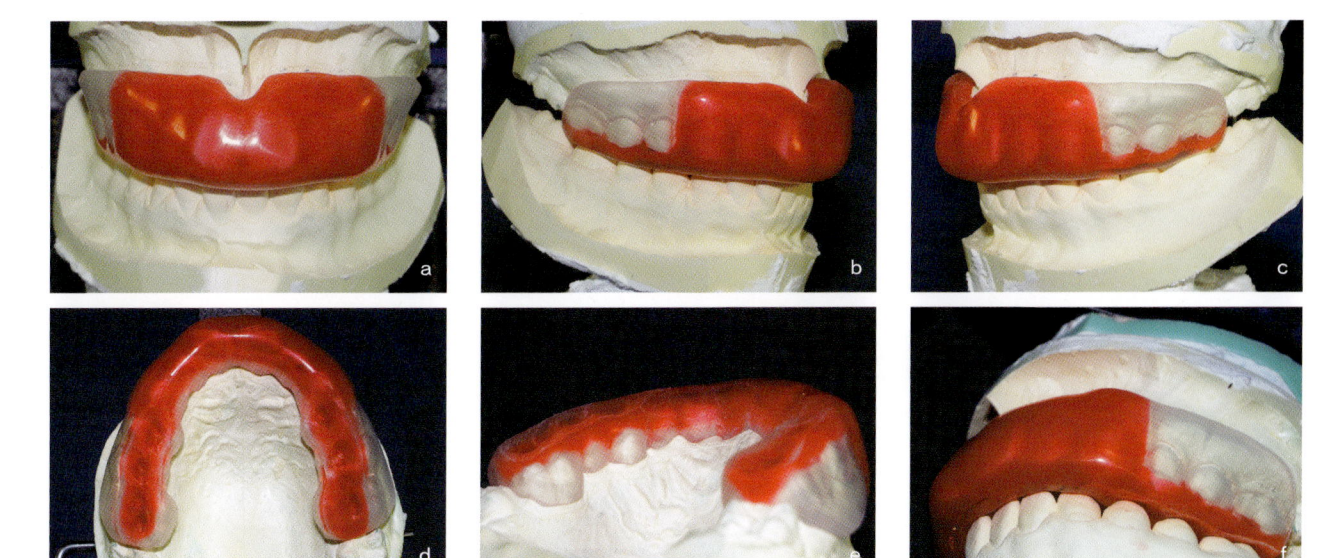

図4-124a〜f　完成。

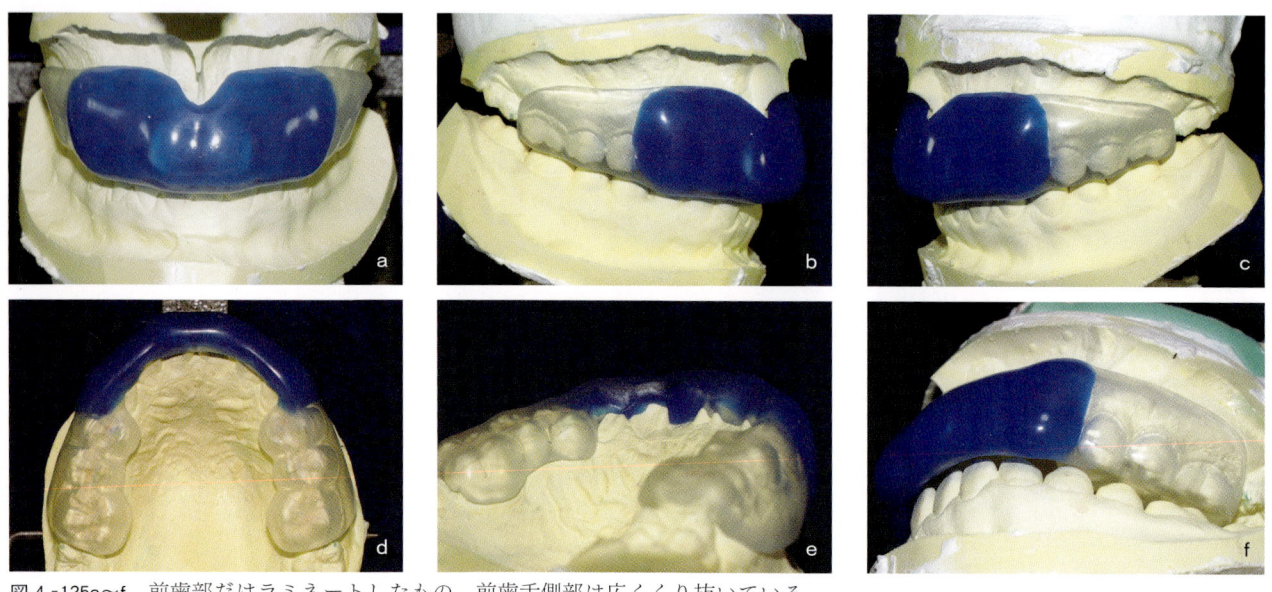

図4-125a〜f　前歯部だけラミネートしたもの。前歯舌側部は広くくり抜いている。

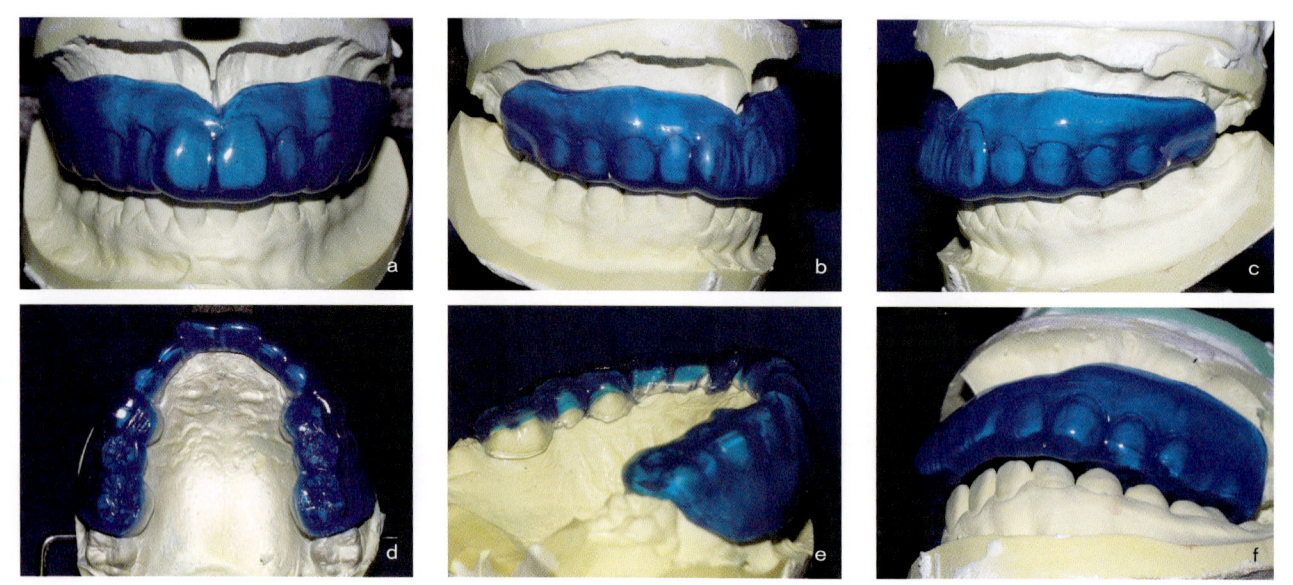

図4-126a〜f　前歯部と、臼歯の咬合面と頬側側をラミネートしたもの。シート材はポリオレフィン系軟質弾性材であるMG21シート(モルテンメディカル)を使用している。

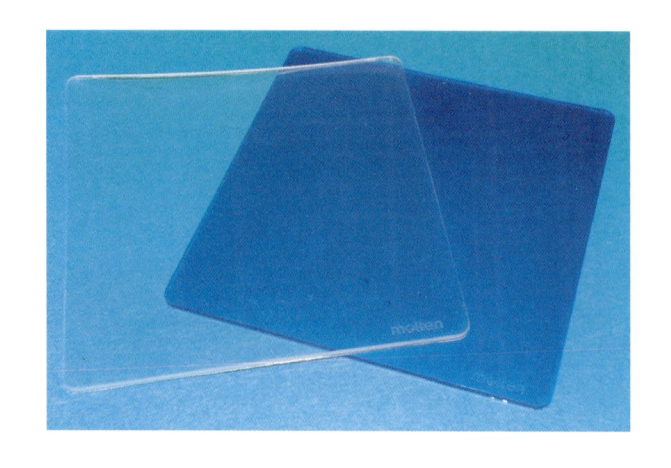

図4-127　MG21はポリオレフィン系軟質弾性材で、義歯床用裏装材などとして利用されているモルテノ(モルテンメディカル)と同一の材質である。この材質は耐久性・強度の点において、EVAよりすぐれているとされている。また、加熱溶着性が強いので、部分的な加工・修理が可能である。シートは角型・丸型があり、それぞれソフト・レギュラー・ハードの3硬度が用意されており、それぞれを組み合わせてコンビネーションラミネートも可能である。

(5) Q&A

Q マウスガードの外傷予防効果は？

A：マウスガードを使用すると外傷を予防する効果があることは、これまでにも種々報告されている。しかし、本当にマウスガードに衝撃吸収・緩和の効果があるのだろうか？

図4-128は落球試験で測定台に各種の材質の板を介在した際に、どの程度衝撃が軽減されるかを示したものである。結果は、ハードシートを介在してもある程度衝撃は吸収されるが、マウスガード用のEVAを介在した場合には、それと比べても大きく衝撃が減少することが明らかとなっている。

Q マウスガードを上顎に装着しても、下顎の外傷は防げるのか？

A：通常マウスガードは、上顎に対して製作されることが多い。これは上顎の前歯の受傷頻度が高いこと、他の部位でも被蓋の関係から上顎歯のほうが衝撃にさらされやすいこと、下顎では舌につねに接触しやすく、運動時に下顎には移動が起こる可能性があり、マウスガードを装着しても不安定になりやすいことなどからの理由である。

上顎にのみマウスガードを装着しても、下顎に加わった衝撃は緩和されるので、外傷の予防効果はかなり期待できる。例外的には下顎に製作する場合もあるが、それは著明な下顎前突症例あるいは下顎骨骨折後の症例で、固定期間にもプレーしなければならないような症例である。

Q 下顎骨の骨折を予防軽減する方法は？

A：下顎骨の骨折を直接的に予防する方法としては、フェイスガード付きのヘルメットなどの使用がすすめられる。マウスガードを装着しながら下顎の骨折を生じた例が報告されているが、これはマウスガードの咬合調整が不十分であったためと推測されている[19]。

また、埋伏智歯がくさびとなり骨折を生じた例もたびたび報告されており、リスクファクターと考えられることから、そのような選手では予防的に抜歯することがすすめられる（図4-129）。

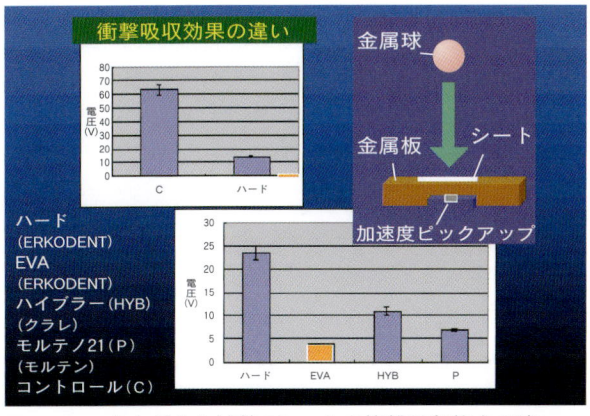

図4-128 さまざまな材質のシートの衝撃吸収能力の違い。

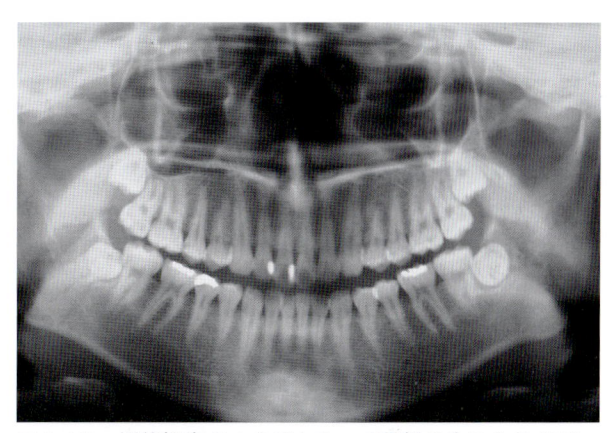

図4-129 埋伏智歯がくさびとなって骨折を生じたラグビー選手の例（額田純一郎先生のご厚意による）。

> **Q** マウスガードには脳震盪の予防効果はあるか？

A：マウスガード装着が脳震盪予防に直接効果があることを示した報告は、まだない。それは、脳震盪が頭部の回転加速によって生じるものであり、頭部を固定することにより脳震盪が予防できるためである。

マウスガードの装着が、衝撃時に上下顎でしっかりと咬み頭部を固定することを助けるのであれば、間接的には効果があるといえる。

> **Q** マウスガードの適切な外形は？

A：マウスガードの使用目的は衝撃吸収による外傷の予防であるので、その観点から外形を設定することになる。外傷の発生頻度からすれば、上顎では6前歯部がもっとも重要な部位となるので、まずこの部位での厚みを確保する。シート素材としてもっとも多く用いられているEVAでは、厚みが3mm以上必要である（図4-130）。

> **Q** マウスガードの厚みは？ 前歯部の唇側全体を3mmにする必要はあるか？

A：歯列の中で外傷の影響をもっとも受けやすいのは上顎の前歯である。したがって、本当に厚みが必要なのは、上顎の前歯部の唇側であるともいえる。

しかし、後述するように、フェイスガードやヘルメットを着用するスポーツにおいては、唇側・頰側には厚みは必要がないといえる。

一般的に使用されているシート材料であるEVAでは、衝撃吸収の効果は厚みが3mm以上ないと発揮されないとされる（図4-131）[18,20]。ただし、前述のとおり、成形時にはシートの厚みが変化することに注意しなければならない[21]。そのことを予測して設計・製作しないと、3mmの厚みのシートを用いても、でき上がったマウスガードに3mmの厚みが確保できない場合がある。

図4-130a、b 基本のデザインでは前歯部唇側に3mmの厚みを確保する。前歯部口蓋側は、歯頸部まであるいはそれ以上に短縮できる。

a|b

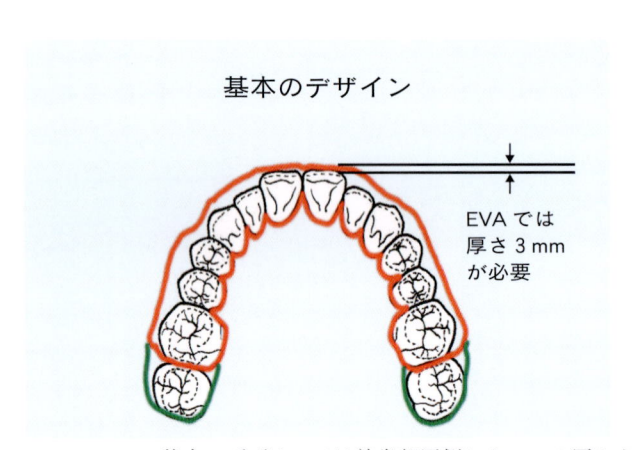

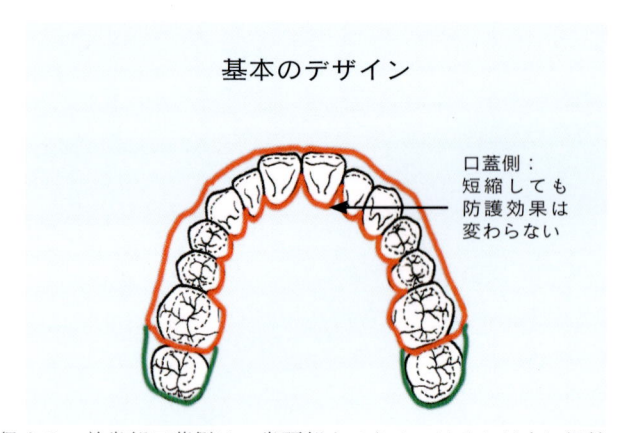

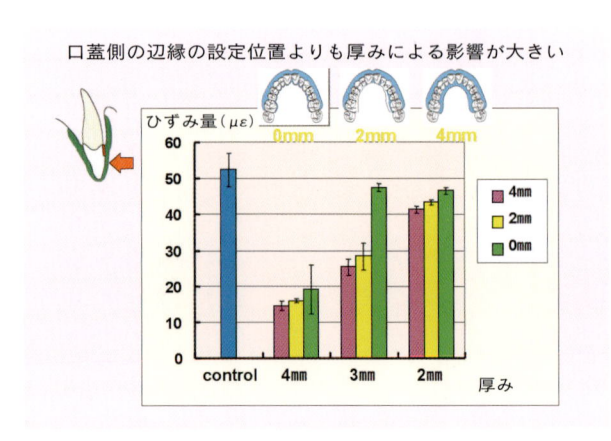

図4-131 前歯部口蓋側のマウスガードのマージンの設定位置、厚みによる衝撃の伝達度の違い。（参考文献23より引用・改変）

第4章　サーモフォーミングテクニックの応用

Q 基本デザインでは第二大臼歯を覆わないとしているが、覆ったほうが衝撃の分散に関してはいいのではないか？

A：衝撃の分散点からすれば、できるかぎり広い範囲をマウスガードで被覆することに利点はある。山中ら[22]は乾燥頭蓋骨を用いた実験で、第二大臼歯までを被覆したほうが前方からの振動をより速やかに吸収できると報告している。

基本デザインで第二大臼歯を覆わないのは、とくにその口蓋側部分に舌が触れやすく違和感の原因となりやすいこと、咬合面において第一大臼歯との間に段差を有している場合が多く、マウスガード装着時に早期接触を生じやすいことによる（図4-132）。

これらは、初めてマウスガードを装着する場合には、その後の使用・不使用を決めかねないクリティカルな要因である。マウスガードをこれまでも使用しており、上記の問題がない場合には第二大臼歯までの被覆は可能である。

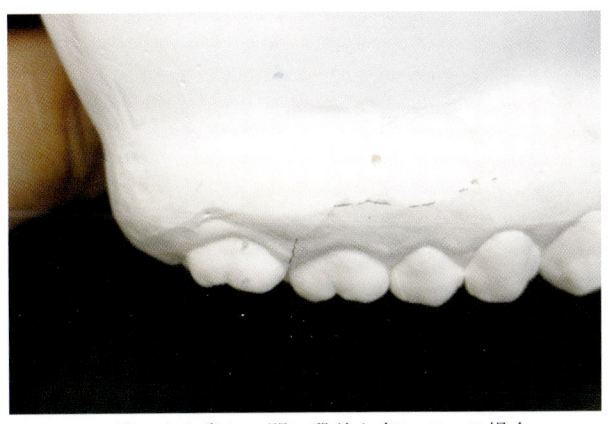

図4-132　第一大臼歯との間に段差を有している場合。

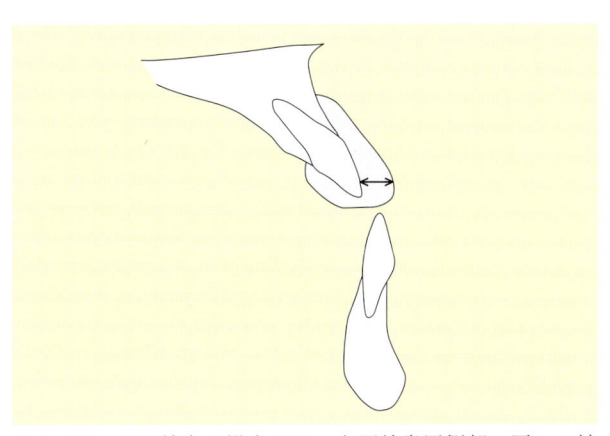

図4-133　下顎前突の場合には、上顎前歯唇側部の厚みで被蓋を確保する。

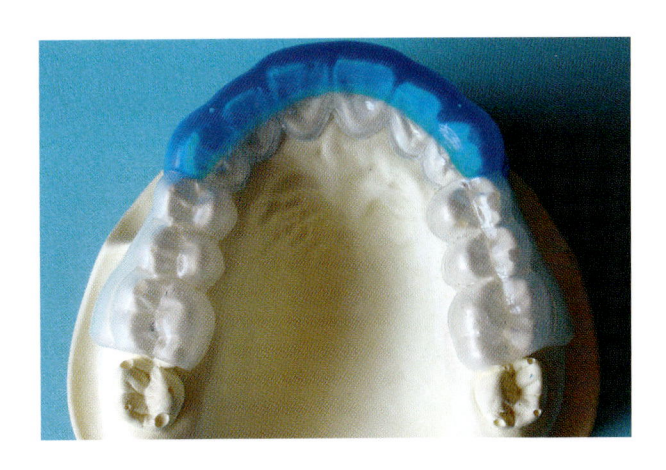

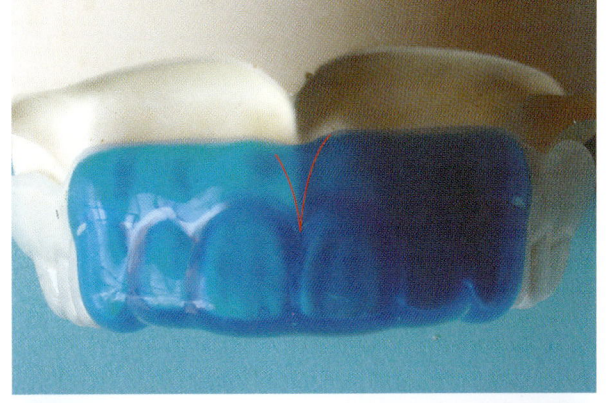

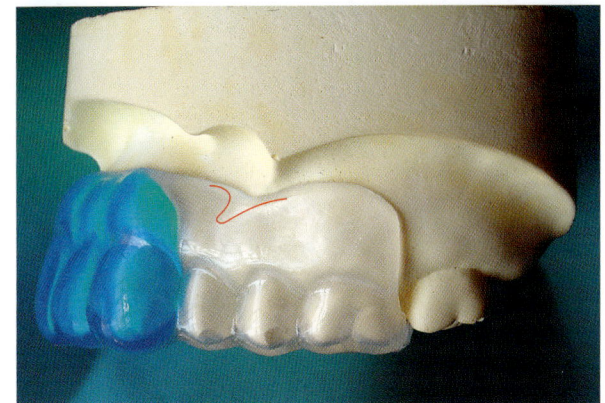

図4-134a～c　前歯部を2層にしたラミネートマウスガードの例。一見良さそうにみえるが、図中に赤いラインで示したように小帯が避けきれていないので、調整が必要である。

Q 過蓋咬合症例・下顎前突症例のマウスガードは？

A：過蓋咬合症例では、上顎にマウスガードを装着した場合、クレンチングの際に下顎前歯が口蓋側に接触し、上顎前歯を前方に押し出すとともに下顎前歯を舌側に押し入れることになると考えられる。そのため設計の際、上顎前歯口蓋側の辺縁を短くし、歯冠の半分の位置にとどめたり、厚みを薄くしたりする必要がある。咬合調整においては、軽いクレンチングでは前歯が接触しないように、強いクレンチングで初めて前歯部も接触するように調整する。

下顎前突症例においても、著明なものでなければ上顎にマウスガードを装着することが原則となる。その際、上顎前歯部の唇側の厚みをやや厚めにして下顎前歯を被蓋させるようにする（図4-133）[16]。

Q 唇側・頬側の辺縁はどこに設定するか？

A：義歯とは異なり、歯肉頬移行部まで辺縁を延長する必要はない。むしろ、歯肉頬移行部まであると口唇の動きを妨げたり、粘膜を傷つけたりすることになりやすい。小帯を十分に避けないで製作した場合（図4-134）と同様である。

唇側頬側粘膜上での辺縁設定の原則は、頬側の骨の豊隆を越えた部位に置くことである。そうすることで、口唇や頬に衝撃が加わった場合の擦過傷を防

コラム ⑦ マウスガードの維持力と外形線の関係

マウスガードの維持力は外形線の設定位置によって変わるのだろうか。義歯床のように粘膜面を被覆する面積を大きくすれば維持力が増加するのだろうか。これを確かめるために実験を行った（図4-136）。すなわち、上顎作業模型上で図のような辺縁の位置の異なるマウスガードを製作し、これを主模型に設置して左側第一大臼歯部において咬合面方向に引っ張り試験を行い維持力を測定した（図4-137）。なお、マウスガードの製作には吸引型成形装置と加圧型成形装置を用いた。また吸引型においては、乾燥した作業模型ならびに湿潤した作業模型を用いた。

その結果（図4-138）、加圧型装置で製作したマウス

図4-136 口蓋側・頬側における外形線の位置の異なる3種類のマウスガードを製作した。基本デザイン（Pa）では頬側は歯頸部から4mmのところ、口蓋側は歯頸部に辺縁を設定した。従来デザイン（C）では口蓋側に辺縁を延ばし、頬側延長（Bu）では基本デザインの頬側のみを延ばしている。

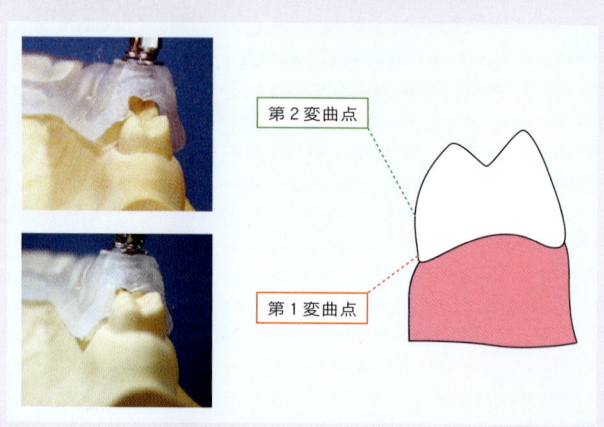

図4-137 マウスガードを臼歯部から撤去した場合の挙動をみてみると、歯頸部のアンダーカットから出る際にもっとも大きな維持力がみられる。その後、歯の最大豊隆部を通過する際にも抵抗が生じるが、それほどは大きくない。

ぐことができるとともに、わずかではあるが維持力の増加にも寄与することになる。

Q 歯列不正、咬合に不正のある場合のマウスガードは？

A：歯列不正では歯列の凹凸により口唇粘膜が受傷しやすくなり、解剖学的なリスクファクターであるといえる。可能であれば早期に矯正治療などで正常な歯列にするのが最善の策である。当面の策としては、1層目を成形したのち同一材料を加熱軟化したものをその部位に追加して、装着時には歯列に凹凸が生じないようにする（図4-135）。また咬合に不正のある場合には、臼歯部で均等に咬合接触できる

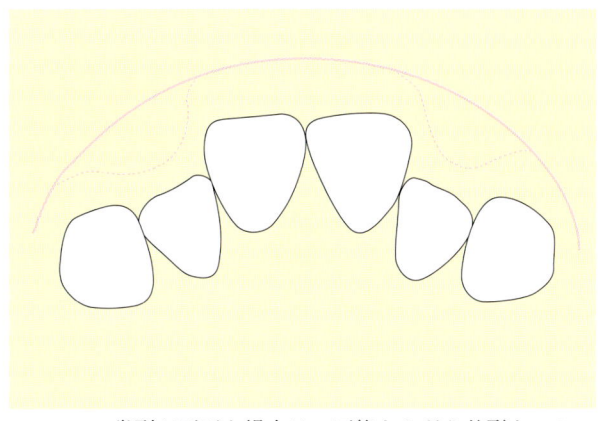

図4-135　歯列が不正な場合は、可能なかぎり外形をスムーズ（実線）にする。

ガードでもっとも大きな維持力が得られたが、辺縁の設定位置による差はみられなかった。ここで重要なのは、湿潤した作業模型を用いて製作したマウスガードの維持力がきわめて小さかったことである。これは適合性がきわめて不良であったからである。

いいかえれば、マウスガードの維持力の差は外形線の位置ではなく適合性に大きく影響されるといえる。これは試験時の後縁部の状態（図4-139）をみても明らかであるが、マウスガードの維持力はクラスプと同様に歯頸部のアンダーカットから得られているからなのである。

マウスガードの維持力を確保するには、適合性を向上させることが重要なのである。

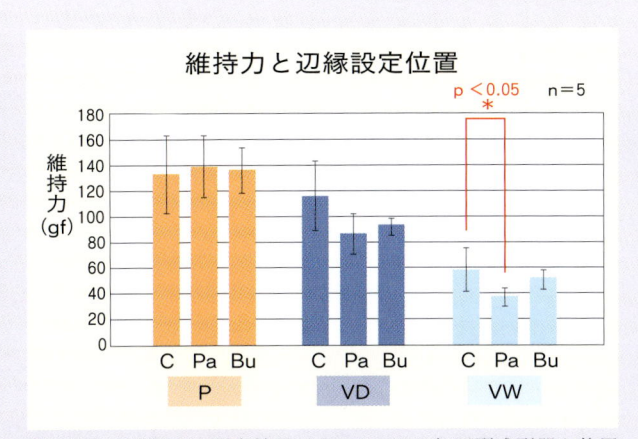

図4-138　維持力の測定結果のまとめ。Pは加圧型成形器を使用して製作したマウスガード、VDは吸引型成形器と乾燥した作業模型によるもの、VWは吸引型成形器と湿った作業模型によるものの結果を示している。またC、Pa、Buの辺縁を有したものである。結果から、適合性に劣るVWの中で辺縁の位置の影響に差がみられたものの、そもそも維持力は小さいこと、またP、VDのように歯頸部における適合性が確保された場合では辺縁の差がみられないことがわかる。（米畑ら2005）

マウスガードの維持力と外形設定との関係は？

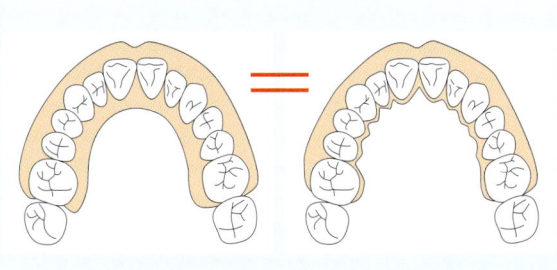

適合が良ければ維持力は変わらない

図4-139　図4-138の結果でも明らかなように、適合性が確保できれば辺縁の設定位置による維持力の差はないことになる。

ように厚みを調節する必要がある。

このような歯列や咬合に不正を有する場合のマウスガードは厚くなる傾向にある。しかし、本来マウスガードは、外傷予防のために装着するものであり、多少厚くても使用しなければその効果がないものと理解させることがたいせつとなる[16]。

Q 小児に対するマウスガードのデザインや製作方法は？ また、どの程度の頻度で作り替えるか？

A：小児の場合、顎骨の成長、乳歯の脱落および永久歯の萌出に合わせて頻繁に作り替える必要性がある。その頻度は混合歯列期前期・後期ならびに永久歯列期により異なってくる。ポイントはこまめに再製すること、ブロックアウトを行うことである。あえてマウスフォームドタイプを利用する方法もあるが、適切な製作方法が不可欠である。

臨床歯冠が完全に萌出しておらずマウスガードの維持力が不足する場合は、口蓋側での辺縁を基本的なデザインよりも長く設定し、全体としての強度を増すことで維持力の不足を助ける[16]。

Q 義歯使用症例のマウスガードは？

A：パーシャルデンチャーでは維持装置の突起物により受傷しやすくなる。このため、スポーツ時には基本的に義歯を外したほうがよいが、咬合支持の存在による平衡感覚の向上[24]や審美性などを理由に装着して行う場合もある。

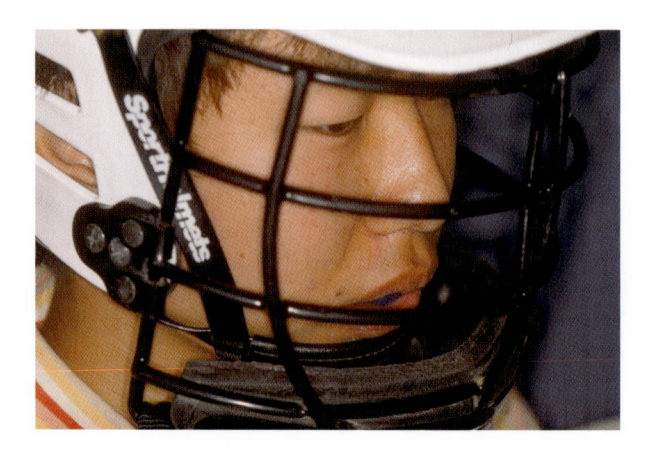

義歯使用症例の場合、義歯を外した状態と装着した状態のどちらでマウスガードを製作するか考えなければならない。

いずれを選択するかは、その義歯の維持力、義歯が脱離した場合の危険性、咬合支持の状態、審美的(社会的)要求から判断する。義歯の維持力が弱かったり脱離した場合の危険性が高い場合には、義歯を外した状態でのマウスガードを製作する。

Q 義歯を外した状態のマウスガードの注意点は？

A：義歯を外した状態で咬合高径が決定できない症例では、咬合床による咬合採得を行う。咬合床を介して咬合器に模型を取り付け、欠損した部分にあらかじめ軟化したEVAで補充しておき、その上からシートを圧接して製作する。この際大きなアンダーカット部は石膏でブロックアウトしておく必要がある。逆に欠損部も含めてまずシート圧接し、欠損部に軟化したEVAを追加する方法もある。

Q 義歯を装着した状態のマウスガードの注意点は？

A：義歯の上からマウスガードを製作する場合は、人工歯ならびに残存歯のアンダーカットを利用して口腔内に維持させるので十分な維持が得られ、かつマウスガードの脱離により義歯が脱離しないように外形線の設定に注意する。

図4-140 マウスガードをした状態でヘルメットの装着を調整させる。

Q 矯正装置がある場合のマウスガードは？

A：矯正装置が装着されている場合には、どのような治療の段階にあり、どのような目的でどの部分の歯をアンカーとして、どの歯をどの方向に移動させようとしているのかで、設計が異なってくる[25]。ワイヤー部分のリリーフにはとくに注意を要する。また、歯の移動状態に応じて細かな調整をしなければならない。

Q 矯正治療中のマウスガードの製作で、ブロックアウトしてできた突出部分をなくすように、軟化させたEVAを盛り足しているが、その理由は何か？ また、盛り足すことによりマウスガードは厚くなるのではないか？

A：突出部分の上下に軟化させたEVAを盛り足すのは、1層目のシートの凹凸をなくすことにより、2層目のシート圧接時に気泡の巻き込みを防ぐとともに、完成したマウスガードの過剰な凹凸をなくすためである。

また、ブロックアウトした箇所のシートは歯に接していないのでたわみやすく、補強線の役目も果たす。この方法で製作したマウスガードは厚くなるので、装着感が悪いと訴える者があるが、外傷から口腔領域を守るというマウスガードの本来の目的と、矯正治療中のマウスガードの特異性を十分理解してもらう必要がある。

ちなみにドイツでは、矯正治療中の学生に運動をさせないところもあると報告されている[16]。

Q スポーツの種類によってマウスガードの外形・咬合をどう変えるか？

A：スポーツの種類が違っても、原則的に基本のデザインに準じる。圧接成形・咬合調整についても基本的操作は同じだが、以下の点については考慮が必要となる。

ただし、アメリカンフットボール・男子ラクロス

コラム ⑧ マウスガード装着義務のあるスポーツでの設計

マウスガード装着義務のある主なスポーツでの設計の要点について述べる。

a. アメリカンフットボール
フェイスガードを装着しているので、唇側の厚みはそれほど必要ない。運動量が多く、呼吸の妨げにならないような形態が望ましい。

b. ラグビー
フォワードでは、摩耗の頻度、交換の頻度が高い。

c. ラクロス
フェイスガードを使用している男子では、顔面に対する直接の衝撃より、顎下よりの打撃による外傷が多いので、唇側の厚みはさほど必要ない。動的プレーが中心となるため、咬合面はフラットに近くするのがよい。女子では、フェイスガードがなく顔面への直接の打撃による外傷が考えられるので、可能なかぎり唇側に厚みをもたせる。チームプレーなので発音に関係する口蓋の形態に注意する。

d. 水球
粘膜の損傷については3mmのシートで作製したもので十分効果があると考えられる。水中で紛失した場合を考え、透明以外の視認性の高い色とする。

e. ボクシング
十分な防護のための厚みが前歯部唇側、臼歯部頬側、咬合面には必要であるが、呼吸を考慮して口蓋側は基本の形態を守る[16]。

などのようにヘルメットとフェイスガードをしている場合には、前方からの衝撃はある程度軽減されると考えられ、唇側の厚みは少なくすることができる。むしろ下顎の下縁からの上方、あるいは側方へ突き上げるような方向に衝撃が加わることを予測しておかなければならない。

フェイスガードを使用しない競技では、頰側の厚みもある程度確保する必要がある。

a. 厚み

ボクシング・K-1のような格闘技においては、比較的厚いシート材を用いている。また、唇側や頰側の厚みを増やしたい部分のみを厚くするためにラミネート法の利用が考えられる。

b. フェイスガードの装着の有無

フェイスガードが装着されているか否かでは、外力の大きさ・方向に差が生じる。また、スポーツによって直接的に衝撃を受けるのか、間接的であるかが異なり、それによりマウスガードの形態が違ってくる。

c. 外形線の設定

とくにチームプレーの言葉によるコミュニケーションがたいせつな競技では、口蓋側は基本の外形からさらに前歯部では短く設定し、発音を阻害しないことが必要になる。

d. 咬合

基本的には咬合面に対合歯の形態を再現して顎位を固定することはしない。選手によっては、圧痕を深く残したほうが安心感・安定感があるとする場合もある。そのような場合には対合歯の形態をある程度残すことも可能である。

Q ヘルメットを使用する競技でのマウスガードの注意点は？

A：ヘルメットを使用する競技では、固定用のストラップを頤部に設定するので、選手にはマウスガードを装着した顎位でヘルメットが固定できるようにストラップを調節し直すよう指示する必要がある。そうでないと、マウスガードを装着した状態で咬み合わせることができなくなるおそれがある（図4-140）。

Q マウスガードに与える咬合は？

A：ライトコンタクト（軽く咬合接触した）時には、臼歯部で咬頭頂を接触させる。この時、浅い圧痕を残し、他は平面に仕上げる。

深い圧痕をつけると、対合歯がロックされ、逆に歯の脱臼など受傷しやすくなる。また前歯部では、クレンチング時のみで接するように調整する。ライ

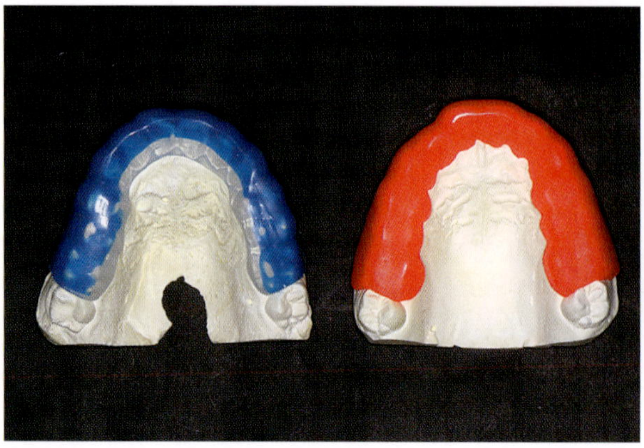

図4-141 ラミネート（左）とシングル（右）の咬合面観。

第4章 サーモフォーミングテクニックの応用

トコンタクト時に臼歯部と同じ強さに接していると、クレンチング時に前歯部に過剰な負荷を与えるおそれがある。

呼吸のしやすさの点からも、ライトコンタクト時には前歯部は接触させない。同じ理由で、前歯部舌側を覆わない形もある。いずれの場合でも、とくに強く接触する箇所を作ってしまうと、外力が加わった場合、その部分に応力が集中して骨折につながるおそれがあるので注意する。

静的な運動を行う場合（ウエイトリフティングなど）や、選手によっては動的な種目においても、対合歯の圧痕が明確なほうが安定を感じるという場合もある。その場合は、頬側あるいは唇側の圧痕を深く残し、口蓋側は前述のようにする。

Q マウスガードによる咬合挙上量はどの程度が適当か？

A：マウスガードに衝撃吸収を期待する場合、ある程度の厚みは必要である。咬合面の場合には、咬合挙上につながることになり、その影響を考慮しなければならない。

われわれが顎関節部のMRIを用いて検討した結果によれば、挙上量が安静空隙量内であれば、下顎頭は回転運動のみをすることが多いのに対して、空隙量を超えると滑走運動もともなうことになり、関節円板との位置関係にも影響が出る可能性が示唆された。逆にいえば関節円板の前方転移の症例で、空隙量を超えた装置を装着させると、症状を悪化させるおそれもある。

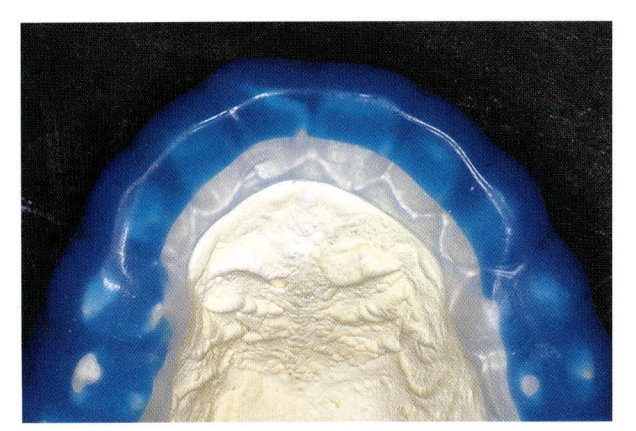

図4-142a、b　ラミネート（a）はシングル（b）に比べてシートの厚みを確保できる。　a｜b

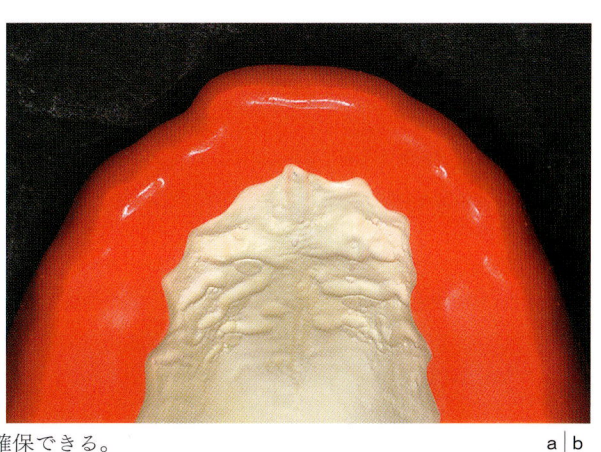

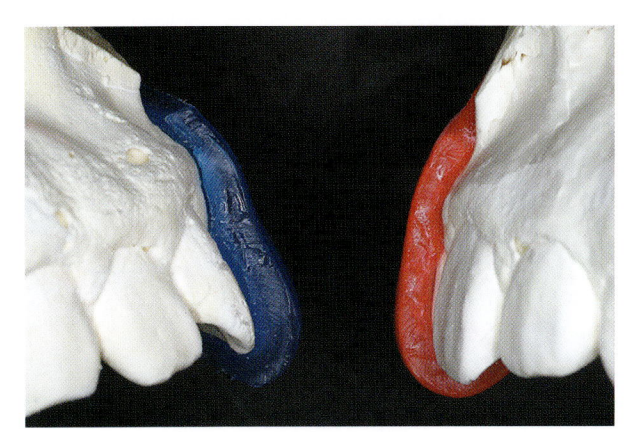

図4-143a、b　断面図。シングル（右）よりラミネート（左）のほうが、唇側および切端の厚みが確保されている。　a｜b

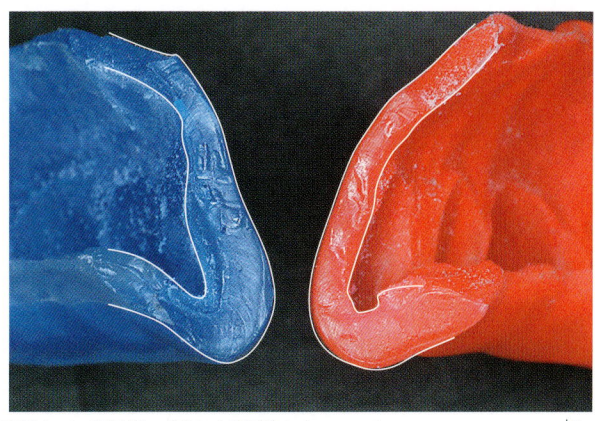

以上のことからマウスガードの咬合面での厚みは、安静空隙量以内にすることがすすめられる[26]。

Q ラミネートする場合の注意点は？ ラミネートは吸引でも可能か？

A：基本的にラミネートタイプはシングルレイヤーに比べ利点が多い（図4-141〜143）[27]。シート同士が十分に熱せられた状態であれば、吸引型の成形器でもラミネートは可能である。ただし、つぎのような条件がある。
①シートの表面が手指の油脂などで汚染していない。
②シートの表面に凹凸が少ない。
③シートの表面が80℃以上に軟化された状態にある。

とくに、②の凹凸は、間に気泡を巻き込む原因となり、接着面積が減少するので注意が必要である。

Q 上下一体型マウスガードは使用しないのか？

A：目的によっては、上下一体タイプ（Bimaxillary type）が適している場合があり、ボクサーに対して製作している報告がある[28]。

このタイプは顎位をしっかりと固定できるが、反面、自由度が少ない、呼吸・会話がしにくくなるという欠点もある。

8）プロビジョナルレストレーション用シェル

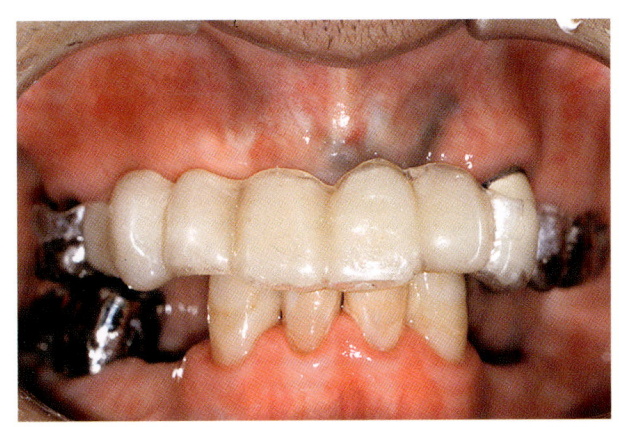

図4-144　上顎のプロビジョナルレストレーションを装着した状態での正面観。

（1）背景と使用目的

いわゆる暫間補綴装置であるプロビジョナルレストレーションは、従来のテンポラリーレストレーションよりもより長期的に用いたり、あるいは軟組織の再生を支援したりするなどの治療過程で重要な意味を有してきている。

直接法で口腔内で製作する場合、サーモフォーミングで製作したシェルを用いる方法は、従来行われてきているアルジネート印象やシリコーン印象材のコアを用いた方法に比べ、以下のような利点を有している。

①透明なシェルを用いると位置決めが正確にでき、修整が容易である。
②材料の硬化状態を確認できるとともに、光重合タイプの材料の利用が可能である。

シェルの製作には、他のオーラルアプライアンスの製作に使用したシートの残りを利用することが可能である。

（2）適応の範囲

シェルの適応範囲には、以下のようなものが考えられる。
①形成後のプロビジョナルレストレーションの製作
②義歯の人工歯の追補、移行義歯への応用
③義歯紛失時のプロビジョナルレストレーションの製作

（3）製作方法

すでに支台歯が存在せず、プロビジョナルレストレーションを製作する場合、診断用ワックスアップの副模型に対してシートを圧接するか、あるいは標準的な模型（実習用に用いられているものなど）に対してシートを圧接して準備しておく方法がある。

また、スタディモデルに対して全体にシートを圧

〈プロビジョナルレストレーション用シェル製作のステップ〉

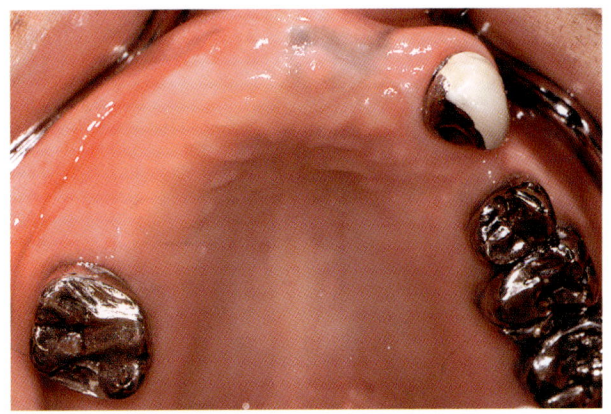

図4-145　上顎の義歯を紛失した症例の咬合面観。

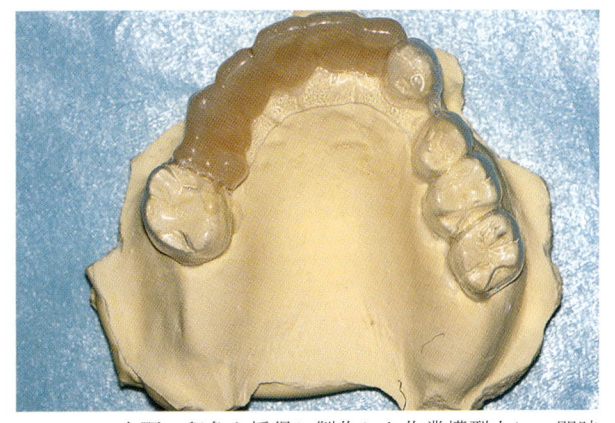

図4-146　上顎の印象を採得し製作した作業模型上に、即時重合レジンで製作した人工歯を設置し、その上からハードシートを圧接成形後、トリミングする。

接して準備しておく方法と、必要な部分に他のオーラルアプライアンス製作に使用したシートの残りを圧接する方法がある。ここでは後者について、吸引型形成器で製作する方法を述べる。

a. 作業模型の製作

作業模型を製作し、トリミングする。模型は全顎でも部分でも良いが、安定するようにトリミングする。十分に乾燥させる。

b. 模型とシートの設置

成形器のステージに設置する。ステージの中央部に乗せて、プロビジョナルレストレーションが必要な部位にシートの残り(できるだけ透明でソフトな素材)を乗せる。

c. シートの軟化

ヒーティングガン(59ページ参照)などを用いてシートを模型上で軟化する。

全体に均一になるように少し離してゆっくり軟化する。

d. シートの成形

これにラバーダムシートを被せて、吸引を開始する。ラバーダムがステージの表面を覆うようにして吸引の効率を高める。

e. トリミング

圧接が完了したら、室温まで放冷した後にトリミングする。

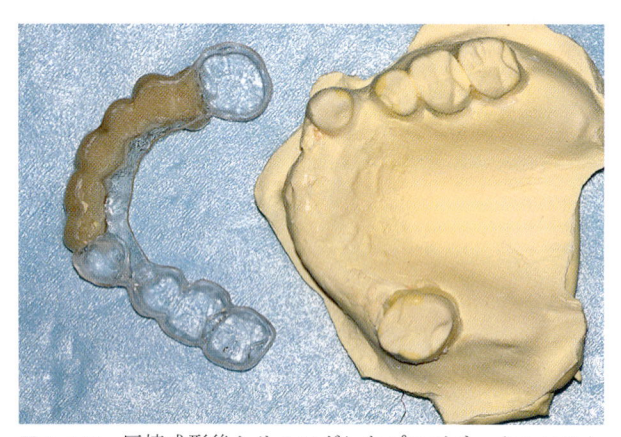

図4-147　圧接成形後トリミングしたプロビジョナルレストレーションと作業模型。残存歯が多いのでブリッジタイプとした。

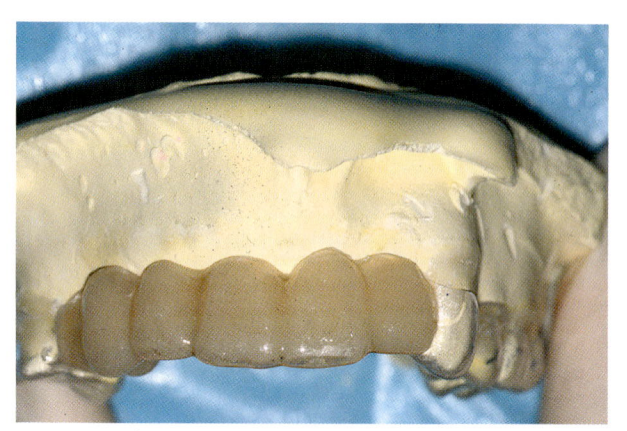

図4-148　プロビジョナルレストレーションの唇側面観。

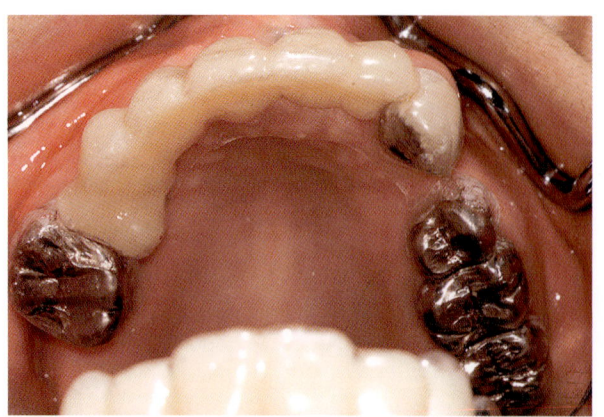

図4-149　上顎のプロビジョナルレストレーションを装着した状態での咬合面観。

（4）管理方法

　シェルは作業模型に装着した状態で保存しておかないと、どの症例のどの部位のものであるか、わかりにくくなる。その意味から、表面に患者の名前と製作した日時を書いておくとよい。なお、使用後も清掃して再び模型に装着して保存する。

（5）Q&A

Q プロビジョナルレストレーション用シェルは部分的な模型で作るべきか、全顎で作るべきか？

A：必要な部位のみを製作すればいいといえる。プロビジョナルレストレーションの大きさが大きくなった場合には、シェルが口腔内で安定させるためにも、全顎の模型を使用して全顎にわたって製作すると操作しやすい。その場合でも、残ったシートをうまく貼り合わせて軟化することで、新しいシートを使用することなく製作できる。

9）インプラント治療用装置

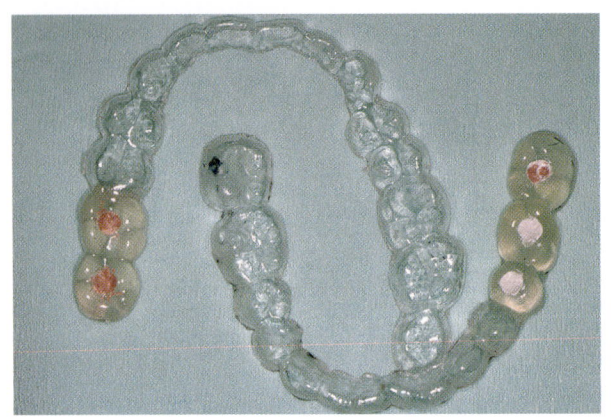

図4-150 インプラント用テンプレート。上下顎の部分欠損症例のCT撮影ならびに埋入用。アクセスホールに造影剤を填入している。

(1) 背景と使用目的

インプラント補綴は欠損補綴の一選択肢として定着してきている感がある。今後さらに、ミニマルインターベンションと顎骨保存の観点から、インプラントの応用が増加することは間違いないだろう。

インプラント治療の進め方も、顎骨の得られる部位に埋入し、それに応じて上部構造を製作するというインプラント主導の考え方から、最終的な上部構造の形態や部位からインプラントの埋入位置ならびに顎骨・軟組織の形成処置を決めて進める補綴装置主導あるいはトップダウンの考え方に変わってきている。

そのために、最終的な補綴装置の形態をCT上に撮影して埋入すべきインプラントの位置を決定し、また実際にその位置に埋入できるようにするためのガイドの製作が不可欠となる[29]。

インプラント補綴において、最終的な上部構造とその咬合・審美性を考慮した治療を行うためには、テンプレートまたはガイドが不可欠であるといえる[30,31]。

現在では、CTデータとスタディモデルのデータがあれば、コンピュータ上で合成して正確なテンプレート（ガイド）をCAD/CAMで製作してくれるサービスが、いくつかのシステムから提供されている。

なお、「ステント」ということばもよく使われるが、これは人名からきたことばであり、正確には「テンプレート」あるいは「ガイド」が用語として正しいといえる。

(2) 適応の範囲

1歯欠損から無歯顎症例まで、その適応の範囲は広い。

ここで注意しなければならないのは、製作したガイドが口腔内で安定した状態で所定の位置に固定されることである。そこで、それぞれの欠損形態に応じた工夫が必要になる。
①診断用ガイド
②オリエンテーション用ガイド
③ガイドによる即時プロビジョナルレストレーション

(3) 製作方法
I. 基本のデザイン
ⅰ) 外形

テンプレートの外形は、使用目的により以下のように異なる。

a. 診断用のエックス線撮影時に用いるテンプレートの場合

上部構造の歯冠部分ならびに、自然な軟組織を回復した状態を含めた部分までが外形となる。

b. インプラント埋入時のガイド（位置・方向を決める）となるテンプレートの場合

埋入時にフラップを開く場合と開かない場合に分けられる。

開く場合には、診断用のテンプレートと同様な外形で埋入部位のみ頬舌的に幅を狭くして、咬合面側からガイドホールを通して埋入の位置を最初にラウンドバーで決められるようにするもの（これは診断用テンプレートを改造することでも可能）と、その後の埋入窩の形成のため、埋入部位のみ唇側あるいは舌側のみを残した外形のものを準備しておくと効率

第4章 サーモフォーミングテクニックの応用

がいい。
　とくに審美性を重視する前歯部での埋入では、上部構造の歯冠の唇側位置が重要になる。

c. インプラントの二次手術に用いるテンプレートの場合

　粘膜上に位置させて、オルソパントモグラフィーを撮影し、かつフラップレスで操作を行うことを目

〈CT撮影ならびに埋入用テンプレート製作のステップ〉

図4-151　現存する歯の抜歯や歯冠補綴の除去を前提にした場合のCT撮影用テンプレートでは、作業模型にシートを圧接し、計測したい歯冠の部位にガッタパーチャポイントを常温重合レジンで固定する。

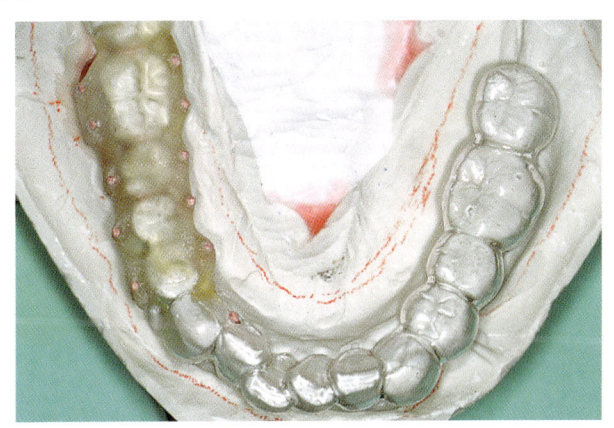

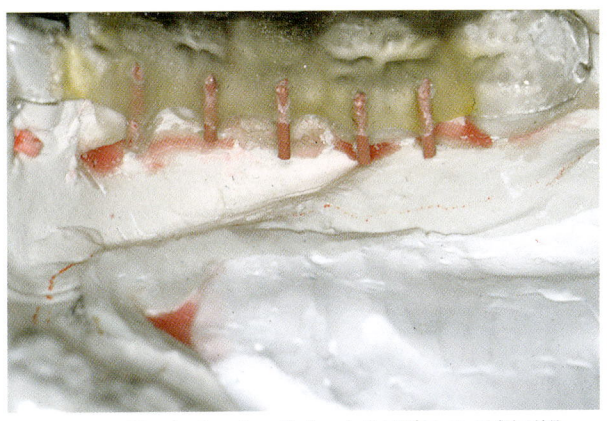

図4-152a　ガッタパーチャポイントを固定した舌側面観。

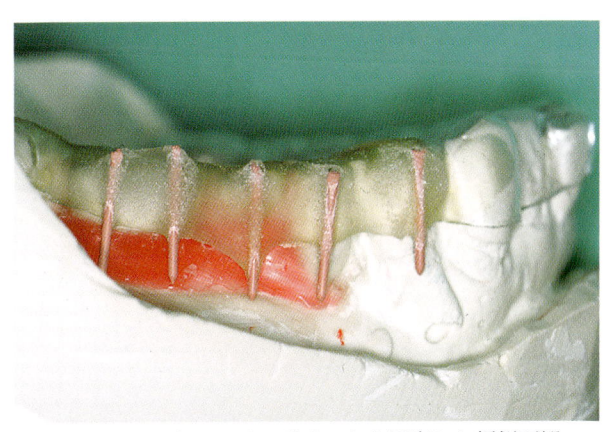

図4-152b　ガッタパーチャポイントを固定した頬側面観。

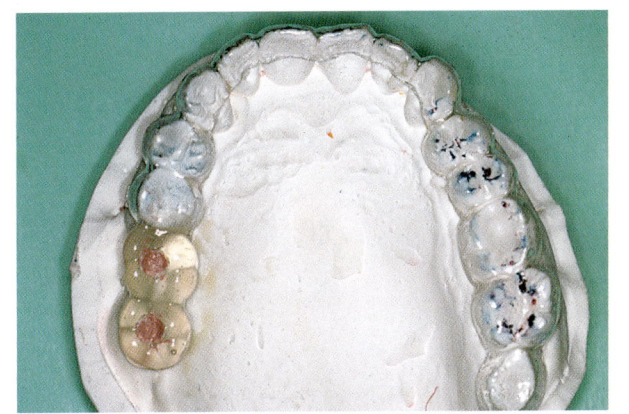

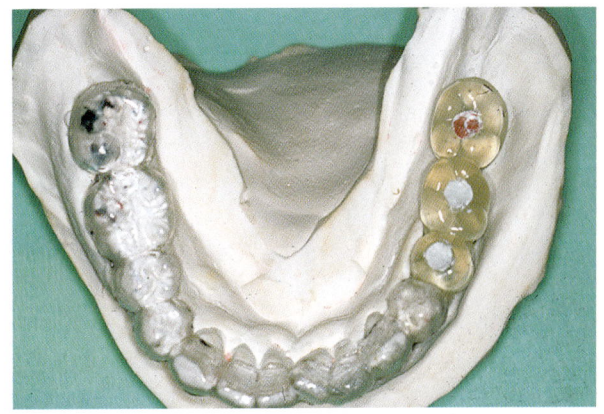

図4-153a、b　上下顎の部分欠損症例のCT撮影ならびに埋入用のテンプレート。上顎の咬合面観。欠損部は人工歯あるいはワックスアップした歯冠の上からシート成形した後に、透明の常温重合レジンを填入し、歯冠軸方向にガイドホールをバーで形成した後、ガッタパーチャを填入してある。

a｜b

123

的とした場合には、粘膜上で安定するように欠損部の顎堤を覆うようにする。

d. 即時荷重の際の埋入ならびにプロビジョナルレストレーションとして用いることができるテンプレートの場合

当初はインプラントの埋入操作が安定できるよう、比較的広い範囲を覆うようにした外形が必要である。

埋入後にはトリミングしてもプロビジョナルレストレーションとして使用できるように、歯冠色のレジンと舌側あるいは口蓋側に補強構造が残るようにデザインする必要がある。

II．製作の術式とポイント

サーモフォーミングを用いたテンプレートの製作方法としては、欠損部に歯冠ならびに不足する軟組織を復元する場合、
①ワックスアップする、
②人工歯とワックスを用いる、
の2方法がある。以下にワックスアップによる方法と注意点を示す。

a. 作業模型の製作

通法に従って診断用模型を硬石膏で製作し、対合歯とともに咬合器に装着した状態で、インプラント補綴によって修復する予定の部位に診断用のワックスアップを行う。

b. ワックスアップ

最終的な上部構造に反映するため、ワックスアップは、咬合・審美性を考慮した歯冠形態の回復・排列をしなくてはならない。また、歯頸部からの立ち上がりも留意しなくてはならない（図5-154）。使用するワックスは、高融点のワックス（ERKODENT）を使用することにより、シート圧接時に形態が崩れるのを防ぐことができる。

c. 模型の前処理

十分に模型を乾燥する。ハードのシートを圧接するため、残存歯のアンダーカット部は高融点ワックスなどでリリーフしておかなければならない。欠損部に面する残存歯アンダーカットエリアは見落としやすいので注意する（図4-155）。

d. シートの成形

咬合器にマウントしてある模型を使用するので、ペレットで高さが調整できる成形器を用いるのがよい。シートとしては変形しにくい1.5mm以上のハードシートを用いる。シートの成形圧接ならびにシート取り出し時の注意点は、ハードシートの取り出し方に準じる。

e. トリミングと形態修整

シートを外形線に切り出したならば、作業用模型欠損部付近にワセリンなどを塗布する。テンプレートに取り込まれた高融点ワックスを取り除き、その

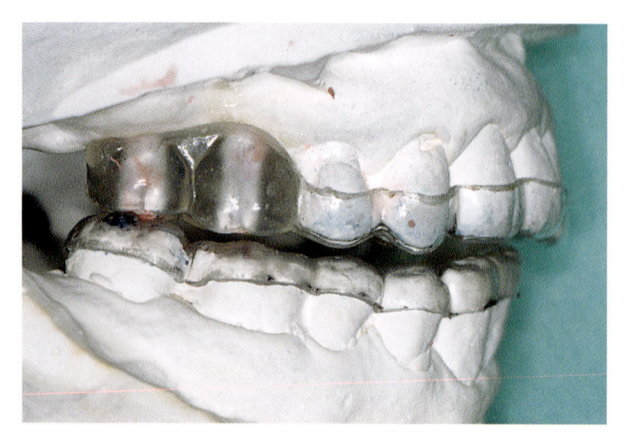

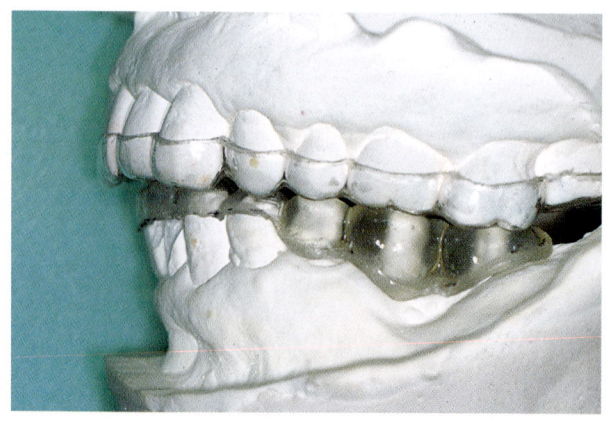

図4-154a、b　上下のテンプレートの側面観。シート成形法で製作した場合には咬合調整が容易である。　　　a｜b

部分に透明の即時重合レジンを盛り、作業用模型に戻す。その時、加圧釜で重合すれば、気泡のないテンプレートを製作することができる。硬化の後、欠損部がシートおよびレジンで回復された歯の歯頸部からの立ち上がりを調整する。

f. 咬合調整、埋入位置の設定

CT撮影用の場合には、装着して閉口しやすいように調整をしておくとよい。欠損部のレジンで回復された歯冠部が上部構造になる場合にもっとも適したインプラントの部位を想定して、アクセスホールをフィッシャーバーで形成し、ストッピングを填入しておけばCT撮影時に顎骨と最終的な歯冠部の位置関係が確認できる。

〈インプラント埋入時のガイドとなるテンプレート製作のステップ〉

図4-155　インプラント埋入予定。

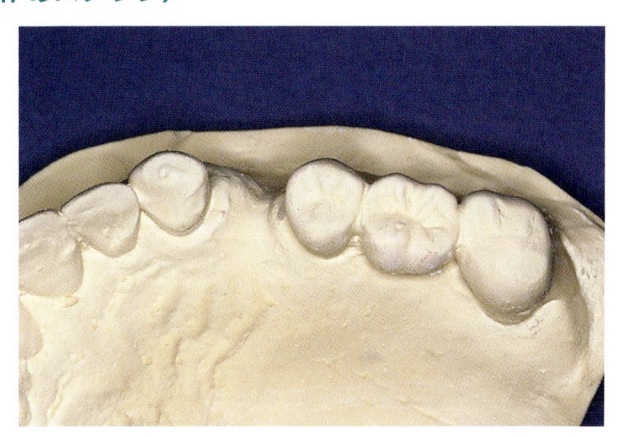

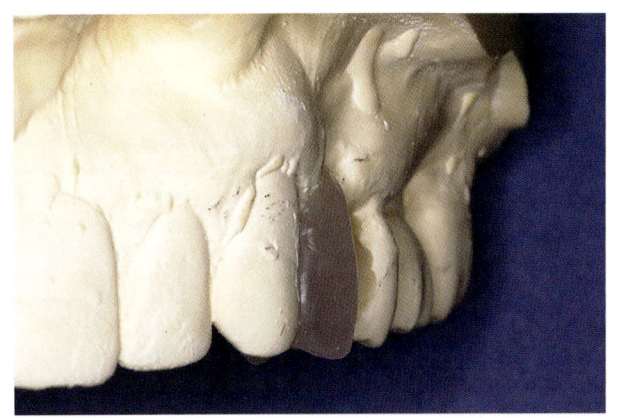

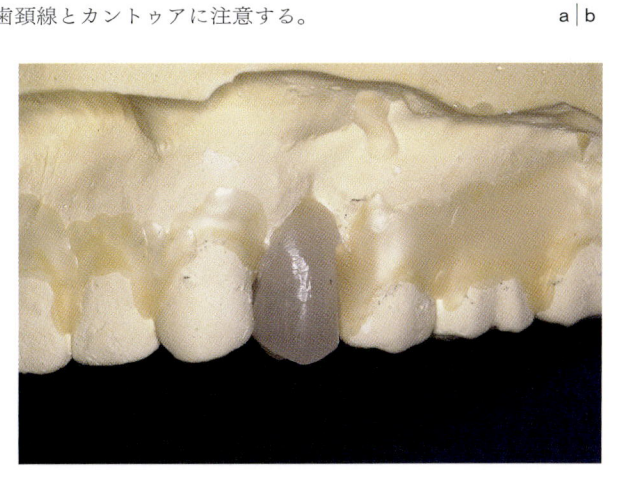

図4-156a、b　高融点ワックスで機能的・審美的形態を回復する。歯頸線とカントゥアに注意する。　a|b

図4-157　余分なアンダーカットは埋めておく。

(4)管理方法

これらの装置は、長期に使用するものではないが、上部構造完成後のメンテナンス時においても役立つ場合があるので作業模型とともに保管しておくことがすすめられる。

(5)Q&A

Q インプラント用テンプレートの用途は？

A：インプラント治療に必要なテンプレートとしては以下のものが考えられる。
①診断用のエックス線撮影時に用いるテンプレート

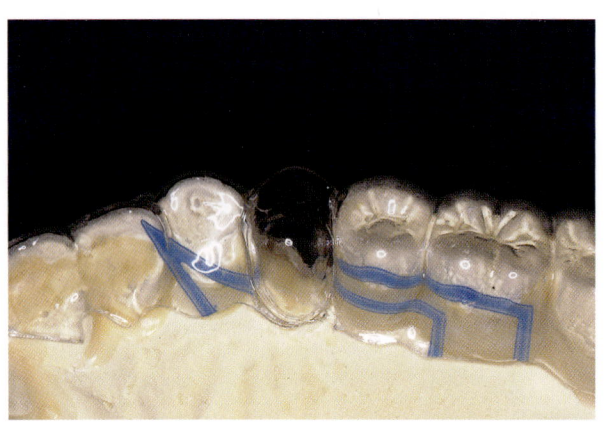

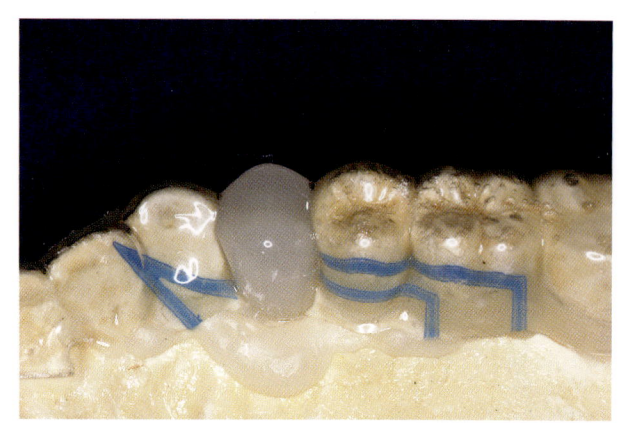

図4-158、159　シートを圧接し、ワックスアップを行った歯のスペースにレジンを填入し、重合する。

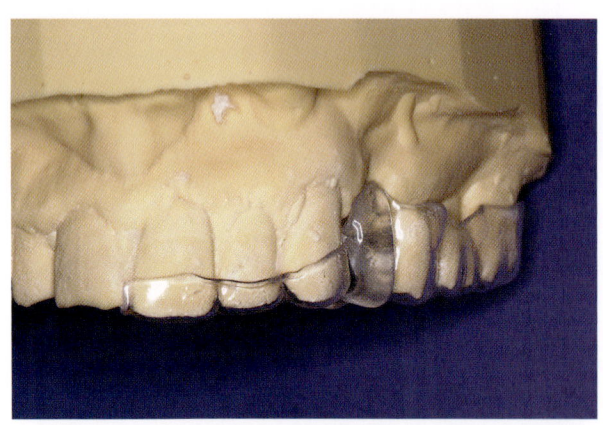

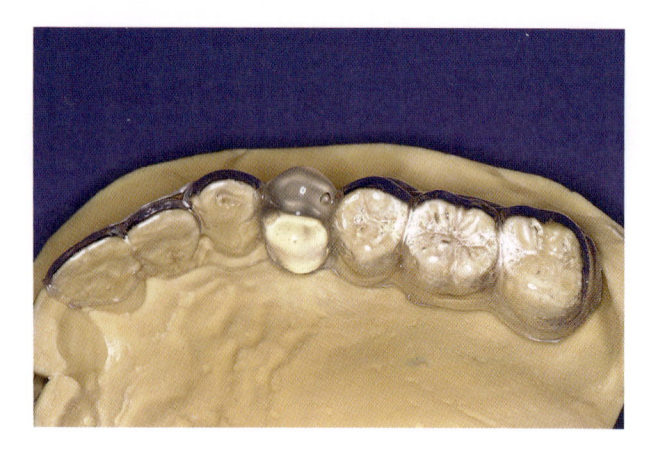

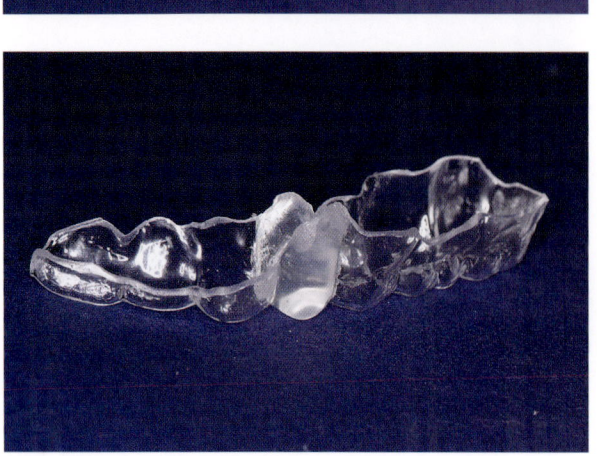

a	b
c	

図4-160a〜c　シートの外形を整えて仕上げる。

②インプラント埋入時のガイド（位置・方向を決める）となるテンプレート
③インプラントの二次手術に用いるテンプレート
④即時荷重の際の埋入ならびにプロビジョナルレストレーションとして用いられるテンプレート

Q　テンプレートの要件は？

A：テンプレートに必要な条件は以下のとおり。
①口腔内で安定した位置に正確に適合し、固定することができる。
②埋入操作の妨げにならない（十分な視野と操作性がある）。
③術前に滅菌することができる。

Q　サーモフォーミングによるテンプレートは簡易型か？

A：サーモフォーミングで製作したテンプレートは、簡易型あるいは簡略型と考えられているきらいがある。しかし、これまで述べてきた「適合・外形・咬合」を考慮して製作すれば、重合法で製作したものに遜色ない装置ができる。

　ここで注意しなければならないのが強度である。通常は成形のしやすさを考えて、強度のない薄いシートを使用することが多い。そのため、変形しやすい、頼りないというイメージが強い。実際には厚めのシートを用いて成形しなければならないが、ハードシートの取り扱い方を心得ていないと良好な結果は得られない。

10）有床義歯への応用

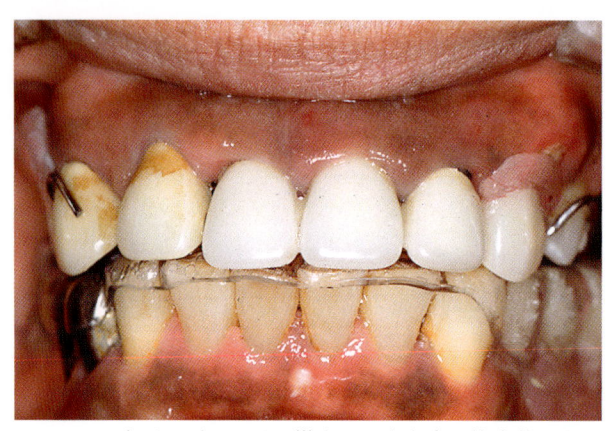

図4-161 上下のブリッジを撤去し、支台歯の抜歯後に上下の義歯を装着した正面観。下顎では前歯の切端をリテーナー義歯がカバーしている。

（1）背景と使用目的

　サーモフォーミングは、有床義歯の領域にも簡便性を多様に応用できる。

　サーモフォーミングの特徴は、欠損歯列に対しては残存（現存）歯列ならびに欠損部顎堤に対して同時にシートを圧接することが可能なことである。したがって、義歯の維持は歯列を被覆（カバー）することから得られる特徴があり、リテーナー義歯（カバーデンチャー）ともよばれている。

　しかし歯列と粘膜に対して同時にシートが圧接されることは、歯と粘膜の被圧変位量の違いが考慮されない状態となることにもなる。したがって、サーモフォーミングで暫間義歯あるいは移行義歯を製作した場合には、両者の差を補正するための粘膜調整やリライニングなどを行って、適合を確保することがたいせつである。全体に咬合挙上されるので、その調整も必要となる。

（2）適応の範囲

　適応範囲は暫間・移行義歯としてのリテーナー義歯（カバーデンチャー）が代表的なものである。

　リテーナー義歯は、つぎのようなさまざまな状況で利用できる。

①移行義歯を製作する場合[32]
②即時義歯として利用する場合[33]
③順次抜歯を予定して使用する移行義歯として用いる場合
④インプラント埋入後の暫間義歯[34]
⑤義歯を紛失した場合の暫間義歯

（3）製作方法

　ここでいうリテーナー義歯（カバーデンチャー）とは、残存歯列と欠損部を同時に被覆することで、支持と維持を同時に確保できる義歯である。サーモフォーミングにより、薄くても適合良く歯列を覆うことができるのが特徴といえる。しかしながら、咬合を挙上することには変わりないので、その点の注意と調整が必要である。

　以下に、抜歯を予定した即時義歯ならびに義歯紛失に対応して応急的に製作した暫間義歯を例に、リテーナー義歯の製作方法を示す。

a. 印象ならびに作業模型の製作

　現存する上下顎歯列の印象ならびに咬頭嵌合位でのチェックバイトを採得する。ただしチェックバイトは必須ではない。咬合支持が得られないすれ違い咬合などの場合には、義歯床部分ができれば、口腔内で直接常温重合レジンで咬合を回復することができるからである。

b. 作業模型の前処理（外形線の設定）

　このタイプの義歯では、支持は欠損部の床と残存歯部の咬合面ならびに切端部になり、維持は臼歯部の頬側の最大豊隆部を少し越えたアンダーカット部分で得ることになる。歯頸部までは覆う必要がない。前歯部の唇側では切端を少し越えたところにとどめる。できるだけ模型は咬合器に装着しておく。

c. 人工歯の製作

　欠損部がある場合には、人工歯を高融点ワックスあるいは常温重合レジンなどで模型に固定する。

第4章　サーモフォーミングテクニックの応用

〈有床義歯への応用のステップ〉

図4-162a　重篤な歯周疾患をともない、上下顎のブリッジの撤去と支台歯の抜歯が必要な症例の初診時正面観。
図4-162b　初診時のオルソパントモグラフィー。

a|b

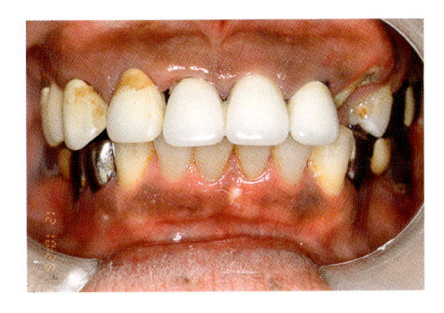

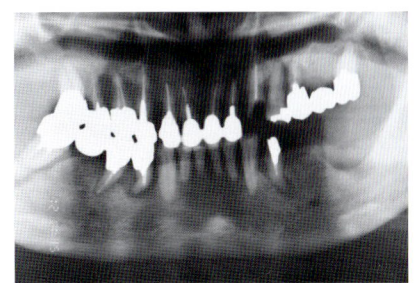

図4-163a、b　初診時の上顎咬合面観（a）と下顎咬合面観（b）。a、bとも左側のブリッジはすでに脱離している。

a|b

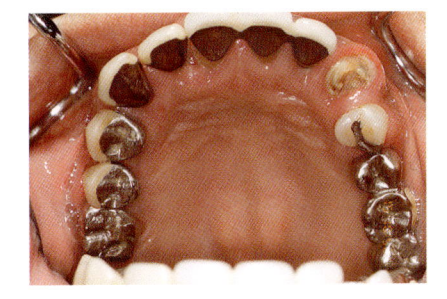

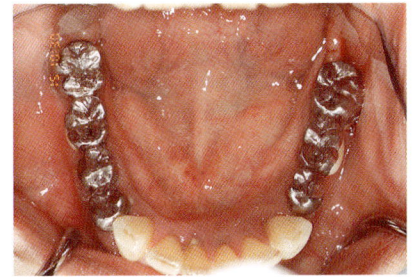

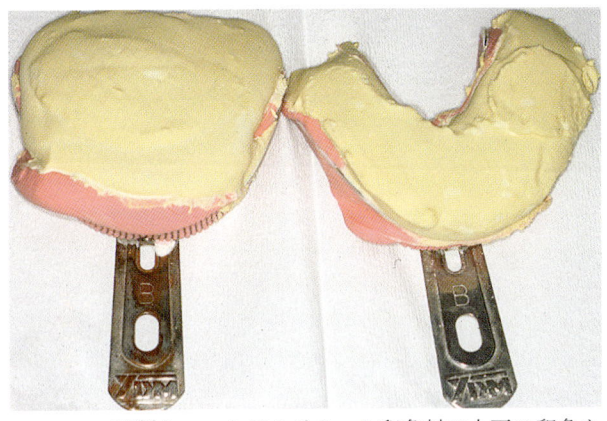

図4-164　既製トレーとアルジネート印象材で上下の印象を採得する。この時、動揺歯や脱離しているブリッジを撤去してしまわないように、ユーティリティーワックスや仮封材によるアンダーカットのブロックアウトが非常に重要である。

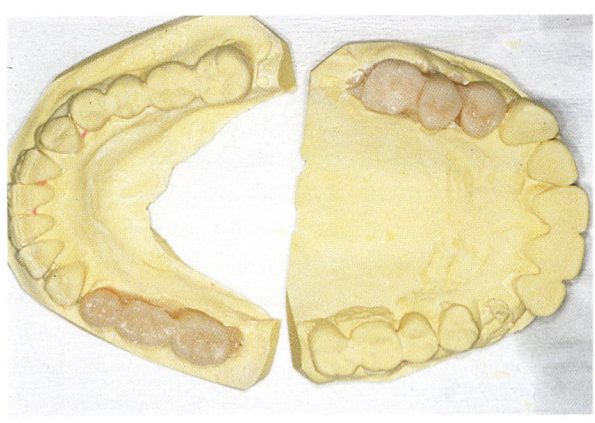

図4-165　採得印象のブリッジの撤去、抜歯予定部位の歯冠に歯冠色の常温重合レジンを填入してから硬石膏を注入する。完成した模型では人工歯が付着した状態となる。

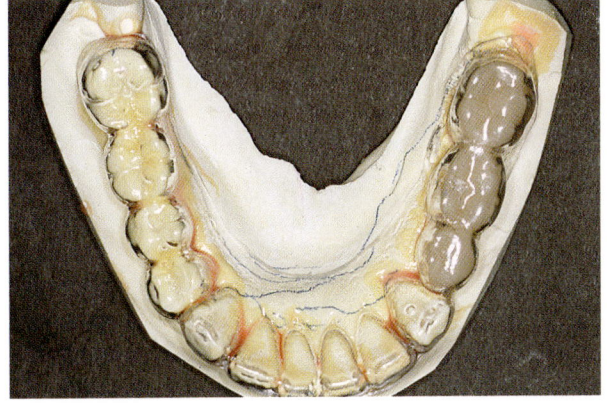

図4-166　下顎ではその上からハードタイプのシート（厚み1.0mm）を成形し、トリミングした。

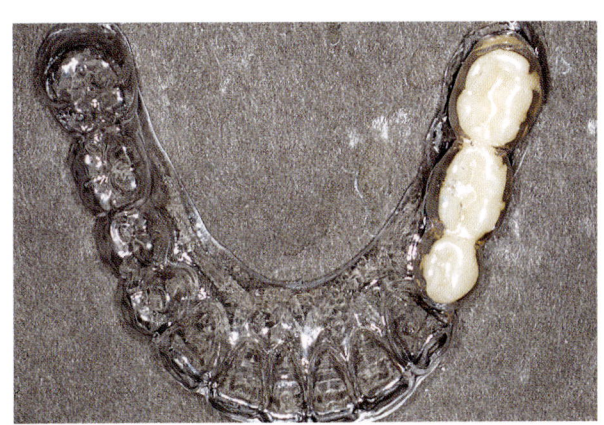

図4-167　成形ならびにトリミングを完了した下顎のリテーナー義歯の咬合面観。

d. シートの成形

使用するシートはハードタイプで、厚みは0.8mmまたは1mm以下のものを用いる。通法に従ってシートを成形するが、残存歯の頰側は最大豊隆部を越えて成形されるように、ペレットに模型を埋入させる。

シートの取り出しの際は、できるだけ模型を壊さないように気をつける。抜歯予定部位、高融点ワックスによる人工歯の部位では、ワックスを取り除いて、歯冠色の常温重合レジンを注入して人工歯を製作する。

人工歯を使用した場合には、シートに圧接された状態で一塊になって外れてくるが、接合はしていないので、常温重合レジンを周囲から流し込んで固定する。

e. トリミング

トリミングはハードシートのトリミングの原則に従う。

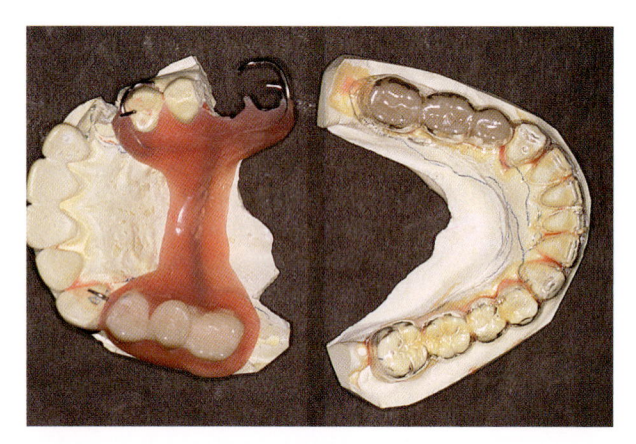

図4-168 上顎ではワイヤー補強線とし、常温重合レジンを用いて暫間義歯を製作した[35]。

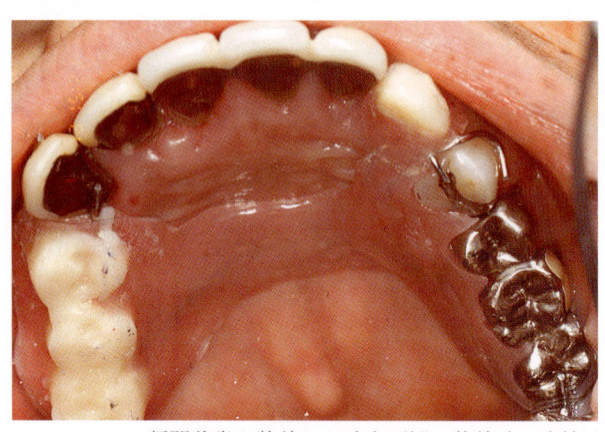

図4-169a、b 暫間義歯を装着した咬合面観。装着時に直接法でリラインを行い、適合を図る。　a｜b

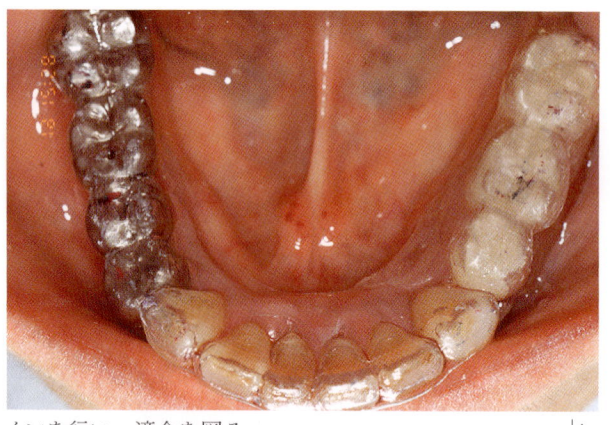

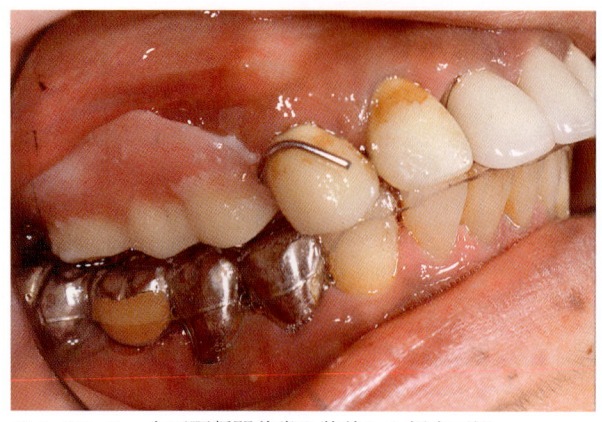

図4-170a、b 上下顎暫間義歯を装着した側方面観。　a｜b

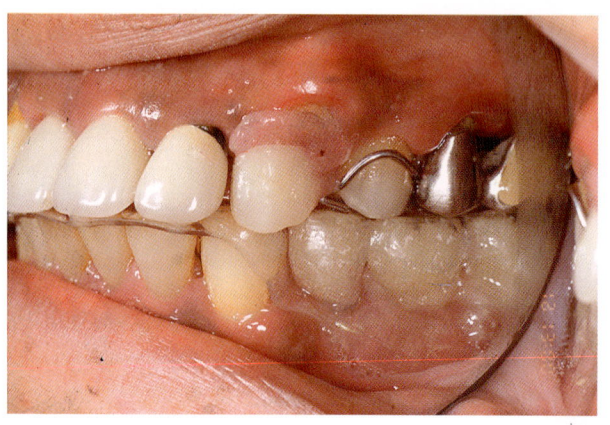

f. 咬合調整

抜歯予定の部位ではその部分の石膏模型を削除して、トリミングしたシートを咬合器に戻し、可能なかぎり元の中心咬合位まで削合する。ただし穿孔すると破折しやすくなるので注意する。口腔内での咬合調整は当然必要になる。

(4) 管理方法

他のオーラルアプライアンスと異なるのは、適合と咬合の管理調整である。

a. 適合の管理：リライン

粘膜面の適合は最優先課題となる。抜歯直後に装着した場合には、その後の顎堤の変化に対して直接法でリラインを行って対応する。

b. 咬合の管理：咬合調整

残存歯を被覆して咬合を挙上することになるので、調整は重要である。

(5) Q&A

Q テンポラリーではなく、最終義歯として使用することは可能か？

A：義歯に必要な要素としては、適合・外形・咬合が挙げられるが、そのほかに、義歯全体としての剛性が必要になる。剛性がなければ、咬合時に変形を生じてしまい、安定が得られないばかりでなく、パーシャルデンチャーでは支台歯に側方力を与える原因になる。

その意味から、サーモフォーミングによって床を製作する場合には、常温重合レジンを追加したり、補強の金属線を追加したりして剛性を確保できるように製作する。そうすれば、より長期的な装置として使用することが可能になる。

11) 矯正用各種装置

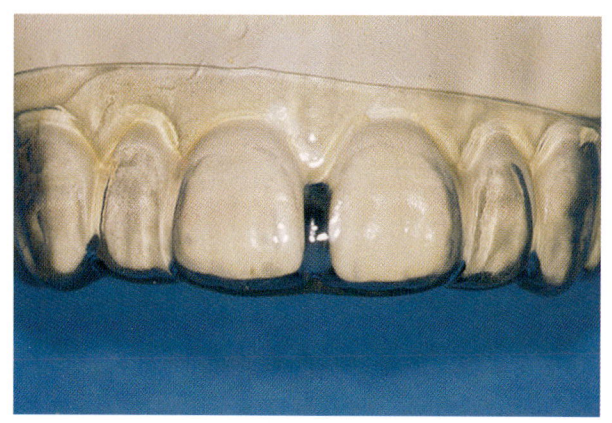

図4-171 ダイナミックトゥースポジショナー。

(1) 背景と使用目的

矯正治療において、サーモフォーミングにより製作できる装置には多様なものがある。

床矯正装置・保定装置はもとより、ブラケットを使用する場合のインダイレクトボンディングトレー(トランスファートレー)、ハーブスト装置、さらには歯の移動そのものを行うダイナミックトゥースポジショナーにもサーモフォーミングが利用できる[36]。

これらの装置をサーモフォーミングで製作する利点は、容易にほぼ同様な厚みのプレートが製作でき、耐久性や強度も確保でき、かつ研磨の手間が少ないことである。

(2) 適応の範囲

矯正装置、とくにプレートあるいはリムーバブルアプライアンスの製作にサーモフォーミングが利用できるが、それ以外にも適応範囲はまだまだ広い。

最近では成人の矯正患者が増えていることから、その適応範囲はかなり広いといえる。またブラケットの装着に支障がある場合や、欠損が存在している場合には床矯正タイプが用いられることになるが、傾斜移動となることや移動の方向や量のコントロールが困難であることも、同時に考慮しなければならない。

わずかな叢生の解除やディープバイトなど限られた量の歯の移動には、ダイナミックトゥースポジショナーを用いて治療することができるが、装着時間に左右されるので患者のコンプライアンス(協力)がなによりも重要となる。

(3) 製作方法

シート成形法は以下のように、矯正治療に用いるさまざまなアプラインスの製作に利用できる[36]。

①リテーナー
②インダイレクトブラケットキャリアー
③エッチングトレー
④床拡大装置
⑤ダイナミックトゥースポジショナー

〈リテーナーの製作ステップ〉

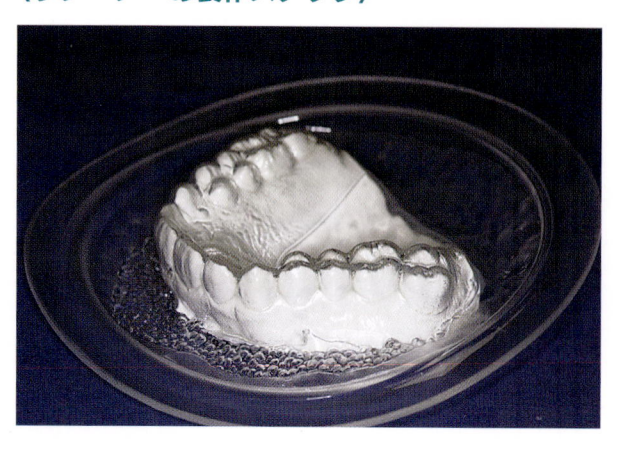

図4-172 1層目のエルコフレックス1.5mmを圧接する。

第4章 サーモフォーミングテクニックの応用

ここでは、リテーナー・インダイレクトブラケットキャリアー・床拡大装置・ダイナミックトゥースポジショナーの製作について述べる。

〈1〉リテーナーの製作

動的矯正治療を終えた後、組織の改造や対合歯・隣在歯との接触関係、そして筋肉の機能圧がその位置で安定するのを待つ保定を行うが、これは動的矯治療に対して静的矯正治療ともいわれている。

静的な位置に歯を保持するだけでなく、後戻りを予防したり、後戻りが発生した場合の改善策のような動的処置のための装置などもある。

ここでは、ハードとソフトの2層で製作するソフトリテーナーの製作方法を紹介する。

I. 基本のデザイン

保定だけの目的の場合は、作業用模型のみで作業を進めるが、多少の後戻りがみられる場合はセットアップを行い、複模型を製作し、それを作業用模型とする。外形線は歯頸線を少し越えたところに設定する。

II. 使用するシート材料

装置内面は、咬合面および切端を除く部分はソフトでできており、咬合面および装置研磨面はハードで成り立っている。ソフトシートはエルコフレックス1.5mm（ERKODENT，日本デンタルサプライ）を使用し、ハードシートはエルコデュール S0.8mm（ERKODENT，日本デンタルサプライ）を使用する。また接着剤としてエントフィッター（ERKODENT，日本デンタルサプライ）を使用する。

III. 製作の術式

a. シート成形前の準備

作業用模型にアルギン酸分離材を塗布し、エルコフレックス1.5mmを圧接する（図4-172）。

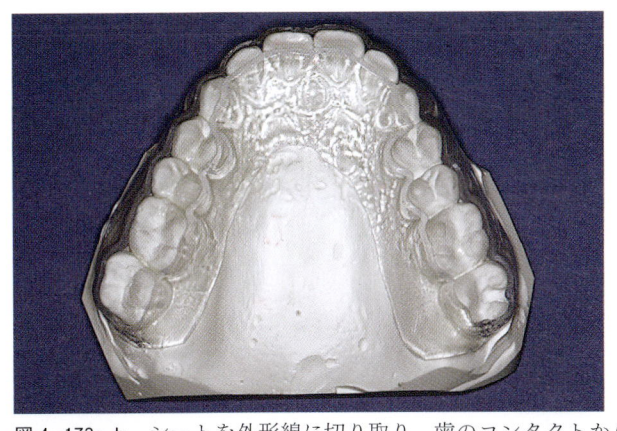

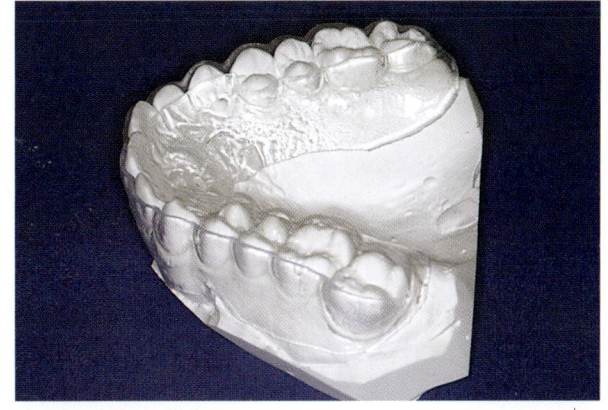

図4-173a、b シートを外形線に切り取り、歯のコンタクトから咬合面にかけて切り出す。　a|b

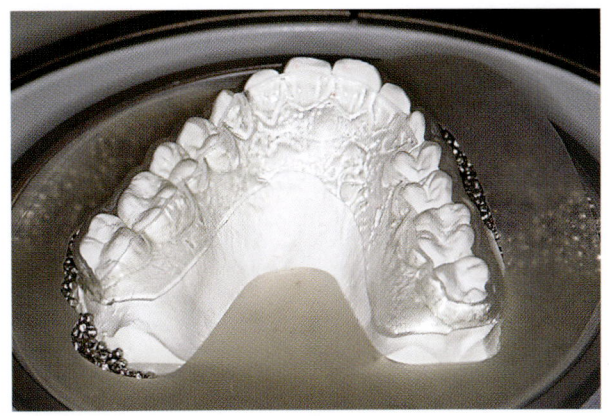

図4-174 1層目のシートを模型に戻して、エントフィッターで脱脂処理をする。

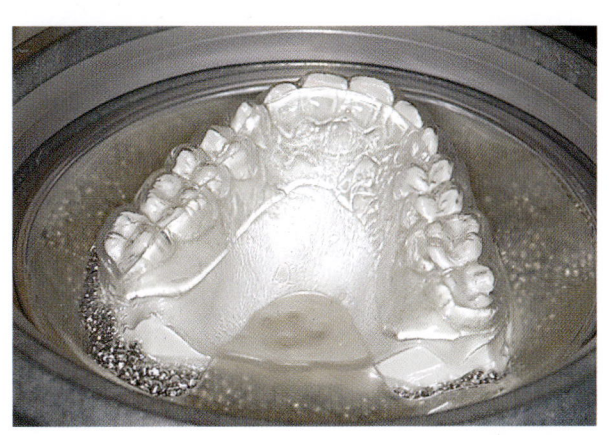

図4-175 2層目のエルコデュール S0.8mmも脱脂処理を行い、圧接する。

b. 1層目のソフトシート切り出し

完全にシートが冷めた後、装置の外形線に切り出し、コンタクト付近を含む切端および咬合面部を切り出す（図4-173）。

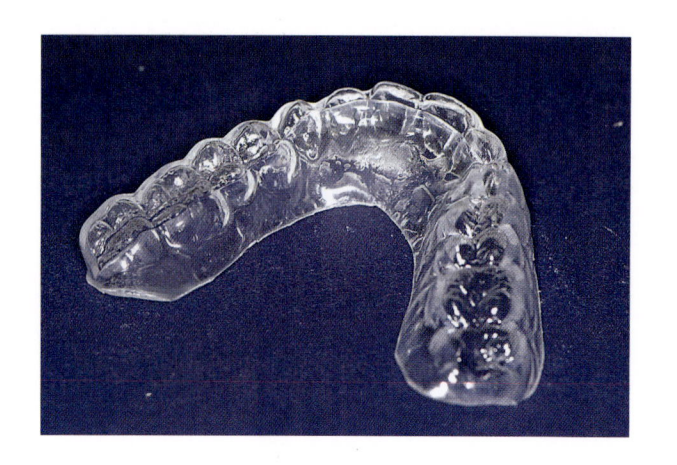

c. ハードシートの圧接

次いで、エントフィッターをエルコフレックスとエルコデュールSのそれぞれ接する面に塗布し（図4-174）、エルコフレックスを模型に装着した状態でエルコデュールSを積層圧接する（図4-175）。

d. 切り出し・研磨

外形線どおりにハードシートの要領で切り出し、研磨を行う（図4-176）。

〈2〉インダイレクトブラケットキャリアーの製作

ブラケットを直接歯に接着するダイレクトボンディング法は、とくに臼歯部では頬側から正対して直視できないため、正確なポジショニングが困難である。

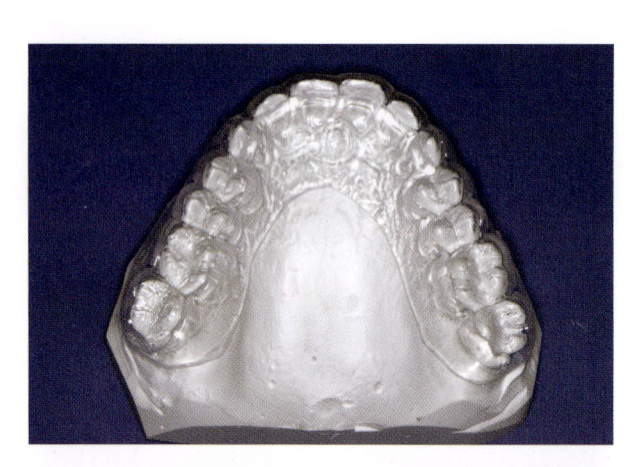

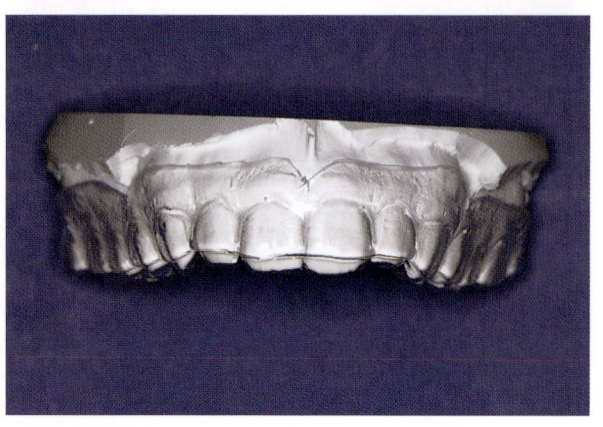

それに対して、インダイレクトボンディング法は、石膏模型上でブラケットを正確に位置づけ、コアを介して口腔内へ接着することができ、またいくつかのブラケットを一塊にして接着することができるため、チェアタイムの短縮が可能になる。

Ⅰ. 基本のデザイン

装置はマウスガードのようではなく、臼歯2ヵ所、前歯1ヵ所と分けてもよい。

Ⅱ. 使用するシート材料

エルコフレックス2.0mmなどの軟性シートを利用する。また、ソフトリテーナーの要領で、舌側面および咬合面をハードのシートで補強すると、口腔内でより安定する。

Ⅲ. 製作の術式

a. シート成形前の準備

オフソパントモグラフィーを参考に歯冠長軸を記入し、ブラケットハイトゲージにてブラケットのポジショニングをする（図4-177～179）。

図4-176a～c　外形線に切り取る。小帯などは大きく避けなければならない。

a	
b	c

第4章　サーモフォーミングテクニックの応用

b. ハードシートの圧接
　舌側面および切縁・咬合面以外をペレットに埋め、エルコデュールSを圧接し、舌面と切縁のみを切り出しておく（図4-180、181）。

c. ソフトシートの圧接
　ブラケットの位置決めされた場所にブラケットを装着し（図4-182）、模型に装着したエルコデュールSとエルコフレックスのそれぞれの面にエントフィッターを塗布し、エルコフレックスを圧接する（図4-183、184）。

d. 切り出し・研磨
　ソフトシートの切り出し・研磨の方法に準じる。また、歯単位で唇頬側にスリットを入れてもよい（図4-185、186）。

〈インダイレクトブラケットキャリアーの製作ステップ〉

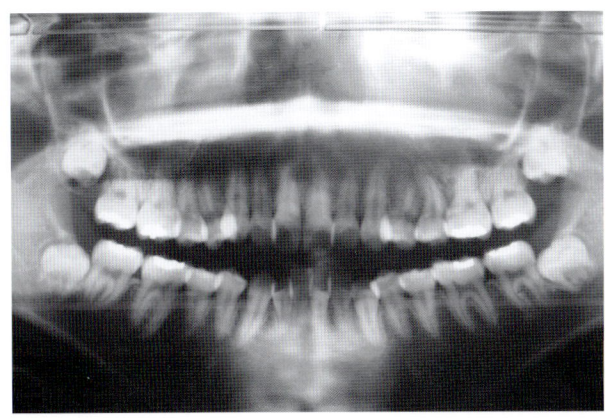

図4-177　オルソパントモグラフィーを参考に歯軸を確認する。（大阪市住之江区・六車 豊先生のご厚意による）

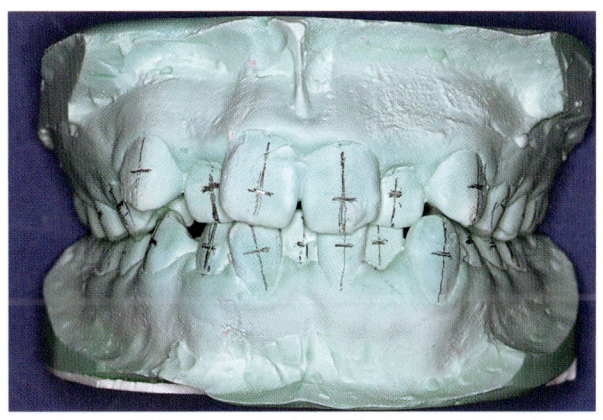

図4-178　ブラケットハイトゲージにより、ブラケットのポジショニングを行う。

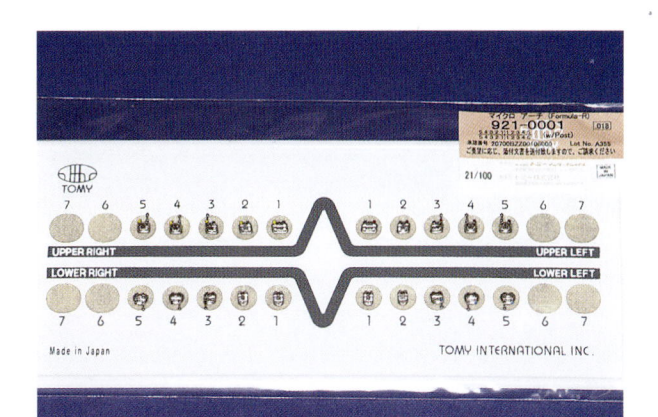

図4-179　使用するブラケット。

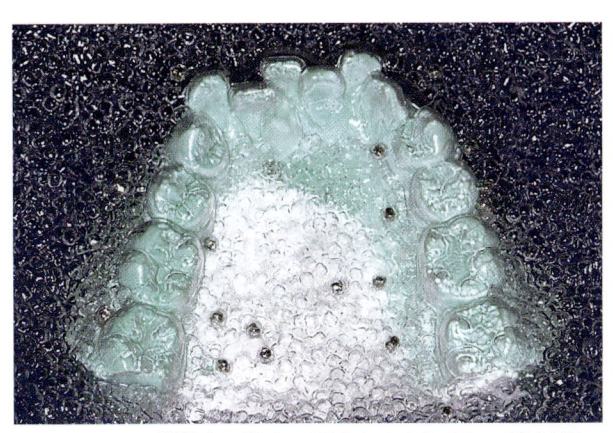

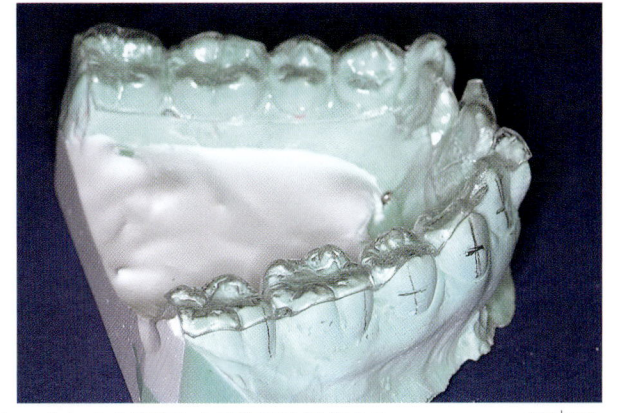

図4-180、181　装置を口腔内で安定させるために、咬合面にハードシートにより安定した固定面を製作する。

〈3〉床拡大装置の製作

狭窄歯列の改善や歯の排列スペース獲得を目的とした床拡大装置は、緩徐拡大装置と急速拡大装置からなる。

ここでは、エキスパンションスクリューを用いた床拡大装置の製作方法を紹介する。この装置はサーモフォーミングで製作することにより、簡単に均一な厚みの床を製作することができる。

1. 基本のデザイン

通常の床拡大装置と同じである。

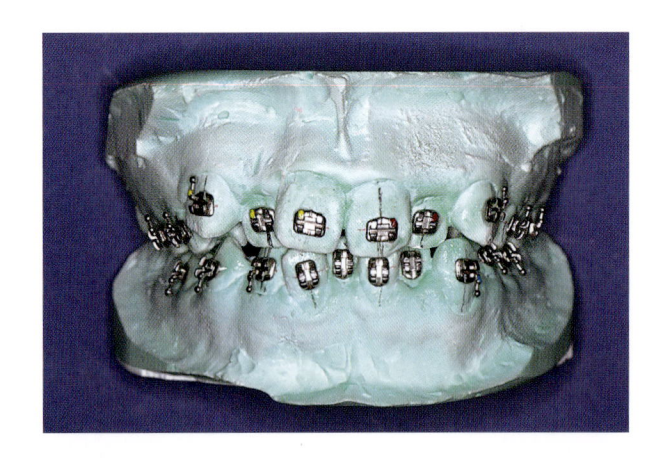

図4-182 石膏模型にポジショニングされたブラケット。

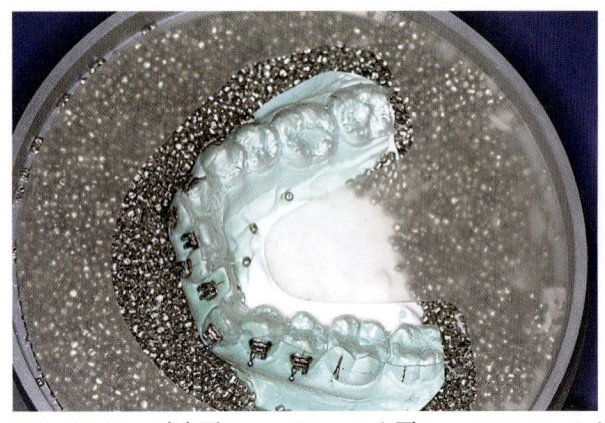

図4-183、184 咬合面にハードシートを戻し、ソフトシートを圧接する。

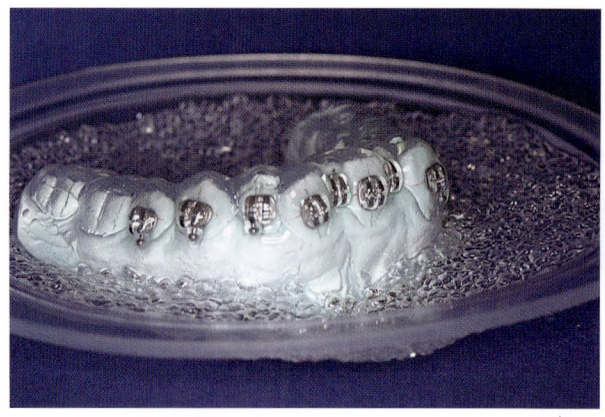

183|184

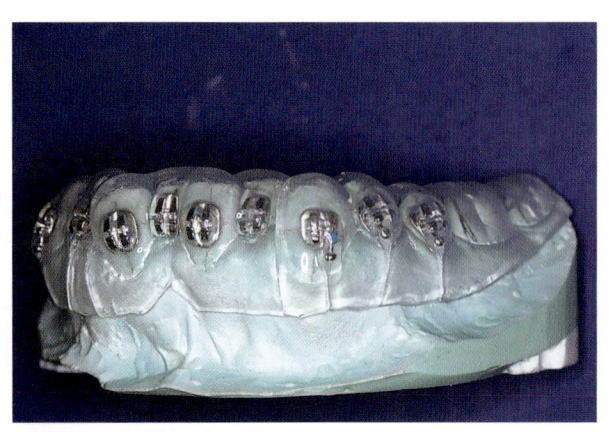

図4-185 外形線に切り抜く。

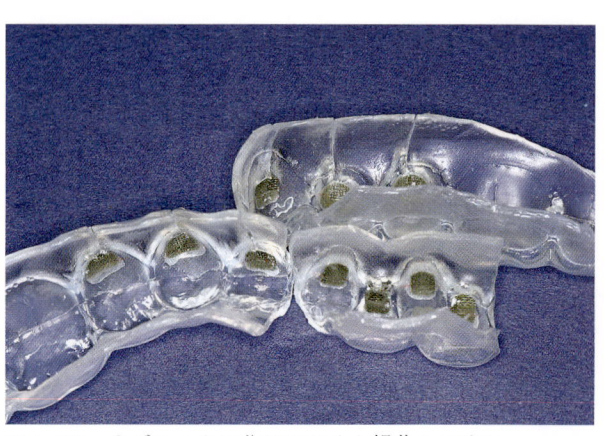

図4-186 3ブロックに分けておくと操作しやすい。

II．使用するシート材料

エルコクリル2.0mm（ERKODENT，日本デンタルサプライ）を使用する。アクリル系のプレートで即時重合レジンと化学的に接着し、強度も高い。また、唇側線・アダムスクラスプ・エキスパンションスクリューも用意する。

III．製作の術式

a．シート成形前の準備

それぞれのワイヤーを屈曲する。作業用模型にエキスパンションスクリューの保持穴を掘り、固定する（図4-187）。模型にアルギン酸分離材を塗布し、ワイヤーをスティッキーワックスで固定する。

〈床拡大装置の製作ステップ〉

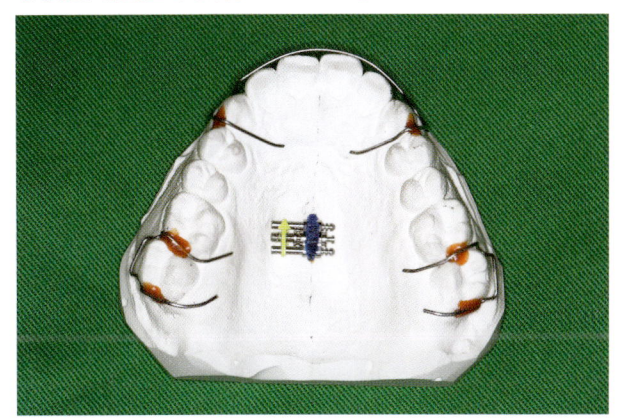

図4-187　唇側線およびアダムスのクラスプ、エキスパンションスクリューをスティッキーワックスで固定する。

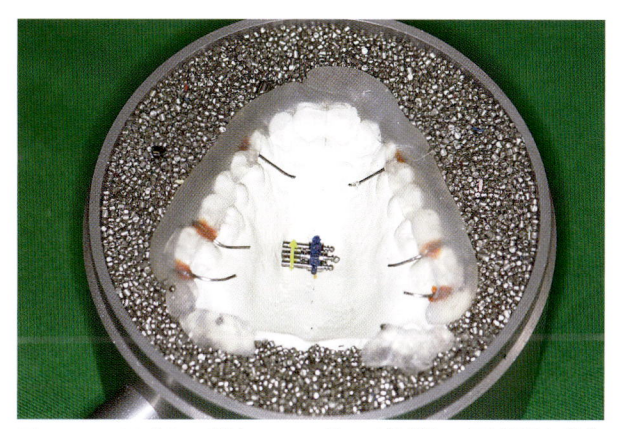

図4-188　ワイヤー部をエルコガムで保護し、不必要な部分はペレットに埋める。

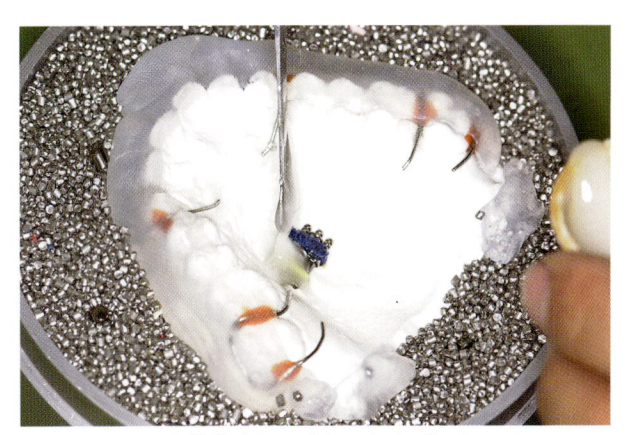

図4-189　シート軟化中にワイヤーおよびエキスパンションスクリューの脚部にレジンを盛る。

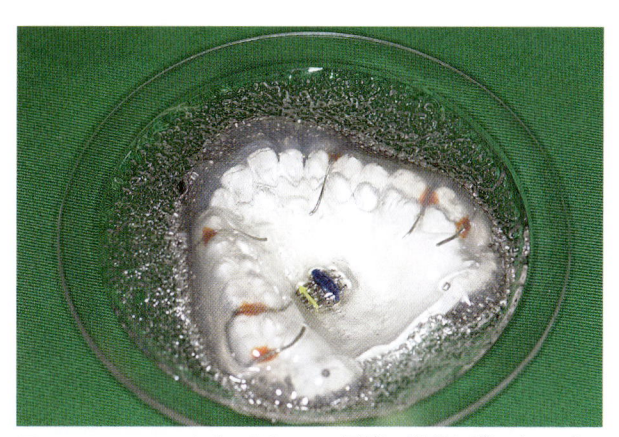

図4-190　エルコクリル2.0mmの圧接。脚部に盛ったレジンとシートは化学的に接合している。

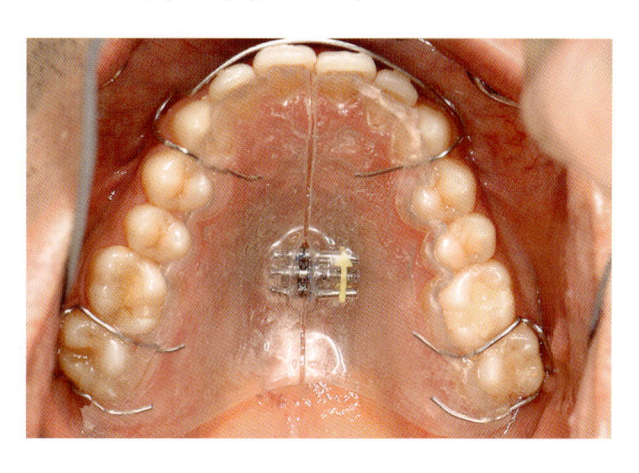

図4-191　床拡大装置の口腔内装着写真。

b. シートの圧接

床部分以外は、エルコガムやペレットに埋める（図4-188）。エルコクリルを軟化している間に、クラスプの脚部に即時重合レジンを塗布し、シートを圧接する（図4-189、190）。

c. 切り出し・研磨

切り出し方法は、ハードシートの方法に準じる。また、エキスパンションスクリューのジグを除去後、HSSドリルや、セパレートディスクで拡大部である正中口蓋縫線上を左右に分割する。

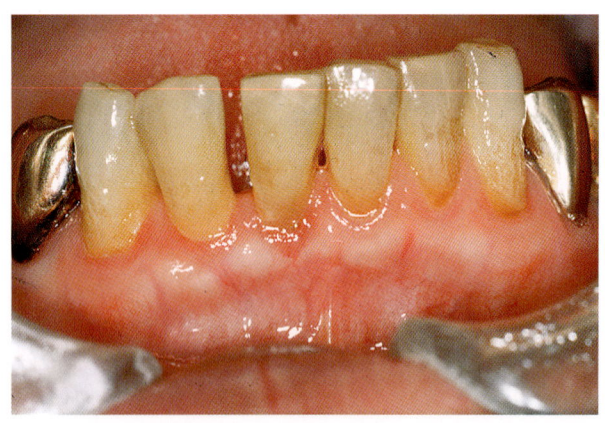

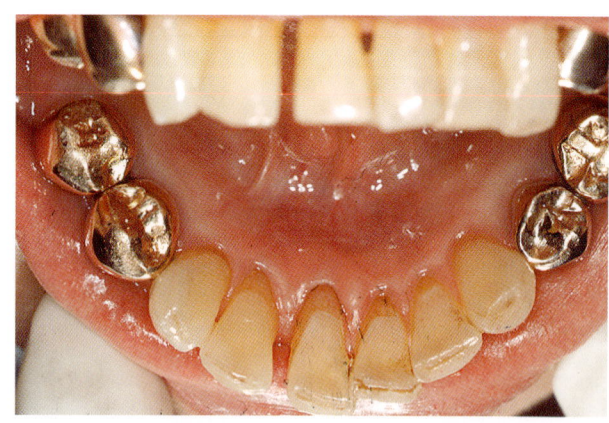

図4-192a、b　下顎前歯部に空隙と叢生のみられる症例。治療前の正面観（a）と咬合面観（b）。　　a|b

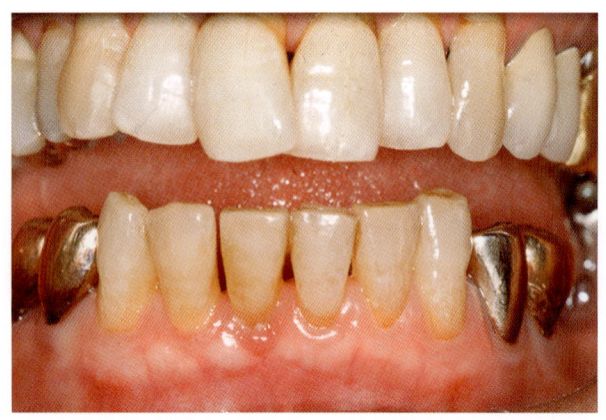

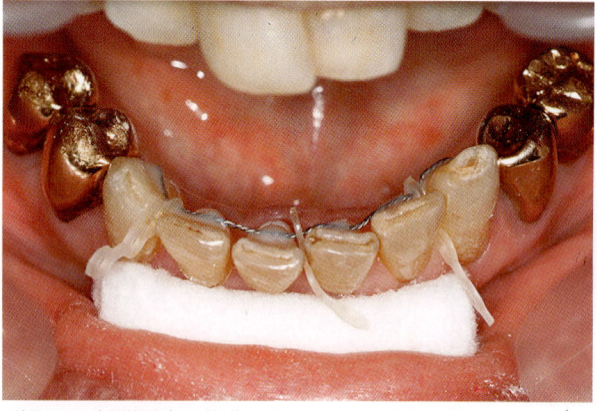

図4-193a、b　ダイナミックトゥースポジショナーによる治療後の正面観（a）と暫間固定の操作を行っている咬合面観（b）。　a|b

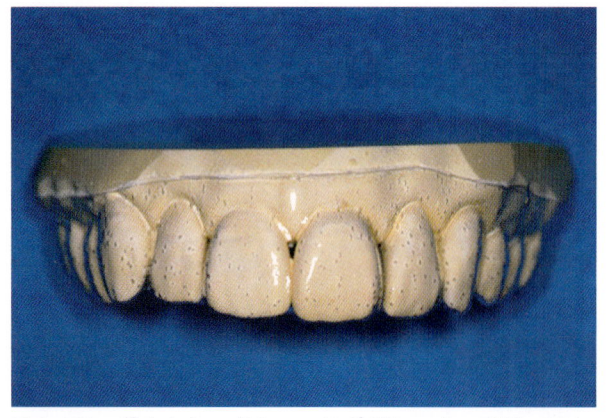

図4-194　ダイナミックトゥースポジショナーでは、図4-197の状態の模型からセットアップした模型を作り、適合するアプライアンスを製作する。

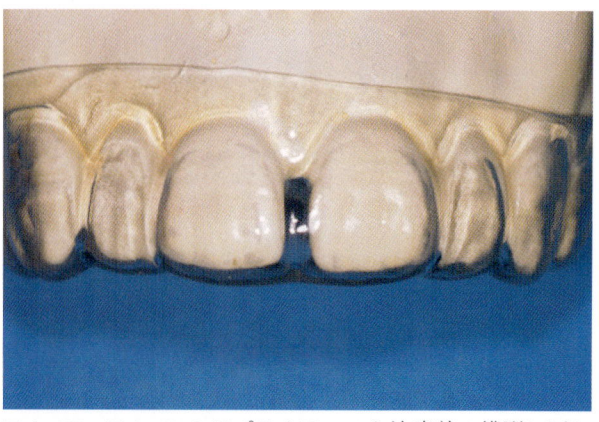

図4-195　図4-194のアプライアンスを治療前の模型に戻した状態。変形していることがわかる。

第4章 サーモフォーミングテクニックの応用

〈4〉ダイナミックトゥースポジショナーの製作

ダイナミックトゥースポジショナーは、セットアップモデルを製作することによって、保定治療中により緊密な咬合関係を再現することができ、また、セットアップモデルを使用しなければ、静的保定装置として利用することもできる。

I．基本のデザイン

外形は上下顎とも全歯列を覆っていなければならない。

II．使用するシート材料

弾性のあるエルコフレックス4.0mmを使用する。また、上下装置を固定するために、ホットエアーバーナー・接着剤が必要になる。

III．製作の術式

a．シート成形前の準備

セットアップモデルの副印象を採り作業用模型とする（図4-196、197）。作業用模型は十分に乾燥させ、アルギン酸分離材を塗布しておく。

b．シートの圧接および接着

上下に4.0mmのシートを圧接するが、オクルフォーム（ERKODENT，日本デンタルサプライ。36ページ参照）を利用することで、シート圧接と同時に先に製作していた対合装置と接着することが可能になる。

なおその時、接着させる面同士は、エントフィッターで接着処理（脱脂処理）を行い、ホットエアバーナーで咬合面のみを軟化しておかなければならな

〈ダイナミックトゥースポジショナーの製作ステップ〉

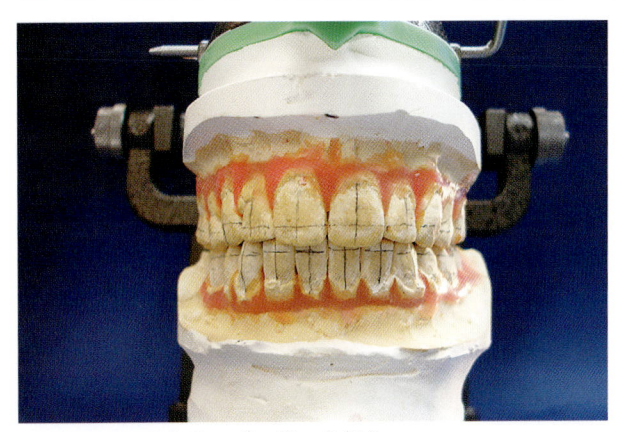

図4-196 セットアップモデルを行う。

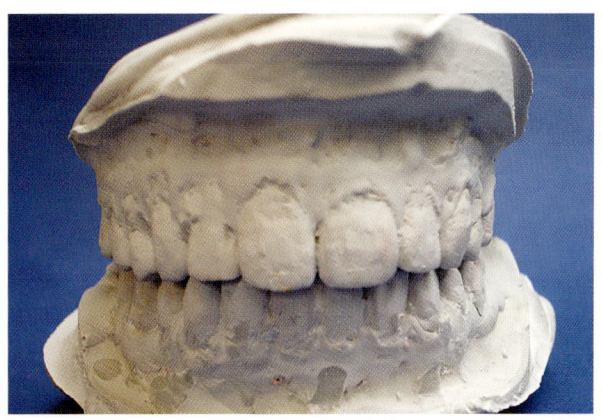

図4-197 セットアップモデルの副模型を作り、作業用模型とする。

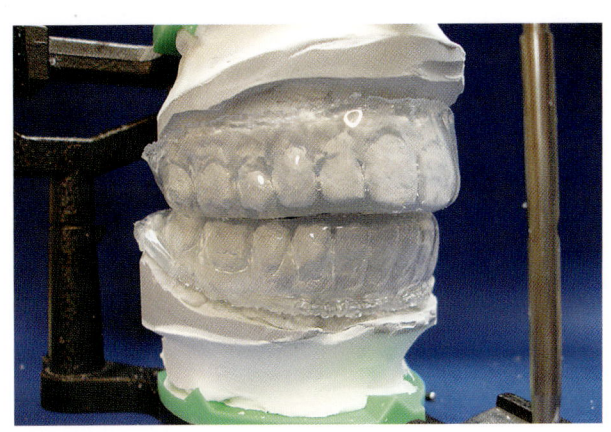

図4-198 上下顎のシートを圧接する。

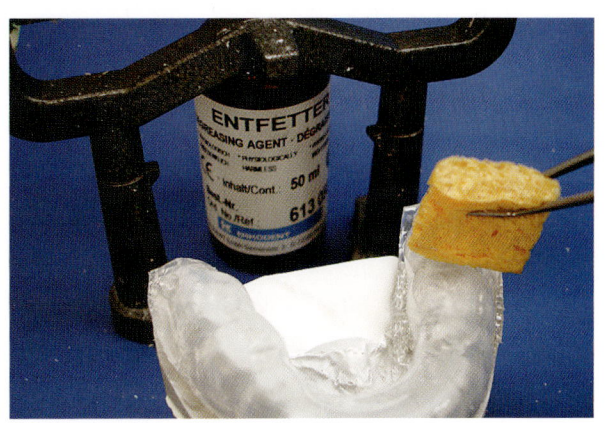

図4-199 シートの接着処理として、脱脂処理とホットエアバーナーで咬合面のみ加熱する。

い。過度の軟化は適合を悪くするので避けなければならない。

もちろん、上下顎のシートを咬合器上で、ホットエアバーナーとエントフィッターを用いて接着することもできる（図4-198、199）。

c. 切り出し・研磨

ソフトの切り出し・研磨の方法に準じる。

（4）管理方法

他のオーラルアプライアンスと同様であるが、より長時間使用されることになるので清掃と変形させないような保管が重要になる。

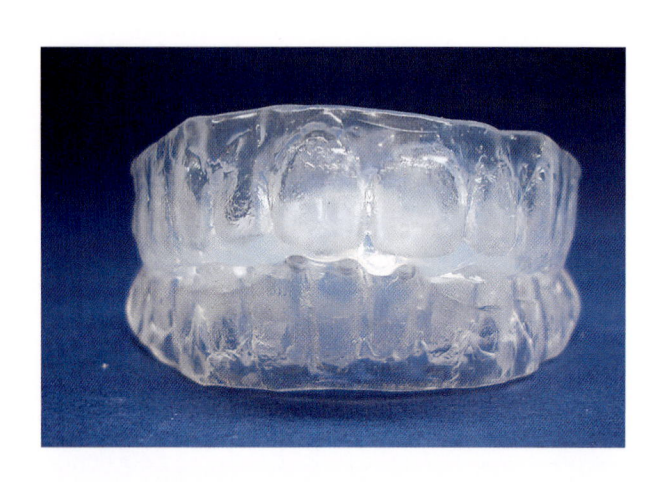

（5）Q&A

Q どのような症例にもダイナミックトゥースポジショナーは使用可能か？

A：わずかな歯列の移動をする場合（スペースの確保できる叢生・歯間空隙など）には利用できるが、大きな動きを一度に改善することは難しい。セットアップモデルを製作する場合に、いきなり最終的な位置までのものを作らずに、その途中の段階をいくつか作り、その段階ごとに装置を製作し、交換して使用して移動させることが合理的な場合も多い。

特に移動中には咬合に、また移動後には保定の方法に注意しなければ、後戻りの原因となりやすい。

図4-200　前歯部に通気孔をつけておくとよい。

12) 技工操作への応用

これまでは、口腔内で使用することが目的である装置について述べてきたが、他の口腔内装置を製作する技工操作に役だてることも可能である。

(1) 背景と使用目的

サーモフォーミングの特徴として、
① 簡便に形態をコピーできる、
② 均一に近い厚みで模型を被覆できる、
③ ソフト・ハードの材料ならびに焼却できる材料が利用できる、

などがあり、これを技工操作に利用することができる（図4-201〜207）。

(2) 適応の範囲

上記の特徴を生かして、種々の応用が考えられるが、ここでは代表的なものとして、以下の応用法について述べる。
① ワックスパターン用のコーピング
② 副印象用シェルへの利用
③ 他のオーラルアプライアンスを製作した残りのシートをスペーサーとして利用

a. 歯冠補綴のワックスアップの際に用いるコーピング

前装冠やメタルセラミッククラウンのワックスアップを行いカットバックする際に、鋳造のために必要な最少のパターンの厚みを確保しなければならないが、シートをあらかじめ圧接しておき、その上にワックスアップすると、安心して操作できる。コーヌステレスコープやインプラントの上部構造のワックスアップの際も同様である。

またこのコーピングを用いれば、口腔内の支台歯にトライヤルすることも可能である。

b. 副印象への応用

これまでに述べた適合精度を確保する方法でソフトシートを用いて成形した場合、以下のさまざまな場面で利用でき、十分に実用に耐えうる。
① 初診時に印象採得した模型を保存する場合
② スタディモデルや診断用ワックスアップをした模型を用いて、プロビジョナルレストレーションや義歯を製作する場合
③ 作業模型から耐火模型を製作する場合

〈副印象への応用のステップ〉

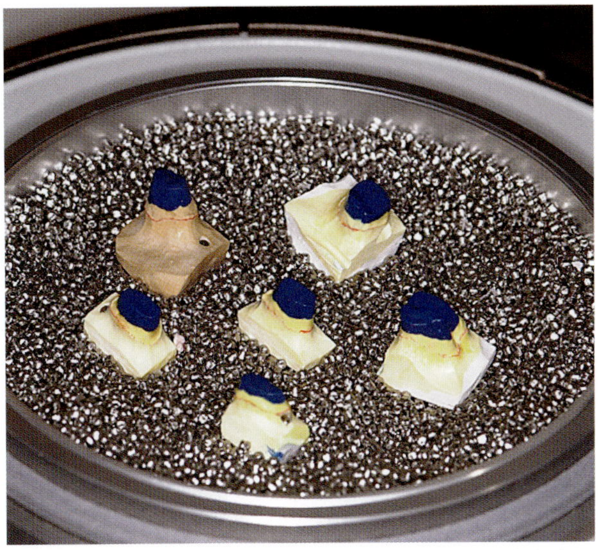

図4-201　ペレットに支台歯を固定する。密集して支台歯を設置し過ぎないようにする。

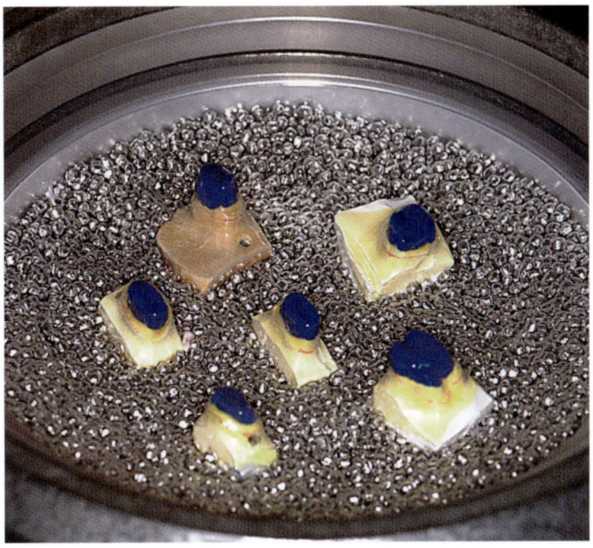

図4-202　エルコレンの圧接。

c. スペーサーとしての利用

　使い残したシート材を再利用してスペーサーの必要な部分に圧接しておき、その上からレジンで個人トレーなどを製作することも可能である[12]。

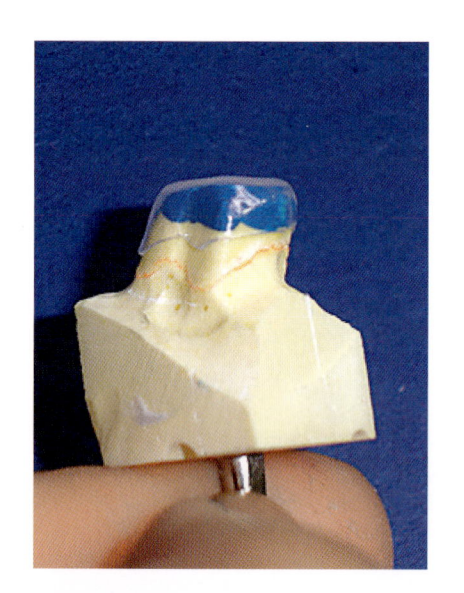

（3）製作方法

　支台歯コーピングの製作方法としては、通常は支台歯に対してインナーワックスなどでワックスアップを行うが、サーモフォーミングで支台歯に完全焼却できる薄いシートを圧接することにより、クラウン内面の均一な層を製作することができる。

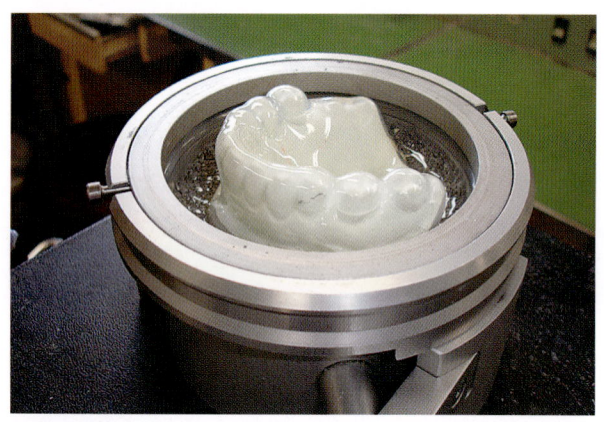

図4-203　マージン部はマージンワックスで回復する。

図4-204、205　エルコフレックスでシートを圧接する。

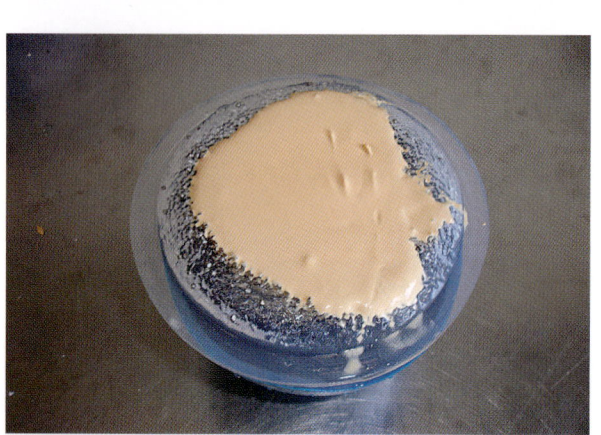

図4-206　シートにそのまま石膏を流してしまうと石膏の重みでシートがゆがむので、水を張ったラバーボールにシートを置き、石膏を流す。

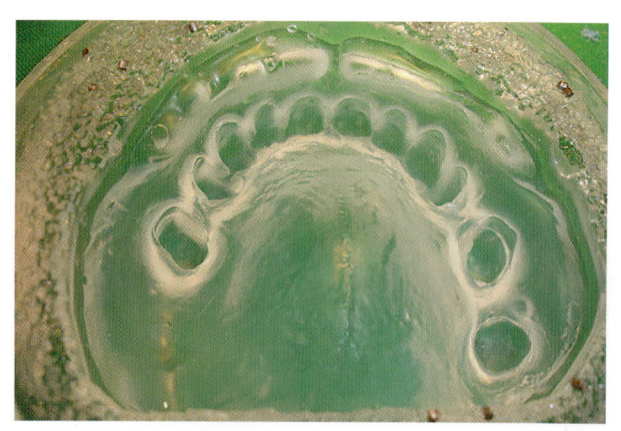

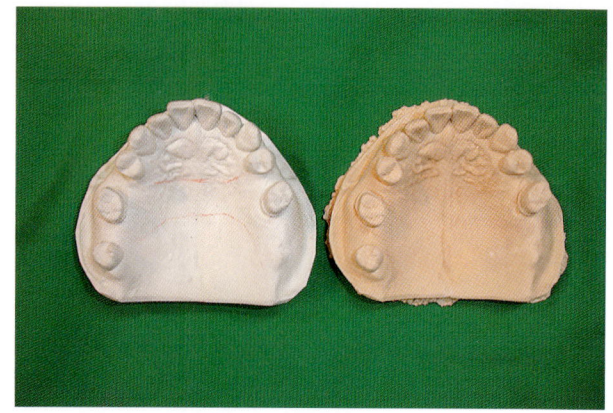

図4-207　左：本模型、右：副模型。

これは、前装冠のような窓開けを要するような操作や、クラウンのクリアランス不足によるワックスアップ操作中のワックスの崩壊を防ぐことができる。また埋没材とのなじみも良い。

a. 支台歯のトリミング

通常のワックスアップ法と同様に、模型作り後、支台歯にセメントスペーサーおよび瞬間接着剤などで支台歯を補強する。

b. 支台歯とシートの設置

支台歯が緊密にならないようにステージにセットする。このとき、クラウンのマージンとペレットの距離が十分であるようにする。また、完全焼却可能なエルコレン(ERKODENT, 日本デンタルサプライ)をセットする。

c. シートの軟化・圧接

シートの厚みごとに、エルコレンを軟化・圧接する。

d. トリミング

シートが完全に冷めた後、支台歯ごとに、マージンより1.5mmほど短くトリミングする。このときコーピングに力をかけすぎてはならない。

e. マージン締め

支台歯にワックス分離材を塗布後、マージンワックスなどでマージンを締め、通法によりワックスアップをする。

(4) Q&A

Q 通常の技工操作で、サーモフォーミングマテリアルを使用する利点は何か？

A：現在、歯科技工士が製作する補綴・矯正装置を中心とする口腔内装置の作業工程の中に、サーモフォーミングマテリアルを使用することが、絶対的に有利かというと、必ずしもそうとはいえない。

しかし、例えば多数の前装冠のワックスアップに対するサーモフォーミングでは、一度にインナーコーピングを製作することができ、また機械がシートを圧接している時間は、他の仕事に時間を費やすことができる。

そのコーピングに対して、ワックスアップをして窓開けをするが、コーピングによって一定の厚みが確保されているので、ワックスの窓開けをし過ぎてパターンが割れて、再度ワックスアップをし直すリスクもなくなる。また埋没材とのなじみも良好なため、埋没時の気泡の混入の心配も少ない。

また、バイトプレートなどは通常、ワックスアップしてロストワックス法で製作し、レジンを重合する操作があるが、サーモフォーミングの場合は、作業用模型に対して着脱方向を決定し、ブロックアウトをしてシートを圧接する操作になる。

このようなことから、サーモフォーミングマテリアルを使用することは、作業時間の短縮をしてくれることや、作業上の失敗による作業の前戻りのストレスを軽減してくれる。

熱可塑性材料である利点・欠点をふまえて使用すれば、臨床でクオリティーの高い装置を製作することができる。

参考文献

1. Axelsson P. New ideas and advancing technology in prevention and non-surgical treatment of periodontal disease. Int Dent J. 1993;43(3):223-238.
2. 田井秀明，郷江美玲，島田靖子，他．歯磨剤ジェルコートFを高齢者の口腔ケアに使用した際の歯周炎ならびにう蝕の予防効果について．日歯保存誌，2003;46(2):224-233.
3. 平成11年歯科疾患実態調査報告．口腔保健協会．東京．2001.
4. Sulieman M, Addy M, Macdonald E, Rees JS. The bleaching depth of a 35% hydrogen peroxide based in-office product: a study in vitro. J Dent 2005;33(1):33-40.
5. Chng HK, Ramli HN, Yap AU, Lim CT. Effect of hydrogen peroxide on intertubular dentine. J Dent 2005;33(5):363-369.
6. Tam LE, Lim M, Khanna S. Effect of direct peroxide bleach application to bovine dentin on flexural strength and modulus in vitro. J Dent 2005;33(6):451-458.
7. Renouard F, Rangert B, 著．前田芳信，米畑有理，訳．インプラント補綴のリスクファクター——予知性を高めるための臨床的分析法——．東京：クインテッセンス出版，2000:47-48.
8. Maeda Y, Ikuzawa M, Mitani T, Matsuda S. Bimaxillary soft splints for unconscious hard-clenching patients: a clinical report. J Prosthet Dent. J Prosthet Dent 2001;85(4):342-344.
9. 日本顎関節学会編．顎関節症．京都：永末書店，2003:136-141.
10. Guilleminault C et al. The sleep apnea syndromes. Ann Rev Med 1976;27:465-484.
11. 中川健三，他編著．いびきと睡眠時無呼吸症候群の歯科的治療．東京：砂書房，2001.
12. 前田芳信，松田信介，Kopp HP. 快適で良質な睡眠を歯科から いびき・睡眠時無呼吸防止装置 サイレンサー製作マニュアル．京都：永末書店，2004.
13. White J, Cates C, Wright J. Continuous positive airways pressure for obstructive sleep apnea(Cochrane Review). Cochrane Database Syst Rev. 2002;(2):CD001106.
14. 前田芳信，松田信介，津川剛．矯正患者に対するマウスガードの製作法．In：伊藤学而，中島榮一郎，山本照子(eds)．ザ・クインテッセンス別冊 臨床家のための矯正 YEAR BOOK'05. 東京：クインテッセンス出版，2005:104-106.
15. 中川健三，編著．スリープスプリント療法——睡眠呼吸障害の歯科的治療法．東京：砂書房，2005.
16. 前田芳信，安井利一，米畑有理，編著．マウスガード製作マニュアル．スポーツ歯学への誘い——．東京：クインテッセンス出版，2001.
17. 山田純子，前田芳信．マウスガードに関する装着の義務について．スポーツ歯学誌 2003;7:93-97.
18. 石島勉，平井敏博，斉藤実．カスタムメイド・マウスガード材料に関する基礎的研究 第1報 厚さについて．補綴誌 1990;36:116-125.
19. 額賀康之，原俊浩．カスタムメード・マウスガードを装着しながらの下顎骨骨折の3例．第12回日本スポーツ歯科医学会プログラム・抄録集，29, 2001.
20. Westerman B, Stringfellow PM, Eccleston JA. Forces transmitted through EVA mouthguard materials of different types and thickness. Aust Dent J 1995;40(6):389-391.
21. 山田純子，前田芳信，米畑有理，佐藤華子．成形後のマウスガードの厚みについて——成形方法による違い——．スポーツ歯学誌 2003;6(1):42-45.
22. 山中拓人，中信二，大木明子，他．マウスガード後縁設定の違いがヒト乾燥頭蓋骨振動等性に及ぼす影響．第12回日本スポーツ歯科医学会プログラム・抄録集，30, 2001.
23. Miura J, Maeda Y, Machi H, Matsuda S. Difference in longitudinal dimensional stability between single-and double-laminated double layer mouthguard fabrication techniques. Dent Traumatol 2005(accepted).
24. 前田芳信，栄村勲，中村公一，他．高齢者における咬合支持が全身の平衡調整機能に与える影響 静的ならびに動的条件下での検討，補綴誌 1995;30:900-905.
25. 津川剛，前田芳信，山田純子．マウスガードの咬合面形態が競技者に与える影響：クロスオーバーデザインとビジュアル・アナログ・スケール(VAS)を用いた検討．スポーツ歯学誌 2005;8(1):20-30.
26. Gahnefm AMS, Murakami S, Maeda Y, Sogo M. Disk and condyle displacement with soft occlusal appliance, J Dent Res 80 Abstract 603, 200.
27. Yamada J, Maeda Y, Satoh H, Miura J. Anterior palatal mouthguard margin location and its effect on shock-absorbing capability. Dent Traumatol 2005;21:1-6.
28. 楠本哲次，楠本ともみ，上田直克，他．顎関節症を有するボクサーに対して Bimaxillary-mouthaguard を装着した症例．第12回日本スポーツ歯科医学会プログラム・抄録集，27, 2001.
29. 藤田英宏．New Twin Tube System を用いたサージカルテンプレートの製作法．QDT 2005;30(7):790-799.
30. Yeh S, Monaco EA, Buhite RJ. Using transitional implants as fixation screws to stabilize a surgical template for accurate implant placement: a clinical report. J Prosthet Dent 2005;93(6):509-513.
31. 十河基文，前田芳信．特集：[口腔機能の維持・向上のためのインプラント1 —— StateofArts ——]CTからナビゲーションまで——インプラント手術支援の現状——．歯界展望 2005;105(6):1125-1130.
32. Sisson J, Boberick K, Winkler S. Conversion of a removable partial denture to a transitional complete denture: a clinical report. J Prosthet Dent 2005;93(5):416-418.
33. 阿部實，青木孝幸，三山善也，河村昇．rinsho.com：歯を抜かずに守るリテーナー型義歯．デンタルダイヤモンド 2005;30(423):117-126.
34. 渡邊文彦，渡辺毅，高瀬一郎，廣安一彦．骨移植後の暫間修復——テンポラリーソフトデンチャーの応用．Quintessence Dent IMPLANT 2005;12(6):834-838.
35. 前田芳信，岡田政俊，十河基文．補綴における修理とメンテナンス クリニカル・テクニカル・シリーズ5．東京：日本歯科評論社，1999.
36. Willison BD, Warneck SP, 著．北總征男，宮島邦彰，横井欣弘，監訳．矯正装置の製作ガイド——基礎知識と技工——．東京：東京臨床出版，2005.

第5章
参考文献から

1 第1章に関して 146
2 第2章に関して 148
3 第3章に関して 149
4 第4章に関して 150
 1）3DS用トレーに関連した文献　150
 2）ホワイトニングに関連した文献　150
  （1）総論　151　　（2）歯質への影響　151
 3）オクルーザルスプリント・ナイトガード・クレンチング防止装置に
  関連した文献　152
 4）インプラント治療用ガイドに関連した文献　152
 5）プロビジョナルレストレーションに関連した文献　153
 6）暫間義歯・リテーナー義歯に関連した文献　153
 7）マウスガードに関連した文献　154
 8）スリープスプリントに関連した文献　155
 9）矯正装置の製作に関連した文献　156
 10）技工操作への応用に関連した文献　156

1 第1章に関して

　第1章では、サーモフォーミングを用いたオーラルアプライアンスがどのような症例・患者にも、あるいは定期的な精査のみを希望する方に対しても適応できることを紹介しており、ここではそれをサポートする文献を取り上げた。

　特に、厚生労働省からの歯科疾患実態調査報告は、折に触れてみておく必要があるだろう（図5-1）。

　う蝕に関しては、乳幼児のう蝕は確かに低いのだが、10代での発生は低くなりつつも高率を示していることがわかるだろう。

　一方、「21世紀における国民健康づくり運動（健康日本21）について」報告書[4]では「従来の歯科保健対策は、小児期におけるう蝕予防対策を中心として実施されてきており、その結果、乳歯のう蝕は明らかに減少かつ軽傷化の傾向を示し、永久歯の一人平均う歯（むし歯）数も、20歳ころまで減少傾向がみられるなど着実に上がってきているといえる。しかし、13歳でう蝕有病者率が90％を越え、55～64歳で歯周病の有病者率が82.5％となるなど、依然、歯科疾患の有病率はう蝕、歯周病とも他の疾患に類をみないほど高率を示している」としている。それをより国民にアピールしなければならないといえる。

　このことは、WHOの報告[5]においても、12歳時のDMF指数において、日本は北米と同様にLow（1.2～2.6）のカテゴリーにあるのに対して、35～44歳ではModerate（9.0～13.9）と依然高い数値になっていることにも示されている。また歯周疾患に関しても、35～44歳で特に東南アジア地域で歯周疾患のないCPI値が0の割合が低いことが報告されていることにも注目しておく必要がある。

　以上のような現実を知ったうえで、予防・治療体系を考えていく必要があり、その中にオーラルアプライアンスを的確に位置づけることができるからである。

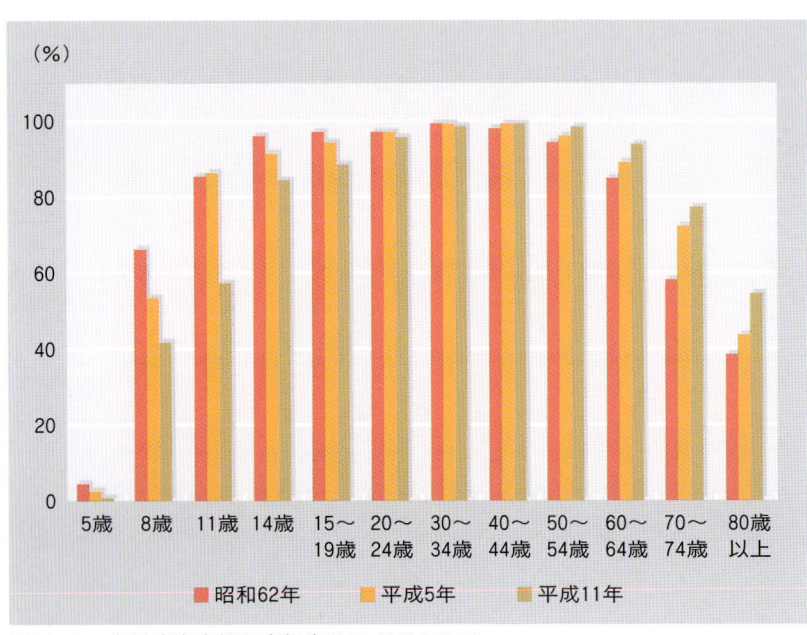

図5-1　歯科疾患実態調査報告（厚生労働省発表）。

第5章　参考文献から

1. 前田芳信，安井利一，米畑有理，編著．マウスガード普及のための様々な方法．In：マウスガード製作マニュアル―スポーツ歯学への誘い―．東京：クインテッセンス出版，2001：167-182.
2. Axelsson P. New ideas and advancing technology in prevention and non-surgical treatment of periodontal disease. Int Dent J. 1993；43(3)：223-238. Review.
3. 厚生労働省医政局歯科保健課．平成11年歯科疾患実態調査報告．東京：口腔保健協会，2001.
4. 厚生労働省「21世紀における国民健康づくり運動(健康日本21)について」報告書　健康日本21企画検討会．http://www1.mhlw.go.jp/topics/kenko21_11/pdf/all.pdf
5. WHO. Oral health information systems.
6. Petersen PE, Ogawa H. Strengthening the prevention of periodontal disease：the WHO approach. J Periodontol. 2005；76(12)：2187-2193. Review.

2　第2章に関して

　第2章では、成形を適切に行うために、サーモフォーミングに用いるシート材料の材料学的な特徴について解説した。

　オーラルアプライアンスに必要な適合・外形・外形の3要素の基本となるのは適合である。そのためには、シートの成形メカニズムをよく理解しておく必要があるのだが、そのことをこれまで正面から取り上げてきた研究や解説はほとんどなかったといっても過言でない。

　作業模型の調整からシートの撤去まで、一連のわれわれの実験データをぜひ参照していただきたい。

1．前田芳信，安井利一，米畑有理，編著．マウスガード材料の基礎知識．In：マウスガード製作マニュアル─スポーツ歯学への誘い─．東京：クインテッセンス出版，2001：55-60．

2．Westerman B, Stringfellow PM, Eccleston JA. EVA mouthguards : how thick should they be? Dent Traumatol. 2002；18(1)：24-27.

3．Westerman B, Stringfellow PM, Eccleston JA. The effect on energy absorption of hard inserts in laminated EVA mouthguards. Aust Dent J 2000；45(1)：21-23.

4．Bulsara YR, Matthew IR. Forces transmitted through a laminated mouthguard material with a Sorbothane insert. Endod Dent Traumatol 1998；14(1)：45-47.

5．石島勉，平井敏博，斉藤実：カスタムメイド・マウスガード材料に関する基礎的研究　第1報　厚さについて．補綴誌 1990；36：116-125.

6．前田芳信，山田純子．マウスガード用新素材の応用開発：理想的な構造と材質を求めて．臨床スポーツ医学 2003；20(12)：1391-1399.

7．Maeda Y, Yonehata Y, Yamada J, Teraoka F. Methods for recycling discarded mouth guard sheets. J Prosthet Dent 2001；85(2)：203-204.

8．Yonehata Y, Maeda Y, Machi H, Sakaguchi RL. The influence of working cast residual moisture and temperature on the fit of vacuum-forming athletic mouth guards. J Prosthet Dent 2003；89(1)：23-27.

9．山田純子，岡本守人，前田芳信，堀坂充宏，米畑有理，町博之．マウスガード製作過程における作業模型表面処理の影響．スポーツ歯学 2002；1：37-40.

10．山田純子．マウスガード材料の成形性に関して─シート材料の成形性と温度変化について─．学位論文．2003．大阪大学．

11．山田純子，前田芳信，米畑有理，佐藤華子．形成後のマウスガードの厚みについて─形成方法による違い─．スポーツ歯学 2003；6(1)：42-45.

3 第3章に関して

　第3章では、成形を適切に行うために、サーモフォーミングに用いる成形器の特徴と使用上の注意点について解説した。しかし単に機械の違いではなく、成形のメカニズムとの関係で理解しなければ、サーモフォーミングで製作するオーラルアプライアンスに良好な適合は得られない。

　なお、これらの機器の構造は基本的に変わってはいないものが多いが、タイマー機能をつけ加えたり、ヒータの性能が改良されたり、年々改良が加えられていることにも注目しておかなければならない。

1．前田芳信, 安井利一, 米畑有理, 編著. シート圧接法. In：マウスガード製作マニュアル―スポーツ歯学への誘い―. 東京：クインテッセンス出版, 2001, 43-49.
2．Yonehata Y, Maeda Y, Machi H, Sakaguchi RL. The influence of working cast residual moisture and temperature on the fit of vacuum-forming athletic mouth guards. J Prosthet Dent 2003；89(1)：23-27.
3．山田純子. マウスガード材料の成形性に関して―シート材料の成形性と温度変化について―. 学位論文. 2003. 大阪大学.
4．瓦井千穂, 佐藤直子, 松本勝, 安井利一. 加熱温度によるマウスガード適合性に関する研究. スポーツ歯学 2002；5(1)：25-29.
5．前田芳信, 町博之, 米畑有理, 林克哉, 横山菜穂子, 髙橋純造. マウスガードシートの研磨方法に関する評価. スポーツ歯学 2000；3(1)：25-30.
6．深町元秀, 武田友孝, 長谷川英美, 小島一郎, 小川透, 中島一憲, 島田淳, 石上惠一, 保科早苗, 髙田英記, 開内正則：バキュームタイプ成型器を用いたラミネートマウスガードの接着性. 第12回日本スポーツ歯科医学会学術大会プログラム・抄録集, 43, 2001.

4　第4章に関して

　第4章では、それぞれのオーラルアプライアンスに関して、その製作の背景・適応・製作方法・管理方法について解説した。その臨床応用に際しては、エビデンスや使用時の注意に触れた文献をよく読んでおく必要がある。

1）3DS用トレーに関連した文献

　以下に示される文献の例のように、う蝕・歯周疾患・口腔乾燥症など多様な目的で3DS用トレーは利用可能である。

1．田井秀明，郷江美玲，島田靖子，他．歯磨剤ジェルコートFを高齢者の口腔ケアに使用した際の歯周炎ならびにう蝕の予防効果について．日歯保存誌，2003；46(2)：224-233．
2．Stockmann MA, Spijkervet FK. 癌患者における支持療法としてのオーラルケア．Detal Tribune Japan edition 2005；1：6-7．
3．Wang CW, Corpron RE, Lamb WJ, Strachan DS, Kowalski CJ. In situ remineralization of enamel lesions using continuous versus intermittent fluoride application. Caries Res. 1993；27(6)：455-460.
4．Alacam A, Ulusu T, Bodur H, Oztas N, Oren MC. Salivary and urinary fluoride levels after 1-month use of fluoride-releasing removable appliances. Caries Res. 1996；30(3)：200-203.
5．Frost PM, Gardner RM, Price AR, Sinclair GF. A preliminary assessment of intra-oral lubricating systems for dry mouth patients. Gerodontology. 1997；14(1)：54-58.
6．Billings RJ, Adair SM, Shields CP, Moss ME. Clinical evaluation of new designs for intraoral fluoride-releasing systems. Pediatr Dent 1998；20(1)：17-24.

2）ホワイトニングに関連した文献

　ブリーチングあるいはホワイトニングに関連した文献は近年特に増加している。2004年ハワイで開催されたIADRにおいては、ブリーチングに関するシンポジウムが開かれ、多くの研究者が参加したことにも関心の高さが示される。

　ホームブリーチング・オフィスブリーチングの利点・欠点などの方法論とともにホワイトニングの歯質への影響や、周囲組織への影響などに関しても知っておくと、患者への説明において役だつ。

第5章 参考文献から

(1) 総論

当然、即効性はオフィス法にあるが、トレーを用いたホームの効果は緩やかとはいえ高い。

1. Gerlach RW, Barker ML, Tucker HL. Clinical response of three whitening products having different peroxide delivery : comparison of tray, paint-on gel, and dentifrice. J Clin Dent. 2004 ; 15(4) : 112-117.
2. Auschill TM, Hellwig E, Schmidale S, Sculean A, Arweiler NB. Efficacy, side-effects and patients' acceptance of different bleaching techniques(OTC, in-office, at-home). Oper Dent 2005 ; 30(2) : 156-163.
3. 近藤隆一．特集：［ホワイトニング NOW］ホワイトニング：過去・現在から近未来へ．歯界展望 2005；106(8)：246-257.
4. Sulieman M, MacDonald E, Rees JS, Newcombe RG, Addy M. Tooth bleaching by different concentrations of carbamide peroxide and hydrogen peroxide whitening strips : an in vitro study. J Esthet Restor Dent. 2006 ; 18(2) : 93-101.

(2) 歯質への影響

ここで挙げた文献以外でも、ブリーチング・ホワイトニングが歯質、特に硬組織に対して変化を与えるという報告はほとんどみられない。その一方で、薬剤が歯髄組織まで浸透していることが報告されていることは注目に値する。

1. Tam LE, Lim M, Khanna S. Effect of direct peroxide bleach application to bovine dentin on flexural strength and modulus in vitro. J Dent 2005 ; 33(6) : 451-458.
2. Nucci C, Marchionni S, Piana G, Mazzoni A, Prati C. Morphological evaluation of enamel surface after application of two 'home' whitening products. Oral Health Prev Dent. 2004 ; 2(3) : 221-229.
3. Teixeira EC, Ritrer AV, Thompson JY, Leonard RH Jr, Swift EJ Jr. Effect of tray-based and trayless tooth whitening systems on microhardness of enamel surface and subsurface. Am J Dent. 2004 ; 17(6) : 433-436.
4. Sulieman M, Addy M, Macdonald E, Rees JS. The bleaching depth of a 35% hydrogen peroxide based in-office product : a study in vitro. J Dent 2005 ; 33(1) : 33-40.
5. Chng HK, Ramli HN, Yap AU, Lim CT. Effect of hydrogen peroxide on intertubular dentine. J Dent 2005 ; 33(5) : 363-369.
6. Gokay O, Mujdeci A, Algin E. In vitro peroxide penetration into the pulp chamber from newer bleaching products. Int Endod J. 2005 ; 38(8) : 516-520.

3）オクルーザルスプリント・ナイトガード・クレンチング防止装置に関連した文献

　スプリントの製作方法については、さまざまな簡便な方法が紹介されている[5-7]。しかしながら、これらの文献の方法を参照した場合にも、本書で示したサーモフォーミングで製作することで、適合にすぐれ調整も容易なスプリントをより短時間に製作できることが理解できる。

　また第4章では、上下顎に対するクレンチング防止装置ならびに開口量が制限された場合のスプリントの製作方法についても述べた。高齢者や入院患者の介護に役だつ方法である。

　また歯科治療におけるリスクファクターの最たるものがブラキシズムである。現在のところ対症療法としてのナイトガードの利用が考えられるが、その材質の選択には十分な注意が必要であり、咬合や力のコントロールが容易なハードタイプのシートの使用が原則である。

1. Maeda Y, Ikuzawa M, Mitani T, Matsuda S. Bimaxillary soft splints for unconscious hard-clenching patients : a clinical report. J Prosthet Dent 2001；85(4)：342-344.
2. Maeda Y, Tsugawa T, Furusawa M, Matsuda S. An Impression method of occlusal splint for the patient with the limited mouth opening. J Prosthet Dent 2005 in print.
3. 日本顎関節学会編．顎関節症．京都：永末書店，2003：136-142.
4. 古谷野潔，市来利香，築山能大．入門咬合学．東京：医歯薬出版，2005：119-123.
5. Scuba JR, McLaughlin JP. Simplified splint construction with light-cured resin. J Oral Maxillofac Surg 1990；48：1341-1343.
6. Leib AM. Patient preference for light-cured composite bite splint compared to heat-cured acrylic bite splint. J Periodontol 2001；72(8)：1108-1112.
7. Rivera-Morales WC. Direct-indirect heat-cured occlusal splint fabrication for a patient with limited mouth opening. Compend Contin Educ Dent. 2000；21(2)：127-132，134.
8. Renouard F, Rangert B，著．前田芳信，米畑有理，訳．インプラント補綴のリスクファクター—予知性を高めるための臨床的分析法—．東京：クインテッセンス出版，2000：47-48.

4）インプラント治療用ガイドに関連した文献

　インプラントにおけるガイドの重要性、あるいはその製作方法に関連した文献は多数ある。近年はCTデータからCAD/CAMにより製作するガイドの利用が増加してきているが、第4章で紹介したように、ガイドから即時にプロビジョナルレストレーションに変更して利用することも可能であり、サーモフォーミングによるガイドの利用価値は高い。

　さらに、矯正治療による歯の移動を前提とした補綴治療、いわゆるインターディシプリナリートリートメントにおいて、スタディモデルとセットアップモデルとの互換性を有したSmally[4]の提唱するガイドの製作方法はサーモフォーミングならではの方法であるといえる。

1. Yeh S, Monaco EA, Buhite RJ. Using transitional implants as fixation screws to stabilize a surgical template for accurate implant placement : a clinical report. J Prosthet Dent 2005 ; 93(6) : 509-513.
2. 十河基文，前田芳信．特集：［口腔機能の維持・向上のためのインプラント1― State of Arts ―］CT からナビゲーションまで―インプラント手術支援の現状―．歯界展望 2005；105(6)：1125-1130.
3. 藤田英宏．New Twin Tube System を用いたサージカルテンプレートの製作法．QDT 2005；30(7)：790-799.
4. Smally WM. Clinical and laboratory procedures for implant anchorage in partially edentulous dentitions. In : Higuchi KW(eds). Orthodontic application of osseointegrated implants, Chicago : Quintessence Publishing, 2000. 33-69.

5）プロビジョナルレストレーションに関連した文献

　本文でも紹介したように、使い残したシート材料のリサイクル法としても役だつ方法である。

1. Maeda Y, Yonehata Y, Yamada J, Teraoka F. Method for recycling discarded mouthgard sheets, J Prosthet Dent 2001 ; 2 : 203-204.
2. Sisson J, Boberick K, Winkler S. Conversion of a removable partial denture to a transitional complete denture : a clinical report. J Prosthet Dent 2005 ; 93 : 416-418.

6）暫間義歯・リテーナー義歯に関連した文献

　有床義歯においても、サーモフォーミングは現状の残存歯あるいは欠損部顎堤に支持を求め、かつ、咬合の変化を最小限度にとどめることができるという利点を生かしてさまざまに利用できる。

1. 阿部實，青木孝幸，三山善也，河村昇：歯を抜かずに守るリテーナー型義歯．デンタルダイヤモンド 2005；30(423)：117-126.
2. 渡邊文彦，渡辺毅，高瀬一郎，廣安一彦．骨移植後の暫間修復―テンポラリーソフトデンチャーの応用．Quintessence Dent IMPLANT 2005；12(6)：834-838.
3. 前田芳信，岡田政俊，十河基文．補綴における修理とメンテナンス クリニカル・テクニック・シリーズ5．東京：日本歯科評論社，1999.

7）マウスガードに関連した文献

　マウスガードに関連した文献については、1960年代〜80年代かけては運動能力（パフォーマンス）との関係のものが主としてみられ、結果的にはそれらの多くがコントロールの不足など科学的根拠に乏しいものであった。一方、マウスガードの外傷予防の効果に関する文献は散見されるにとどまっている。

　第4章では特に製作にかかわるポイントについて解説しているが、その背景となっているのは第2章に紹介した一連の文献である。なお本書では2001年にQDTで連載した内容も含めているが、機会があれば参照していただきたい。

　マウスガードの義務化については、年々少しずつ増加している。2006年には高校のラグビーでマウスガードが義務化されることになった。これらの点についての最新の情報は、定期的にスポーツ歯科医学学会誌に掲載されるので、ご覧いただきたい。

1. 前田芳信, 安井利一, 米畑有理, 編著. マウスガード製作マニュアル―スポーツ歯学への誘い―. 東京：クインテッセンス出版, 2001.
2. 前田芳信, 米畑有理, 山田純子, 多賀義晃, 松田信介, 町博之. マウスガード製作のすすめ 第1回 マウスガード入門編. QDT 2001；26（5）：626-636.
3. 多賀義晃, 松田信介, 町博之, 前田芳信, 米畑有理, 山田純子. マウスガード製作のすすめ 第2回 マウスガード製作 中級編〈シングルレイヤーマウスガード〉. QDT 2001；26（6）：800-811.
4. 松田信介, 多賀義晃, 町博之, 前田芳信, 米畑有理, 山田純子. マウスガード製作のすすめ 第3回 マウスガード製作 上級編〈ラミネートマウスガード〉. QDT 2001；26（7）：969-986.
5. 町博之, 多賀義晃, 松田信介, 前田芳信, 米畑有理, 山田純子. マウスガード製作のすすめ 第4回 マウスガード製作技術 応用編. QDT 2001；26（8）：1110-1123.
6. 山田純子, 前田芳信, 米畑有理, 多賀義晃, 松田信介, 町博之. マウスガード製作のすすめ 第5回 Q&A 質問にお答えして. QDT 2001；26（9）：1262-1273.
7. 石島勉, 平井敏博, 斉藤実. カスタムメイド・マウスガード材料に関する基礎的研究 第1報 厚さについて. 補綴誌 1990；36：116-125.
8. Westerman B, Stringfellow PM, Eccleston JA. Forces transmitted through EVA mouthguard materials of different types and thickness. Aust Dent J 1995；40（6）：389-391.
9. 山田純子, 前田芳信, 米畑有理, 佐藤華子. 成形後のマウスガードの厚みについて―成形方法による違い―. スポーツ歯学誌 2003；6（1）：42-45.
10. 竹内正敏, 前田芳信. 入門スポーツデンティスト―新たな歯科の挑戦. 京都：永末書店, 2003.
11. Kumamoto D, Maeda Y. Are mouthguards necessary for basketball?. J Calif Dent Assoc 2005；33（6）：463-470.
12. Miura J, Maeda Y, Machi H, Matsuda S. Difference in longitudinal dimensional stability between single-and double-laminated double layer mouthguard fabrication techniques. Dent Traumatol 2005（accepted）.
13. Yamada J, Maeda Y, Satoh H, Miura J. Anterior palatal mouthguard margin location and its effect on shock-absorbing capability. Dent Traumatol 2006；22：139-144.
14. 津川剛, 前田芳信, 山田純子. マウスガードの咬合面形態が競技者に与える影響：クロスオーバーデザインとビジュアル・アナログ・スケール（VAS）を用いた検討. スポーツ歯学誌 2005；8（1）：20-30.
15. 前田芳信, 松田信介, 津川剛. 矯正患者に対するマウスガードの製作法. In：伊藤学而, 中島榮一郎, 山本照子（eds）. ザ・クインテッセンス別冊 臨床家のための矯正 YEAR BOOK'05. 東京：クインテッセンス出版, 2005：104-106.

16. 大山喬史（eds）. スポーツ歯学の臨床. 東京：医学情報社，1998：122-145.
17. 前田芳信，山田純子. マウスガードに関する装着の義務について. スポーツ歯学 2002；1：55-58.
18. 山田純子，前田芳信. マウスガードに関する装着の義務について 2003年度. スポーツ歯学 2004；1：93-97.

8）スリープスプリントに関連した文献

　睡眠時無呼吸症候群の発症メカニズムは、これまでに考えられていたように単純なものではないことが、最近の睡眠に関する研究から明らかになりつつある。

　その中で、対症療法的ではあるが、スリープスプリントがある程度の効果を示していることも事実であり、根本的な治療方法・予防方法が解明されるまでは睡眠の質を改善するうえでその役割は重要なものといえるだろう。ただ、本文でも述べたように、咬合をむやみに変化させるべきでないことは確かである。

　患者に説明するうえで役だつ一般向けの文献も併せて紹介する。

1．Guilleminault C, Tilkian A, Dement WC. The sleep apnea syndromes. Annu Rev Med 1976；27：465-484.
2．White J, Cates C, Wright J. Continuous positive airways pressure for obstructive sleep apnoea. Cochrane Database Syst Rev. 2002；（2）：CD001106.
3．中川健三，他，編著. いびきと睡眠時無呼吸症候群の歯科的治療. 東京：砂書房，1999.
4．中川健三，編著. スリープスプリント療法―睡眠呼吸障害の歯科的治療法. 東京：砂書房，2005.
5．前田芳信，松田信介，Kopp HP. 快適で良質な睡眠を歯科から いびき・睡眠時無呼吸防止装置 サイレンサー製作マニュアル. 京都：永末書店，2004.
6．塩見利明，菊池哲，編著. 睡眠医歯学の臨床. 東京：ヒョーロン・パブリッシャーズ，2004.
7．Panula K, Keski-Nisula K. Irreversible alteration in occlusion caused by a mandibular advancement appliance：an unexpected complication of sleep apnea treatment. Int J Adult Orthodon Orthognath Surg 2000；15（3）：192-196.
8．安間文彦. 睡眠時無呼吸症候群. 文春文庫，2004.
9．前田芳信，矢儀一智. 健康な眠りがほしいあなたに 睡眠時無呼吸症候群といびき. 歯医者さんの待合室 2006；9（3）：4-13.

9）矯正装置の製作に関連した文献

　矯正装置の製作においては、常温重合レジンによる振りかけ法や、あるいは加熱重合法による製作が利用されているが、サーモフォーミングをうまく利用すれば、ほとんどの可撤性装置が簡便に製作可能である。

1．Willison BD, Warneck SP，著．北總征男，宮島邦彰，横井欣弘，監訳．矯正装置の製作ガイド—基礎知識と技工—．東京：東京臨床出版，2005．
2．McNamara JA. Fabrication of the acrylic splint Herbst appliance. Am Am J Orthod Dentofacial Orthop. 1988；94（1）：10-18.

10）技工操作への応用に関連した文献

　サーモフォーミングの技工操作への応用を紹介した文献は比較的少ないが、本文で紹介したようにさまざまな場面での利用が可能である。

1．Barrero C, Purdy M. Fabrication of a custom impression tray using a thermoplastic material as the tray spacer. J Prosthet Dent. 2005；94（4）：406-407.

商品一覧

章	ページ	商品	商品名	メーカー	問い合わせ先
第2章	12	シート材	ドゥルフォソフト、ドゥルフォソフト（ビカラー／トリカラー）、ドゥルフォソフトプロ、ドゥルフォソフトシェル、ドゥルフォレン、バイオブリーチ、バイオレン	Dreve	リンカイ（株） 03-3359-4321
	12	シート材	エルコフレックス、エルコフレックス95、エルコデュール、エルコロックプロ、エルコブリーチ、エルコレン、エルコフレックス、エルコデュール	ERKODENT	日本デンタルサプライ（株） 045-972-9081
	12	シート材	バイオプラストカラー、バイオプラストマルチカラー、デュラソフト、デュラン、バイオプラスト／コピープラスト、ハードキャスト、コピープラスト、バイクリル、バイクリルM	Scheu-Dental	（株）モリタ 06-6380-2525
	12	シート材	キャプチャーシート、ハイライトシェード／アップエバシート	―	（株）松風 075-561-1112
	12	シート材	ジャスタッチ	クラレメディカル（株）	（株）モリタ 06-6380-2525
	12	シート材	インパクトガード	―	（株）ジーシー 03-3965-1221
	12	シート材	MG-21	―	（有）ライテック 06-6774-2789
	26	熱可塑性素材専用切り出しバー	エルコカッター	ERKODENT	日本デンタルサプライ（株） 045-972-9081
	26	熱可塑性素材専用切り出しバー	HSSドリル	ERKODENT	日本デンタルサプライ（株） 045-972-9081
	26	熱可塑性素材専用切り出しバー	キャプチャーカーバー	―	（株）松風 075-561-1112
	26	軟性素材専用カーバイドバー	マッハシリーズ	KOMET	（株）モモセ歯科商会 06-6773-3333
	28	軟性素材専用研磨ディスク	リスコS	ERKODENT	日本デンタルサプライ（株） 045-972-9081

	28	シリコーンポイント	EDポイント	Edenta	(株)モリタ 06-6380-2525
	28	シリコーンポイント	ビッグシリコンポイント	―	(株)松風 075-561-1112
	29	研磨に用いる材料 (有機溶媒)	GPソルベント	―	日本歯科薬品(株) 0832-22-2221
	29	バーナー	ホットエアバーナー	ERKODENT	日本デンタルサプライ(株) 045-972-9081
第3章	33、43	吸引型成形器	ウルトラフォーマー (ウルトラフォームバキュームフォーマー)	Ultradent	(株)ヨシダ 03-3845-2931
	33	吸引型成形器	バキュームフォーマーEV2	3A MEDES	(株)モリタ 06-6380-2525
	33、43	吸引型成形器	プロフォーム	Dental Resources	(株)ジーシー 03-3965-1221
	35、43	改良吸引型成形器	エルコフォームRVE	ERKODENT	日本デンタルサプライ(株) 045-972-9081
	35、43	改良吸引型成形器	エアーバックXQ	National Keystone	山八歯材工業(株) 0533-57-7121
	35	改良吸引型成形器	バキュームアダプターⅠ型	National Keystone	山八歯材工業(株) 0533-57-7121
	35	改良吸引型成形器	バキュフォマット	Dreve	リンカイ(株) 03-3359-4321
	36	対合歯列模型固定装置	オクルフォーム	ERKODENT	日本デンタルサプライ(株) 045-972-9081
	39、53	加圧型成形器	エルコプレスES-200E	ERKODENT	日本デンタルサプライ(株) 045-972-9081
	39、49	加圧型成形器	ドゥルフォマットSQ	Dreve	リンカイ(株) 03-3359-4321
	39	加圧型成形器	バイオスター	(株)ロッキーマウンテンモリタ	(株)モリタ 06-6380-2525
	39、46	加圧型成形器	ミニスターS	Scheu-Dental	(株)モリタ 06-6380-2525
	41、56	吸引加圧型成形器	モデルキャプチャー	亀井鉄工所	(株)松風 075-561-1112
	41、56	吸引加圧型成形器	デュアルフォーマー	―	大榮歯科産業(株) 06-6441-3332
	55	加圧型成形器	エルコプレスES2002	ERKODENT	日本デンタルサプライ(株) 045-972-9081
	59	ヒーティングガン	ホットメルトガン	ERKODENT	日本デンタルサプライ(株) 045-972-9081

第4章	63	シート材	エルコフレックスブリーチ	ERKODENT	日本デンタルサプライ(株) 045-972-9081
	63、143	シート材	エルコレン	ERKODENT	日本デンタルサプライ(株) 045-972-9081
	63	ラバー系スペーサー	ラバーセップ	ERKODENT	日本デンタルサプライ(株) 045-972-9081
	67	ホワイトニング剤	ハイライト	―	(株)松風 075-561-1112
	67	ホワイトニング剤	ナイトホワイト	―	(株)デニックス・インターナショナル 03-5775-0515
	67	ホワイトニング剤	ハイライトシェードアップ	―	(株)松風 075-561-1112
	67	ラバー系スペーサー	ERKOSKIN	ERKODENT	日本デンタルサプライ(株) 045-972-9081
	71	プラスチック粘土	エルコガム	ERKODENT	日本デンタルサプライ(株) 045-972-9081
	71	シート材	エルコロックプロ	ERKODENT	日本デンタルサプライ(株) 045-972-9081
	72	熱可塑性素材専用切り出しバー	エルコカッター	ERKODENT	日本デンタルサプライ(株) 045-972-9081
	72	熱可塑性素材専用切り出しバー	HSSドリル	ERKODENT	日本デンタルサプライ(株) 045-972-9081
	75	スティック状の材料	エルコスティック	ERKODENT	日本デンタルサプライ(株) 045-972-9081
	82	開口許容型アプライアンス	サイレンサー	ERKODENT	日本デンタルサプライ(株) 045-972-9081
	84	開口許容型アプライアンス	IST-Appliance(Kit)	Scheu-Dental	(株)モリタ 06-6380-2525
	84	開口許容型アプライアンス	OPM-Kit	Scheu-Dental	(株)モリタ 06-6380-2525
	84	フックとワイヤーで下顎後退を防止するオーラルアプライアンス	TAP	Scheu-Dental	(株)モリタ 06-6380-2525
	84	オーラルアプライアンスのフック	TAP-T	Scheu-Dental	(株)モリタ 06-6380-2525
	84	フックを組み込んだオーラルアプライアンス	TAP-T Splint	Scheu-Dental	(株)モリタ 06-6380-2525
	92	ブロックアウト専用ワックス(高融点ワックス)	モデリングワックス	ERKODENT	日本デンタルサプライ(株) 045-972-9081

	97	軟性素材専用カーバイドバー	マッハシリーズ	KOMET	(株)モモセ歯科商会 06-6773-3333
	97	軟性素材専用研磨ディスク	リスコ S	ERKODENT	日本デンタルサプライ(株) 045-972-9081
	106、133、139	EVA 表面清掃剤	エントフィッター	ERKODENT	日本デンタルサプライ(株) 045-972-9081
	107	バーナー	ホットエアバーナー	ERKODENT	日本デンタルサプライ(株) 045-972-9081
	137	シート材	エルコクリル	ERKODENT	日本デンタルサプライ(株) 045-972-9081

〈著者略歴〉

● 前田芳信

1977年	大阪大学歯学部卒業
1984年	大阪大学講師(大阪大学歯学部歯科補綴学第二講座)
1992年	大阪大学助教授
1997年	大阪大学歯学部附属病院口腔総合診療部教授
2006年	大阪大学歯学部附属技工士学校長併任

　著書に『マウスガード製作マニュアル─スポーツ歯学への誘い─』(クインテッセンス出版)、『臨床に生かすオーバーデンチャー─インプラント・天然歯支台のすべて─』(クインテッセンス出版)などがある。

● 松田信介

1998年	行岡医学技術専門学校歯科技工科卒業
2002年	大阪大学歯学部附属病院歯科技工研修修了
2003年	ドイツ・ERKODENT社公認インストラクター
2004年	大阪大学歯学部附属病院口腔総合診療部技工部門インストラクター
2005年	Matsuda Oral Appliance設立

　著書に『いびき・睡眠時無呼吸防止装置　サイレンサー製作マニュアル』(永末書店)などがある。

マウスガードだけじゃない！成形器利用マニュアル
─マウスガードからインプラント治療用ガイド・ホワイトニング用トレー・顎関節症用スプリント・矯正用装置まで─

2006年8月10日　第1版第1刷発行
2012年5月10日　第1版第2刷発行

著　　者　前田　芳信　松田　信介

発 行 人　佐々木　一高

発 行 所　クインテッセンス出版株式会社
　　　　　東京都文京区本郷3丁目2番6号　〒113-0033
　　　　　クイントハウスビル　電話 (03)5842-2270(代表)
　　　　　　　　　　　　　　　　　(03)5842-2272(営業部)
　　　　　　　　　　　　　　　　　(03)5842-2277(編集部)
　　　　　web page address　http://www.quint-j.co.jp/

印刷・製本　サン美術印刷株式会社

©2006　クインテッセンス出版株式会社　　禁無断転載・複写
Printed in Japan　　落丁本・乱丁本はお取り替えします
　　　　　　　　　　ISBN978-4-87417-920-8　C3047

定価は表紙に表示してあります